GESUNDHEIT
geht durch den Magen

Dr. med. Eberhard J. Wormer

LINGEN

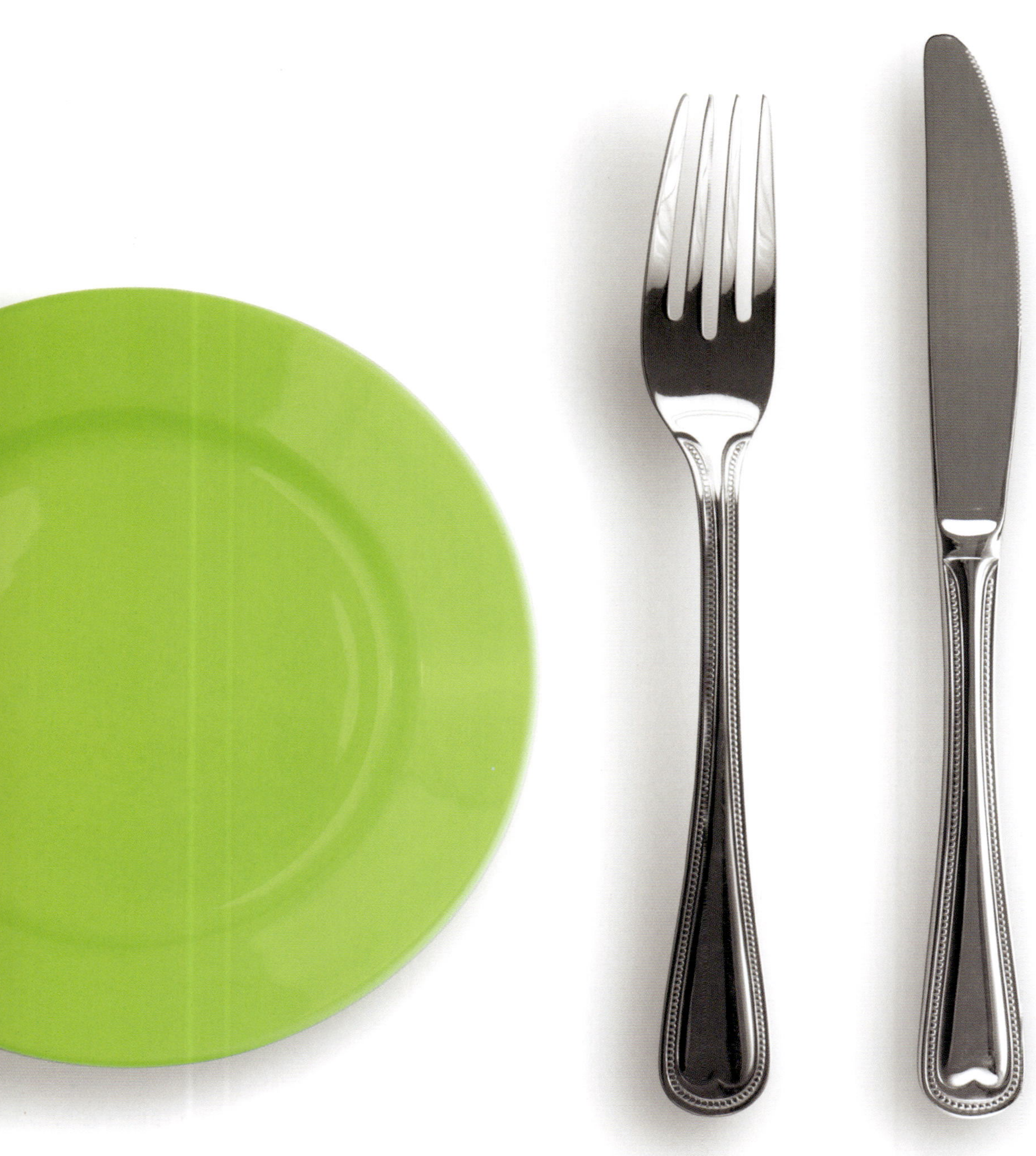

Liebe Leserin, lieber Leser,

Ich esse, also bin ich. Diese schlichte Erkenntnis führt uns zur Ernährung, zum Anfang unserer Existenz. Der deutsche Philosoph Ludwig Feuerbach machte aus der Existenz gar eine *Essistenz*: „Sein ist eins mit dem Essen; Sein heißt Essen; was ist, isst und wird gegessen." Von hier aus ist es nicht mehr weit bis zur berüchtigten Stammtischthese *Der Mensch ist, was er isst*. Diese Bemerkung fiel anlässlich des Buchs *Lehre der Nahrungsmittel. Für das Volk (1850)*, das Feuerbach mit Begeisterung gelesen hatte. Auch das vorliegende Buch befasst sich mit der existenziellen Bedeutung der Ernährung. Es informiert über Krebsvorbeugung durch Nahrungsmittel.

Man könnte sagen, dass Nahrung auch der Anfang der Weisheit ist. Es geht ja nichts in den Kopf, wenn der Magen knurrt. Ist der kleine Hunger gestillt, genießt man die Freiheit à la carte. Wir wählen aus, was uns schmeckt. Essen ist Sinnlichkeit pur. Das gilt für Wasser wie für Prädikatswein, für Gerstenklöße wie Trüffelpasteten. Die Geschmäcker sind verschieden, aber die sinnliche Lust am Essen spüren wir alle. Kant bestätigt, dass jeder seine eigene Glückseligkeit hat, das heißt seine eigenen Leckerbissen und Lieblingsspeisen.

Nun mögen Philosophen behaupten, der vernunftbegabte Mensch ernähre sich nicht mit der Wut tierischer Fressgier, da er ja frei entscheiden kann, welche Kost ihm zusagt. Und doch treibt uns ein uraltes Überlebensprogramm um, ein heftiges Verlangen nach Fett und Süßigkeit. Der Drang nach energiereichem Essen ist uns bis heute geblieben. Immer dann, wenn Überfluss herrscht, wird man allzuleicht Opfer dieses Verlangens und das Verhängnis nimmt seinen Lauf: Herzinfarkt, Schlaganfall, Krebs. In Industriestaaten stirbt die Mehrheit der Bevölkerung an solchen Leiden. Nicht Mangel sondern Überfluss tötet. Fast jeder dritte US-Bürger ist übergewichtig oder fettleibig, der Rest der Welt folgt diesem Trend.

Was ist zu tun? Die Lösung des Problems ist einfach, besinnt man sich auf den hippokratischen Grundsatz, dass Lebensmittel auch Heilmittel sind. Die moderne Forschung hat zahlreiche solcher Heilmittel in unseren Lebensmitteln entdeckt: sekundäre Pflanzenstoffe in Obst und Gemüse, in Hülsenfrüchten und Vollkorn. Je naturbelassener und frischer, je abwechslungsreicher die vegetabilische Kost, desto länger und gesünder leben wir. Das Wundermittel gegen Krebs steckt in den Schalen, im Apfel und im Vollkornreis, im Grüntee, im Kakao und im Kaffee.

Vitamine und andere Ingredienzen stehen hier im Mittelpunkt. Sie erfahren, was die Wissenschaft über krebsvorbeugende Nährstoffe herausgefunden hat und welche Lebensmittel besonders viele Schutzstoffe enthalten. Tipps für die Küche und leckere Rezepte machen dieses Buch zum kulinarischen Wegweiser, der für jeden Geschmack etwas zu bieten hat. Und Sie müssen auf nichts verzichten.

Liebe *und* Gesundheit gehen durch den Magen.

Dr. med. Eberhard J. Wormer

Inhalt

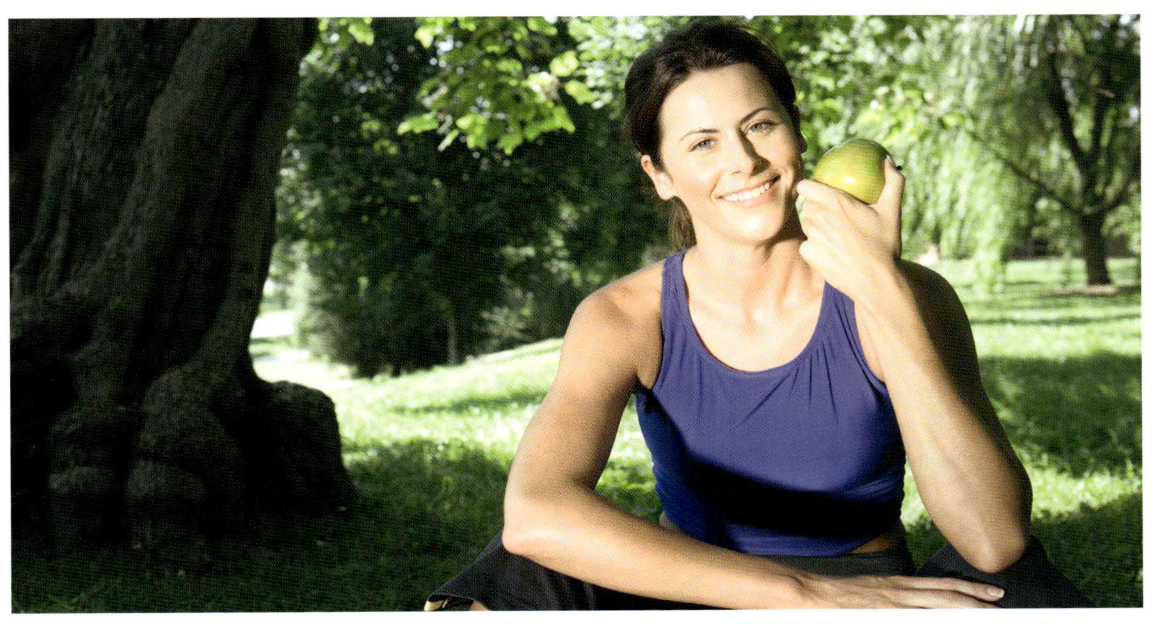

Gesund essen lebenslang

Jeder Mensch isst, mehrmals täglich, lebenslang. Durchschnittlich hat der Deutsche von heute bei einer Lebensspanne von rund 80 Jahren 78.840 Mahlzeiten zu sich genommen. Rechnet man die Kaffeepause nachmittags hinzu, sind es sogar mehr als 105.000 Anlässe zur Nahrungsaufnahme. Mit Essen und Nahrungszubereitung verbringen wir grob geschätzt zehn Jahre unseres Lebens. Gut, wenn wir darauf achten, uns gesund zu ernähren. Hier stellt sich die Frage: Was ist gesunde Ernährung?

Gesunde Ernährung könnte so aussehen: nicht zu viel, nicht zu wenig, möglichst frisch, möglichst abwechslungsreich, möglichst nährstoffreich, ausreichend energiereich. Warum es uns manchmal schwer fällt, solche Vorgaben zu erfüllen, hat damit zu tun, dass das Verlangen nach Fett, Zucker und Salz, nach Fleisch und Süßigkeiten biologisch vorprogrammiert ist. Und der Drang nach solchen, im Übermaß ungesunden hochkalorischen Lebensmitteln ist so stark, dass man süchtig werden kann. Das hat die Wissenschaft herausgefunden. Zudem ist nichts so schwer zu verändern, wie bestimmte Vorlieben des Geschmacks, die mit bestimmten Arten der Zubereitung zu tun haben: „Was der Bauer nicht kennt, isst er nicht“, sagt der Volksmund.

Seit dem Ende des Zweiten Weltkrieges gab es keine Hungerkatastrophen mehr in Europa. Unser genetisch geprägter, vormals überlebenswichtiger Drang nach energiereichen Lebensmitteln ist noch immer wirksam und hat uns tödliche Zivilisationskrankheiten in epidemischem Ausmaß beschert. Besser, man beugt vor.

Lebenslang gesund essen bedeutet heute, dass wir uns wieder auf die Qualitäten der Nährstoffe in unseren Lebensmitteln besinnen. Zu viel tierisches Eiweiß und der Fleischhunger in Industriestaaten bekommen Klima und Gesundheit schlecht. Experten empfehlen Altbewährtes: „Die Rückkehr zum Sonntagsbraten wäre ideal.“ Es zeigt sich bei dieser Gelegenheit auch, dass man viel weniger essen muss als man denkt, um sein Leben zu verlängern.

Am besten, Sie sorgen für ein gesundes Körpergewicht, bewegen sich regelmäßig und schützen sich vor chronischen Krankheiten durch nährstoffbewusste, bevorzugt pflanzliche Kost. Lebensmittel können darüber hinaus sehr erfolgreich als Heilmittel wirken: Knoblauch und Fisch statt Blutdruckpillen oder Vollwertprodukte und Ballaststoffe statt Antidiabetika. Durch Ernährungsumstellung abnehmen, mehr Wasser und weniger Alkoholisches trinken, fett-, zucker- und salzbewusst essen, kurz garen und appetitlich anrichten, leckere Vor-, Haupt- und Nachspeisen genießen – man muss auf nichts verzichten, wenn man sich gesund ernährt. Nur darum geht es: Gesundheit und ein langes Leben.

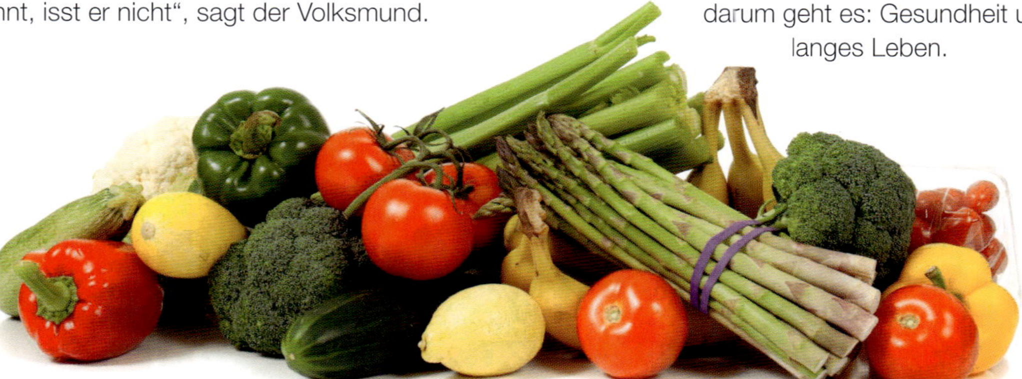

Abwechslungsreiche Ernährung mit viel frischem Obst und Gemüse trägt nachhaltig zum Krebsschutz bei.

Krebsrisiken vorbeugen

Krebs ist weltweit, nach Herz-Kreislauf-Erkrankungen, die zweithäufigste (nicht-infektiöse) Todesursache und gilt als weitgehend vermeidbar, obwohl individuelle genetische Veranlagung auch eine gewisse Rolle spielt. Wie Studienergebnisse der letzten Jahrzehnte zeigen, gehört Ernährung zu den Faktoren, die das Krebsrisiko günstig beeinflussen und vorbeugend wirksam sind. Lebensmittel bieten demnach eine einfache und preiswerte Chance, Krebserkrankungen zu verhindern. Nutzen Sie dies zum eigenen Vorteil.

Was ist Krebs?

Krebs ist eine vermeidbare Krankheit! Diese ermutigende Aussage ist hoch aktuell und bedeutet, dass jeder täglich dazu beitragen kann, sein persönliches Krebsrisiko zu senken. Allerdings ist nicht jede Form von Krebs vermeidbar. Manche Krebsarten haben genetische Ursachen, die sich aber nur in etwa 5 Prozent der Fälle durchsetzen.

Dennoch gibt es Menschen, die trotz genauer Befolgung aller gängigen Präventivempfehlungen an Krebs erkranken. Das Krebsrisiko lässt sich nicht hundertprozentig ausschalten. Richtig bleibt, dass die Lebensführung eine entscheidende Rolle in der Krebsentstehung spielt. Die Gefahr, an Krebs zu erkranken, sinkt vor allem dann, wenn man Tabakrauch meidet und auf gesunde Ernährung achtet.

Krebserkrankungen entstehen durch Störungen der Zellteilung, die ungehemmtes Zellwachstum auslösen. Meist entwickelt sich eine Krebserkrankung innerhalb langer Zeiträume von Jahren oder Jahrzehnten in einem dreistufigen Prozess. Zunächst kommt es zu Fehlfunktionen und später zum Verlust befallener Organe oder Gewebe:

- In der Initiationsphase geht die Fähigkeit zur Regulierung des Zellwachstums verloren; die Zellen halten sich nicht mehr an die „Spielregeln“, sondern entwickeln eigendynamisches Wachstum.
- In der Promotionsphase bildet sich ein begrenzter krebsartiger Herd unkontrolliert wachsender Zellver bände.
- In der Progressionsphase wird die Wachstumstendenz der Zellen zunehmend „anarchischer“ und aggressiver. Schließlich entfällt jede Wachstumshemmung. Die Tumorzelleninvasion mit Ausbreitung in der näheren und weiteren Umgebung des Krebsherds beginnt. Am Ende kann die Invasion den ganzen Körper betreffen, wenn sich „Tumorkolonien“ (Metastasen) auch an weiter entfernten Stellen ansiedeln.

Krebs ist kein einheitliches Krankheitsbild. Man kennt mehr als 100 verschiedene Formen bösartiger Tumorerkrankungen. Entartete unkontrollierte Zellbildungen sind in fast jedem Körpergewebe möglich. Trotz aller Unterschiede entwickeln sich bösartige Tumore meist nach gleichförmigen Prinzipien.

Der menschliche Körper besitzt ca. 30 Billionen Zellen. Ob sich eine dieser Zellen vermehrt oder nicht, hängt davon ab, ob sie ein „Signal“ von anderen Zellen erhält, weil dringender Bedarf für Zellvermehrung besteht, beispielsweise Haarwachstum oder Wundheilung. Eine Zelle teilt sich nur dann, wenn andere Zellen signalisieren, dass sie dies tun soll. Die Tumorzelle hält sich aber nicht an diese, für den Gesamtorganismus lebenswichtige Vorgabe. Sie missachtet die „Spielregeln“ und folgt rücksichtslos ihrem eigenen Wachstumsprogramm.

Risikofaktoren für Krebs

• Falsche Ernährung	30 %
• Rauchen	30 %
• Übergewicht/Bewegungsmangel	5 %
• Gene/Vererbung	5 %
• Infektionen	5 %
• Arbeitsplatz	5 %
• Alkohol	3 %
• UV-Strahlung	2 %
• Andere	15 %

Jeder Mensch produziert immer wieder veränderte, fehlerhafte oder entartete Zellen. Ein starkes und gesundes Immunsystem ist normalerweise sehr gut in der Lage, solche Zellen auszusortieren und unschädlich zu machen. „Übersieht" das Immunsystem krankhaft veränderte Zellen mit Wachstumspotenzial, kommt es im schlimmsten Fall zur Krebserkrankung. Jahrzehnte bevor sich ein bösartiger Tumor bemerkbar macht, kann eine einzige Zelle, die sich unkontrolliert teilt und vermehrt, zur Ursache einer Krebserkrankung werden.

Noch ist nicht vollständig geklärt, warum es zur Zellentartung kommt und weshalb der Körper sie nicht stoppen kann. Bekannt ist, dass das Krebsrisiko durch verschiedene Faktoren beeinflusst wird, vermeidbare und unvermeidbare Faktoren. Dazu zählen Veränderungen im Erbgut, bestimmte Lebensgewohnheiten wie Rauchen oder Risikofaktoren wie intensive Sonneneinstrahlung, Giftstoffe und Infektionen.

Haben sich Krebszellen im Körper festgesetzt, vermehren sie sich immer weiter und wachsen zunehmend zerstörerisch in tiefere Gewebsschichten ein. Treffen sie dort auf Blut- und Lymphbahnen, dann ist es nur eine Frage der Zeit, bis sie in diese eingedrungen sind und die tödliche Invasion anderer Körperregionen beginnt.

Wie entsteht Krebs?

Krebszellen kümmern sich nicht um die für das Überleben des Gesamtorganismus gültigen Regeln. Die Abstimmung von Wachstum, Teilung und Zerstörung im Zellverband ist außer Kraft gesetzt. Regulierende Signale, die für alle Zellen gelten, werden nicht erkannt oder nicht ausge-

Krebsrisiko testen

Lebensstil	**A**	**B**	**C**
Ich rauche	häufig ☐	selten ☐	nie ☐
Ich habe früher geraucht	häufig ☐	selten ☐	nie ☐
Ich bin mit Rauchern zusammen	häufig ☐	selten ☐	nie ☐
Ich trinke Alkoholhaltiges	täglich ☐	manchmal ☐	nie ☐
Ich esse Obst und Gemüse	sehr selten ☐	manchmal ☐	mehrmals täglich ☐
Ich ernähre mich	fettreich, mit Fast Food, Fertiggerichten ☐	nicht immer so gesund ☐	vollwertig und ausgewogen ☐
Ich bin	deutlich übergewichtig ☐	leicht übergewichtig ☐	normalgewichtig ☐
Ich treibe Sport	nie ☐	manchmal ☐	regelmäßig ☐
Ich sonne mich	ungeschützt, mit Sonnenbrand ☐	und vermeide Sonnenbrand ☐	geschützt, ohne Sonnenbrand ☐
Ich gehe zu Vorsorgeuntersuchungen	nein ☐	nicht jedes Jahr ☐	einmal jährlich ☐
Auswertung	Je mehr A-Antworten desto größer ist Ihr Krebsrisiko. Verändern Sie Ihren Lebensstil.	Je mehr B-Antworten desto geringer ist Ihr Krebsrisiko. Sie könnten mehr tun.	Sie leben sehr gesundheitsbewusst, um Ihr Krebsrisiko so gering wie möglich zu halten.

Quelle: Deutsche Krebshilfe

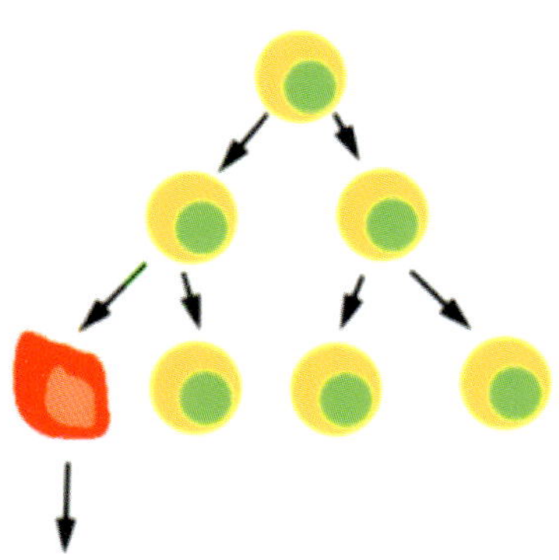

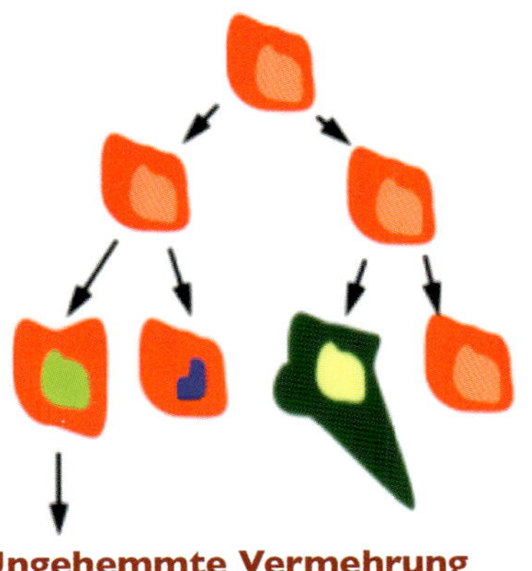

So kann man sich die Entstehung von Krebs vereinfacht vorstellen: Im Normalfall wird fehlerhafter DNA-Code nach einer Zellteilung erkannt und durch Selbstzerstörung der Zelle unschädlich gemacht. Im ungünstigsten Fall überlebt eine solche Zelle mit Schadcode und kann sich, wenn weitere Mutationen hinzukommen, ungehemmt vermehren.

führt. Meistens ist der dafür zuständige genetische Code der Zelle defekt.

Die Krebsforschung stellt sich die Entstehung von Krebs als mehrstufigen Prozess vor. Jede einzelne Stufe dieses Prozesses entspricht einer bestimmten genetischen Veränderung (Kopierfehler oder Mutation). Und jede dieser Veränderungen macht die entarteten, sich unkontrolliert vermehrenden Zellen widerstandsfähiger gegen die körpereigene Abwehr. Im dreistufigen Modell verwandeln sich vormals normale Zellen über einen längeren Zeitraum zu aggressiven und hochgradig bösartigen Krebszellen. Tumore bilden sich, deren Ausbreitung schließlich kaum mehr zu stoppen ist.

Initiation

Zunächst kommt es irgendwann zu einer irreversiblen Veränderung des genetischen Codes einer Zelle (DNA). Giftstoffe, radioaktive Strahlung oder Infektionen sind bekannte Störquellen für die korrekte Weitergabe des genetischen Codes bei der Zellteilung. Auch ein Übermaß an freien Radikalen, die bei allen Stoffwechselvorgängen im Körper entstehen, hat genveränderndes Potenzial.

Etwa 5.000 von 25.000 Genen des Menschen müssen bei jeder Zellteilung fehlerfrei weitergegeben werden. Tritt eine Übertragungsstörung auf, sorgen bestimmte Gene (Protoonkogene, Tumorsuppressorgene), die die korrekte Abfolge der DNA-Basenpaare nach jeder Vervielfältigung des Gencodes überwachen, dafür, dass die Zellteilung gestoppt und Reparaturvorgänge eingeleitet werden. Falls die Reparatur nicht zum Erfolg führt, wird der programmierte Zelltod (Apoptose) veranlasst.

Wird allerdings eine Zelle mit defektem Code nicht repariert oder vernichtet, teilt sie sich weiter, mitsamt ihrem Defekt. Weitere DNA-Schäden kommen bei jeder Zellteilung hinzu, Mutationen häufen sich. Die Chancen steigen, dass ein Krebsherd entsteht.

Promotion

Sind die Wachstumsbedingungen für schlummernde Krebszellen günstig, können entartete Gewebe entstehen (etwa Darmpolypen), die zunächst gutartig sind. Hier ist die entartete Zellenvermehrung noch unter Kontrolle. Lässt die körpereigene Kontrolle über Zellteilungen nach, kommen krebsfördernde Einflüsse hinzu. Schwächt sich (etwa mit zunehmendem Alter) die Immunfunktion ab, erhöht sich das Risiko für eine bösartige Tumorerkrankung. Weitere Mutationen des Gencodes kommen hinzu. Potenziell entartete Zellen werden dann zu Krebszellen aktiviert, die sich hemmungslos teilen.

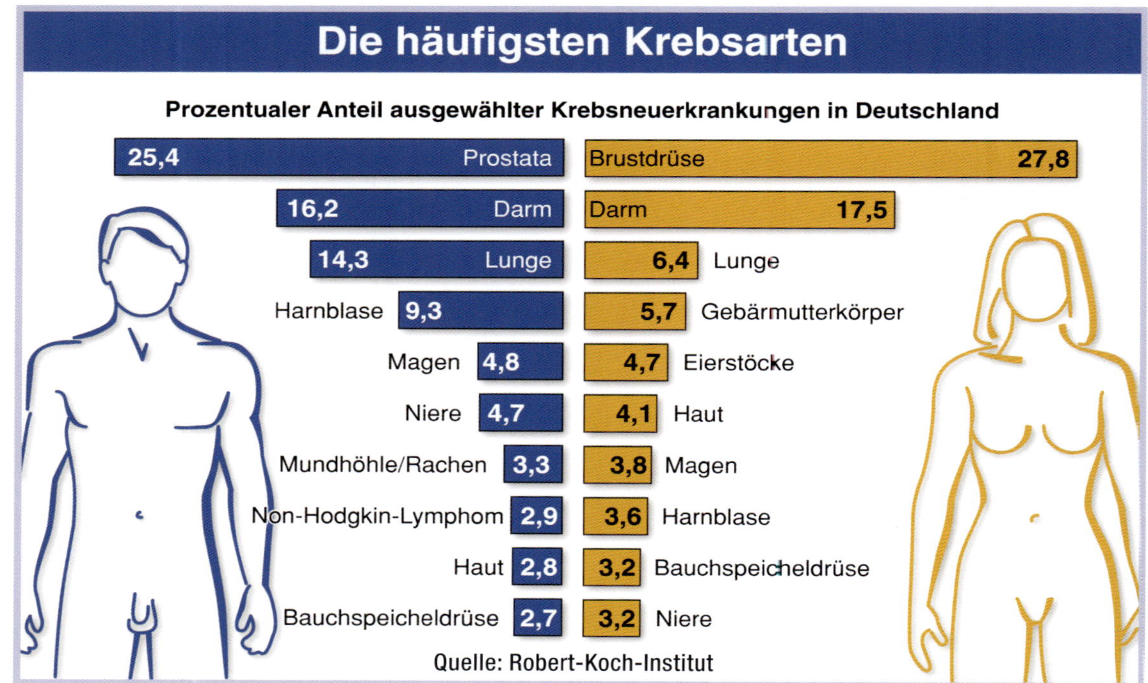

Progression

In diesem Stadium der Krebsentstehung sind die defekten Geninformationen der Zelle so ausgeprägt, dass nur noch ein Programm abläuft: Zellteilung um jeden Preis. Reparatur- und Gegenmaßnahmen des Körpers bleiben wirkungslos. Krebszellen infiltrieren umliegende Gewebe, verursachen Entzündungen und Beschwerden, deren Schweregrad ständig zunimmt. Gelingt es dem Krebsherd Blut- und Lymphgefäße anzuzapfen, können sich Krebsherde im ganzen Körper bilden.

Gefährliche Gendefekte

Als heute plausibelste Theorie der Krebsentstehung (Karzinogenese) gilt die Annahme, dass die Veränderung eines sogenannten „Wächtergens“ durch Kopierfehler oder eine angeborene Mutation das entscheidende ursächliche Ereignis ist. In der nächsten Zellgeneration kommen dann weitere Defekte hinzu. Ist ein zweites Wächtergen betroffen, verstärkt sich der krebsauslösende Effekt. Sind zudem Apoptose-Gene defekt, die den programmierten Zelltod auslösen sollten, werden diese Zellen unsterblich. Ihre fortlaufende unkontrollierte Zellteilung ist dann kaum mehr beherrschbar.

Durch weitere Veränderungen der DNA kann die Zelle zusätzliche Eigenschaften ausbilden, die etwa eine Behandlung der Krebserkrankung erschweren. Die entarteten Zellen überleben dann sogar unter Sauerstoffmangel, können eine

Sechs Regeln gegen den Krebs

Die Deutsche Krebsgesellschaft empfiehlt die Beachtung folgender Regeln, um das eigene Krebsrisiko zu senken:

1. Essen Sie mehr frisches Obst und Gemüse sowie ballaststoffreiche Getreideprodukte.
2. Vermeiden Sie übermäßigen Alkoholgenuss.
3. Rauchen Sie nicht.
4. Vermeiden Sie Übergewicht.
5. Vermeiden Sie übermäßige Sonnenbestrahlung, schützen Sie sich vor einem Sonnenbrand, gehen Sie nicht ins Solarium.
6. Schützen Sie sich am Arbeitsplatz vor krebserregenden Stoffen.

eigene Blutversorgung aufbauen (Angiogenese) oder sich in fremden Geweben wie Knochen, Lunge oder Gehirn ansiedeln (Metastasierung). Solche Eigenschaften machen Krebszellen zur tödlichen Gefahr: 90 Prozent aller Krebspatienten sterben nicht am Primärtumor, sondern an Folgekrankheiten der Metastasierung.

Krebszellen haben darüber hinaus auch eine veränderte Chromosomenzahl. Man vermutet, dass deshalb die Entstehung von Krebs nicht nur auf der Mutation einzelner Gene, sondern auch auf der Veränderung des kompletten Chromosomensatzes beruht.

Das Immunsystem versucht grundsätzlich, unkontrollierte Zellvermehrung zu bekämpfen. Da Krebszellen aber in vielerlei Hinsicht normalen Körperzellen ähnlich sind, reichen die körpereigenen Abwehrmaßnahmen meist nicht aus, um das Tumorwachstum wirksam zu unterdrücken.

Dennoch weiß man heute, dass Gene für die Krebsentstehung nur zu 5, maximal 10 Prozent als Ursache infrage kommen. Diese Aussage wird beispielsweise durch den geringen Anteil nachweislich veränderter Brustkrebsgene bei Brustkrebspatientinnen bestätigt. Auch in der Kindheit sind genetisch bedingte Krebsformen zu beobachten, für die heute aber gute Heilungschancen bestehen. Außerdem ist durch Vererbung nicht erklärbar, dass Auswanderer innerhalb weniger Generationen die für ihre neue Heimat typischen Krebserkrankungen bekommen. Dies belegen große Migrationsstudien. Gene haben einen gewissen Einfluss auf das Krebsgeschehen, sind aber nicht so ausschlaggebend wie man häufig glaubt.

Wie bedrohlich ist Krebs?

In Deutschland müssen sich jedes Jahr etwa 230.500 Männer und 206.000 Frauen mit der beunruhigenden Diagnose Krebs abfinden. Mit zunehmender Lebenserwartung rechnet man mit dem Anstieg der Anzahl von Krebserkrankungen und Krebstoten. Bei fast allen Krebsarten nimmt die Zahl der Neuerkrankungen mit zunehmendem Alter stark zu.

Hierzulande ist Lungenkrebs noch immer die führende Krebstodesursache bei Männern. Frauen erkranken am häufigsten an Brustkrebs. An zweiter Stelle steht bei beiden Geschlechtern Darmkrebs, gefolgt von Prostatakrebs bei Männern und Gebärmutterhalskrebs bei Frauen. Die Häufigkeit von Magenkrebs hat deutlich abgenommen, aber die Zahl der Lungenkrebserkrankungen bei Frauen steigt seit Jahren an, trotz aller Bemühungen über die Schädlichkeit des Zigarettenrauchens aufzuklären.

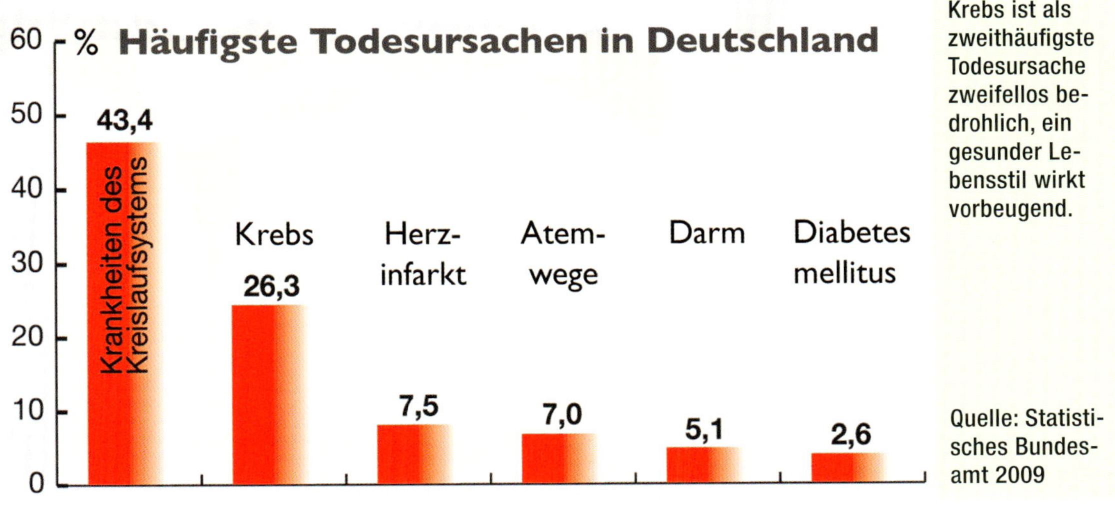

Krebs ist als zweithäufigste Todesursache zweifellos bedrohlich, ein gesunder Lebensstil wirkt vorbeugend.

Quelle: Statistisches Bundesamt 2009

Brustkrebs ist die häufigste Krebsart bei Frauen in Deutschland, pro Jahr erkranken erstmals etwa 57.000 Frauen, davon überleben 81 Prozent. Weniger als die Hälfte ist unter 60 Jahre alt, das Rückfallrisiko liegt bei 20 Prozent. Nur 5 (maximal 10) Prozent der Erkrankungen sind genetisch bedingt. Regelmäßige Vorsorge (Abtastung, Mammographie, Abstrich, auch HPV-Impfung) wird empfohlen.

Darmkrebs ist die dritthäufigste Krebsart weltweit und betrifft mehr als 70.000 Männer und Frauen in Deutschland als Neuerkrankung pro Jahr, davon überleben etwa 70 Prozent. Nur jeder fünfte Fall von Darmkrebs ist durch familiäre Vorbelastung oder entzündliche Darmerkrankungen zu erklären. Regelmäßige Vorsorge (Stuhluntersuchung, Darmspiegelung) wird empfohlen.

Prostatakrebs ist die häufigste Krebsart bei Männern, pro Jahr erkranken mehr als 58.000 Männer in Deutschland neu. Mehr als 80 Prozent der Betroffenen sind über 60 Jahre alt, knapp 90 Prozent überleben. Regelmäßige Vorsorge (Abtastung, PSA-Laborwert) wird empfohlen.

Schützt ein gesunder Lebensstil vor Krebs?

Da sich die Entwicklung von Krebs bis zur todbringenden Tumorerkrankung Jahre hinziehen kann, lässt sich der Krebsentstehungsprozess durch einen gesunden Lebensstil, insbesondere durch krebsschützende Ernährung wirksam hemmen. In unseren Lebensmitteln finden sich zahlreiche Nähr- und Wirkstoffe, die diesen unheilvollen Ablauf unterbrechen können. Neben

Krebsschützender Lebensstil	
Brustkrebs	• Bevorzugen Sie pflanzliche Lebensmittel: Obst, Gemüse, Vollkornprodukte. • Halten Sie Ihr Körpergewicht: kalorienbewusste Ernährung. • Bewegen Sie sich regelmäßig, 30 Minuten täglich im Alltag plus Trainings-/Sportaktivität. • Genießen Sie Alkohol nur mäßig. • Achten Sie in der Schwangerschaft auf Ihr Körpergewicht: hohes Geburtsgewicht des Kindes erhöht das Brustkrebsrisiko. • Stillen Sie Ihr Kind mindestens sechs Monate.
Darmkrebs	• Bevorzugen Sie pflanzliche Lebensmittel (Obst, Gemüse, Vollkornprodukte, Knoblauch), Joghurt und Fisch. • Konsumieren Sie rotes Fleisch, Wurst und Alkohol nur gelegentlich. • Vermeiden Sie möglichst die Aufnahme von tierischen Fetten und Zucker. • Bewegen Sie sich regelmäßig ausreichend, Bauchfett ist ein Risikofaktor.
Prostatakrebs	• Bevorzugen Sie Carotinoid-reiche Ernährung mit Tomaten, Wassermelonen, Zitrusfrüchten und Aprikosen. • Bevorzugen Sie selenreiche Ernährung mit Fisch, Meeresfrüchten, Nüssen, Datteln, Samen und Hülsenfrüchten. • Bevorzugen Sie Vitamin-E-reiche Ernährung mit Mandeln, Nüssen, Samen, Vollkorn, Raps- und Olivenöl. • Achten Sie auf kalziumreiche Milchprodukte, in Maßen genossen. • Bewegen Sie sich regelmäßig ausreichend, halten Sie Ihr Normalgewicht, Bauchfett ist ein Risikofaktor.

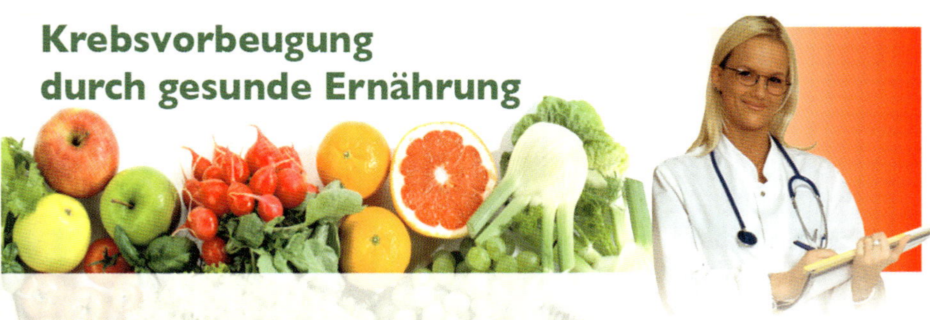

Risiko		Krebsformen	Evidenz
↓	Obst + Gemüse	Speiseröhre	■■■
↓	Obst + Gemüse	Kehlkopf, Mund, Rachen, Niere	■■
↓	Obst	Lunge, Magen	■■■
↓	Obst	Blase, Darm, Mastdarm	■■
↓	Gemüse	Darm, Mastdarm	■■■
↓	Gemüse	Lunge, Eierstöcke, Magen	■■

■■■ wahrscheinlich für einen Risiko modifizierenden Effekt
■■ möglich für einen Risiko modifizierenden Effekt

Zahlreiche wissenschaftliche Studien belegen, dass bevorzugt pflanzliche Ernährung krebsvorbeugend wirkt. Mit fünf Portionen Obst und Gemüse täglich können Sie sich vor verschiedenen Krebserkrankungen schützen.

Quelle: Ernährungsbericht 2004, Deutsche Gesellschaft für Ernährung (DGE)

Vitaminen und Mineralstoffen, die in allen Lebensmitteln enthalten sind, finden sich wichtige Ballaststoffe und Tausende von sekundären Pflanzenstoffen ausschließlich in pflanzlichen Lebensmitteln.

Somit kommt der richtigen Auswahl und Zubereitung der Lebensmittel sowie der Menge der verzehrten Kost besondere Bedeutung zu. Ein Lebensstil mit ausreichend körperlicher Bewegung und ohne Tabakrauch trägt erheblich zur Krebsprävention bei. Krebserkrankungen werden seltener als behauptet nur durch Lebensmittelzusatzstoffe, Arzneimittel, Infektionskrankheiten, ionisierende Strahlen, Industrieabfälle und Umweltbelastungen ausgelöst.

Wer sich körperlich bewegt und sportlich aktiv ist, beugt Übergewicht und Adipositas (Fettleibigkeit) vor, die wiederum eigenständige Risikofaktoren für Krebs sind. Wer Tabakrauch meidet, schützt sich vor Krebs und anderen Erkrankungen. Wer sich darüber hinaus gesundheitsbewusst ernährt, profitiert von verschiedenen pflanzlichen Lebensmitteln, die wirksame Schutzstoffe gegen einige Krebsformen enthalten. Da die Möglichkeiten zur Krebstherapie trotz großer Fortschritte in den letzten Jahren weiterhin begrenzt bleiben, sollte man das bestehende Potenzial der Krebsprävention durch Lebensstilveränderung nicht unterschätzen. Verantwortungsvolles Verhalten zum Vorteil von Gesundheit und Leben ist gefragt. Zögern Sie nicht, nutzen Sie die krebsschützenden Eigenschaften pflanzlicher Lebensmittel in der Küche.

Krebsschutz durch gesunde Ernährung

Experten gehen davon aus, dass in Industrieländern Ernährungsfaktoren zu etwa einem Drittel zur Krebsentstehung beitragen, in Entwicklungsländern zu einem Fünftel. Beispielsweise hat sich in Japan während der 1950er bis 1990er Jahre der Fleisch- und Milchproduktekonsum zuungunsten von Getreide und Reis verzehnfacht. Zeitgleich verfünffachte sich dort das Darmkrebsrisiko. Die höheren Brust-, Lungen- und Darmkrebserkrankungsraten in Industrie- im Vergleich zu Entwicklungsländern werden auf den hohen Konsum von Fett, tierischen Produkten und Zucker zurückgeführt. Als eindeutig krebsfördernd erwies sich Fettleibigkeit (Speiseröhren-, Darm-, Brustkrebs) und Alkohol (Mund-, Rachen-, Speiseröhren-, Leber-, Brustkrebs).

Ein gesundheitsbewusster Lebensstil beeinflusst das Krebsrisiko deutlich günstig. Bei etwa einem Drittel der Krebserkrankungen gibt es einen direkten Zusammenhang mit ungesunder Ernährung. Wer sich abwechslungsreich mit viel Obst und Gemüse ernährt, wer auf vernünftige Kalorienzufuhr achtet und Übergewicht vermeidet, trägt sehr wirksam dazu bei, das eigene Krebsrisiko zu senken. Obst und Gemüse, am besten fünfmal täglich, enthalten reichlich krebsschützende Nährstoffe.

Obst und Gemüse liefern Vitamine und Mineralstoffe sowie Tausende sekundäre Pflanzenstoffe, die sowohl dem Pflanzenschutz als auch dem Krebsschutz beim Menschen dienen. Sekundäre Pflanzenstoffe haben krebsschützende Eigenschaften, die in unterschiedliche Stadien des Krebsentstehungsprozesses eingreifen. Die beste Waffe zur Vorbeugung von Krebserkrankungen: Achten Sie darauf, dass Sie sich reichlich mit krebsschützenden Nährstoffen aus pflanzlichen Lebensmitteln versorgen.

Krebsauslöser vermeiden

- Aflatoxine: Schimmelpilzgifte (Nüsse, Getreideprodukte)
- Benzpyren: Gegrilltes und geräuchertes Fleisch
- Nitrosamine: erhitztes Pökelfleisch
- Acrylamid: Pommes frites und Gebratenes

Krebsfördernde Ernährungsfaktoren

zu viel …
- Kalorien
- Fett
- Fleisch
- Kochsalz
- Alkohol

zu wenig …
- Ballaststoffe
- antioxidative Vitamine
- Carotinoide
- Selen

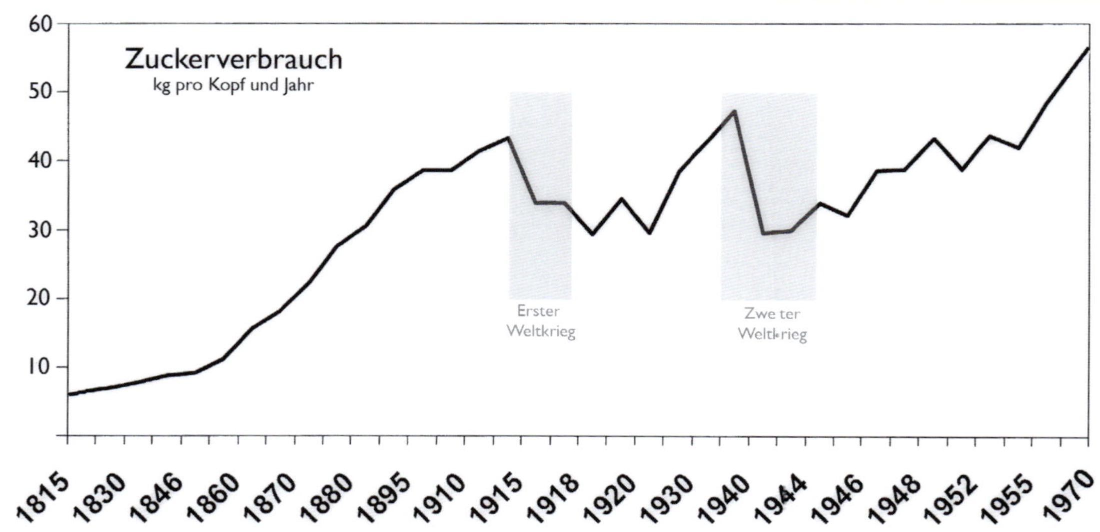

Der Zuckerverbrauch ist weltweit stark gestiegen und betrug im Jahr 2000 70 kg pro Person und Jahr. Achten Sie auf den Zuckergehalt von Lebensmitteln, Krebszellen lieben Zucker! (Quelle: Cordain et al., Am J Clin Nutrition 2005)

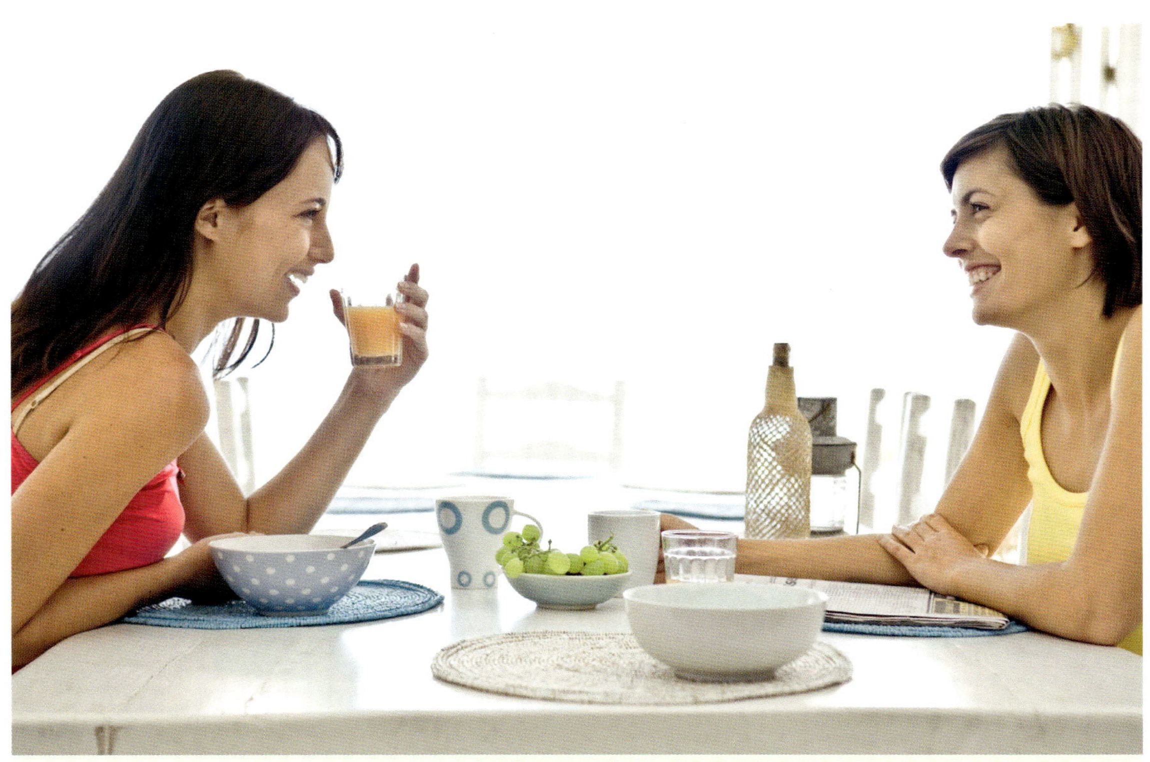

Frisches Obst und Fruchtsäfte enthalten krebsschützende Nährstoffe wie Vitamine und sekundäre Pflanzenstoffe.

Krebsschützende Nährstoffe

Nährstoffe, die Karzinogenbildung aus Vorläufersubstanzen verhindern	• Vitamin C • Vitamin E • Carotinoide • Polyphenole
Nährstoffe, die Karzinogene an der Reaktion/Erreichung von Zielgewebe hindern (*blocking agents*)	• ätherische Öle von Pflanzen • ungesättigte Fettsäuren • Antioxidantien • Senfölglycoside
Nährstoffe, die nach biologischer Gewebeschädigung wirksam sind (*suppressing agents*)	• Enzymhemmer • Vitamin A
Nährstoffe, die immunstimulierend wirken (T-Helferzellen, Zytokine) und proliferierende Krebszellen zerstören	• Vitamin A • Carotinoide
Nährstoffe, die die Bildung von Krebsgenen beeinflussen	• Vitamin A • Folsäure

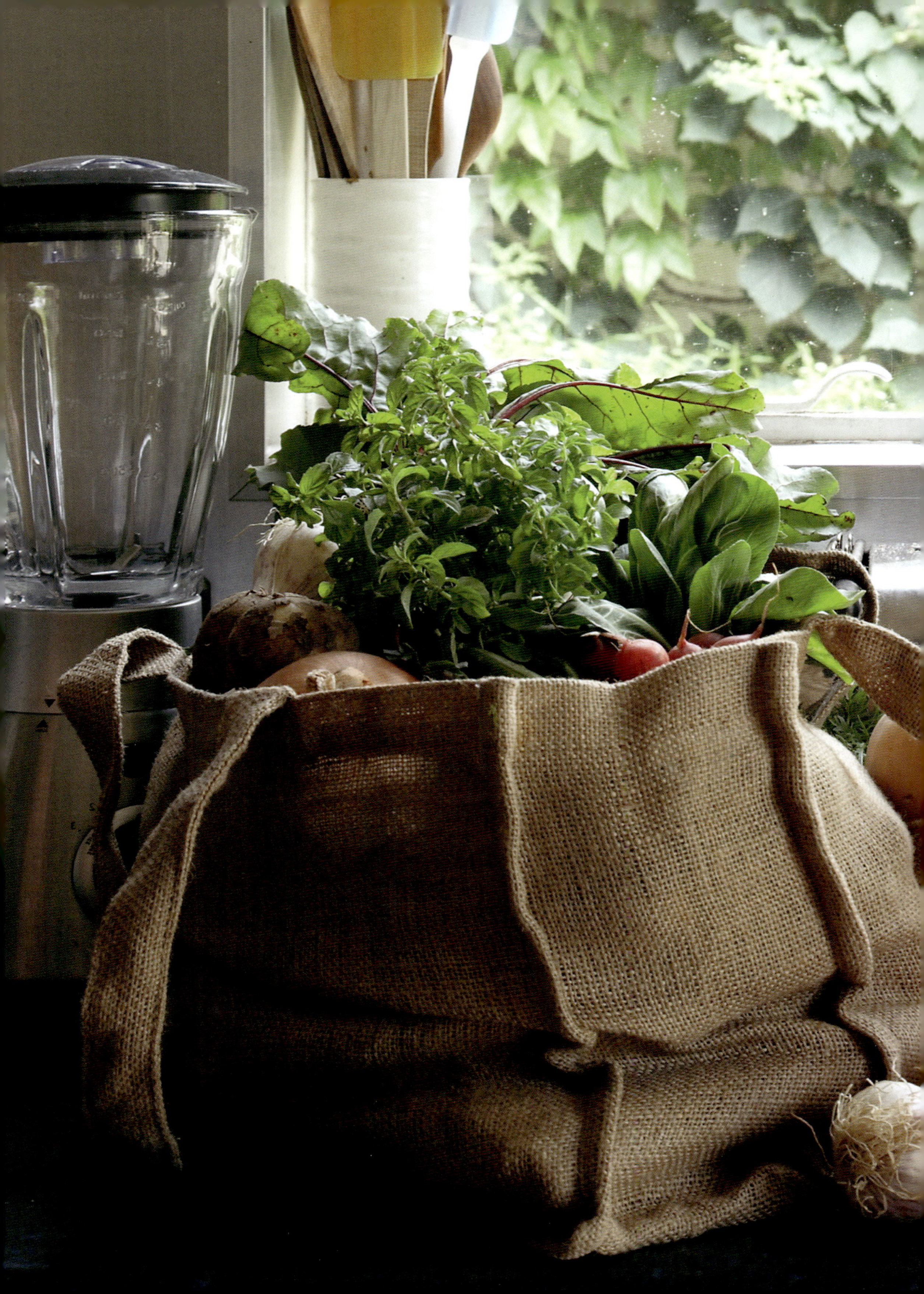

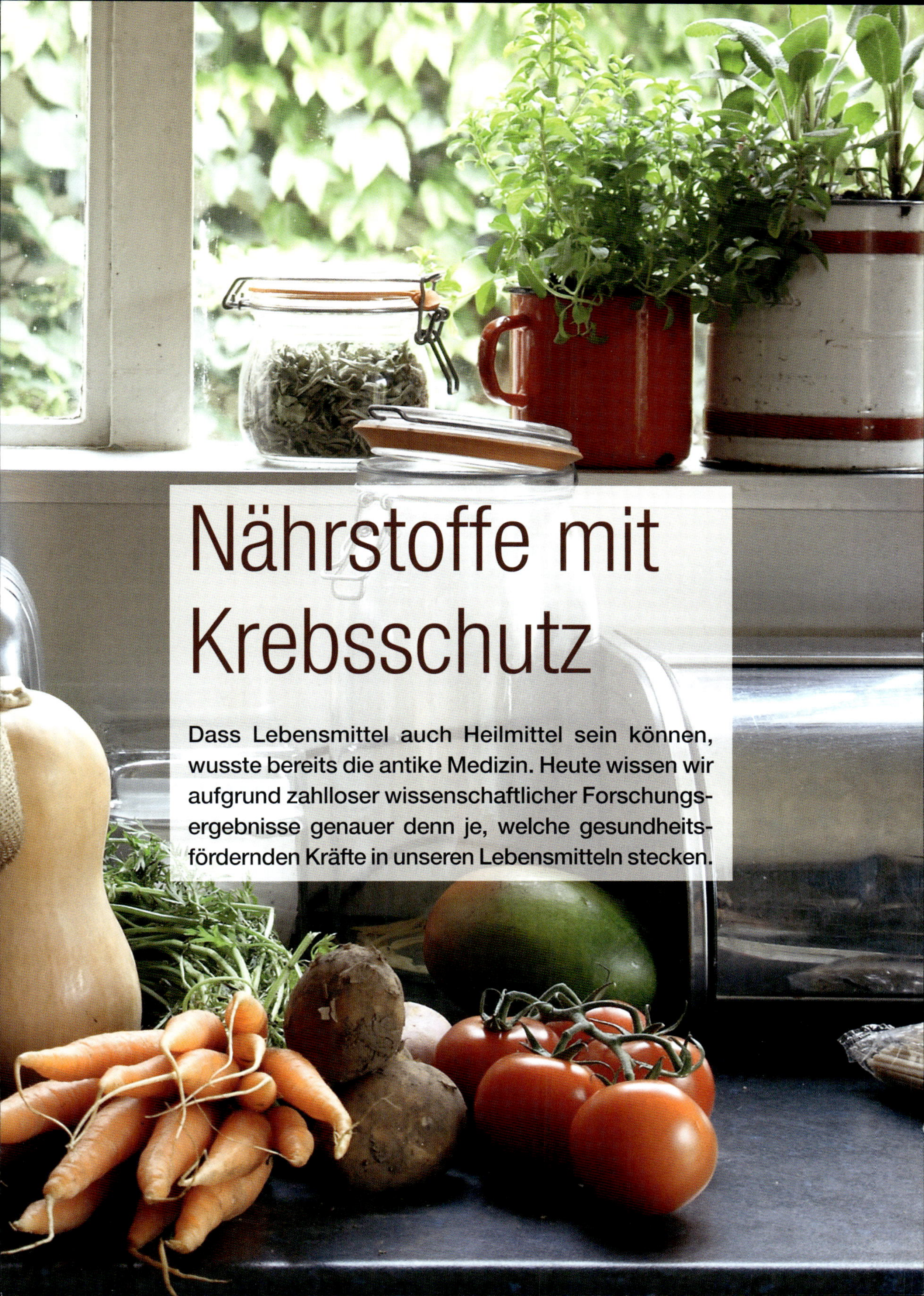

Nährstoffe mit Krebsschutz

Dass Lebensmittel auch Heilmittel sein können, wusste bereits die antike Medizin. Heute wissen wir aufgrund zahlloser wissenschaftlicher Forschungsergebnisse genauer denn je, welche gesundheitsfördernden Kräfte in unseren Lebensmitteln stecken.

Gesunde Naturfarben

Blau/Violett	Die Pflanzenfarbstoffe (Anthocyane) sind starke Antioxidantien, die freie Radikale unschädlich machen.	Aubergine, Brombeere, Heidelbeere, Feige, Fliederbeere, Pflaume, Rosinen, Rote Bete rote Zwiebeln, Schlehe, schwarze Johannisbeere, Trauben (blau), Zwetschge
Rot	Das Carotinoid Lycopin sorgt für Rotfärbung und ist ein Schutzstoff gegen Prostatakrebs.	Chilischote, Erdbeere, Granatapfel, Grapefruit (rot), Hagebutte, Himbeere, Kirsche, Paprika (rot), Radieschen, Tomate, Wassermelone
Gelb	Die Carotinoide Lutein und Zeaxanthin kommen etwa in Mais und Cantaloup-Melonen vor. Lutein vermittelt krebsschützende Effekte.	Ananas, Paprika (gelb), Zitrone
Orange	Alpha- und Beta-Carotin sowie Cryptoxanthin fördern die Vitamin A-Produktion, wirken antioxidativ, stärken die Immunabwehr und hemmen Tumorwachstum (z. B. Lungenkrebs).	Aprikose, Grapefruit (orangerot), Karotte, Kürbis, Mandarine, Orange, Paprika (orange), Süßkartoffel
Grün	Der Farbstoff Chlorophyll macht krebserregende Substanzen unschädlich.	Brokkoli, Grünkohl, Paprika (grün), Rosenkohl, Rucola, Salat (grün), Spinat
Weiß	Hellweiße Pflanzen enthalten Schwefelstoffe (Sulfide), die Tumorentstehung hemmen können.	Blumenkohl, Knoblauch, Weißkohl, Zwiebel (weiß)

Vor allem pflanzliche Lebensmittel enthalten nicht nur energiereiche Nährstoffe, sondern auch wirksame Schutzstoffe. Mit solchen Stoffen schützt sich die Pflanze vor Fressfeinden und der Mensch profitiert von krebsschützenden Effekten durch sekundäre Pflanzenstoffe, die besonders reichlich in der Schale zu finden sind.

Zu den vorbeugend wirksamen sekundären Pflanzenstoffen gehören Phenolsäuren und Flavonoide, Sulfide, Enzymhemmer und Senfölglycoside (Glucosinolate), die Krebszellen schon im frühen Entwicklungsstadium bekämpfen. Die Aktivierung von Krebszellen und die Tumorentstehung blocken insbesondere Carotinoide, Flavonoide, Terpene, Phytosterine, Enzymhemmer, Phytoöstrogene, Glucosinolate und Sulfide.

Auch Vitamine und Antioxidantien spielen eine wichtige Rolle für die Krebsbekämpfung, da sie als Radikalenfänger fungieren. Ein anhaltendes Übermaß an freien Sauerstoffradikalen im Körper erhöht auf Dauer das Krebsrisiko. Hier sind vor allem Carotinoide, Polyphenole, Phytoöstrogene, Enzymhemmer und Sulfide wirksam.

Pro- und Präbiotika im Nahrungsangebot sind ein wichtiger Beitrag zur Vorbeugung gegen Darmkrebs. Milchsäurebakterien in solchen Lebensmitteln sorgen für eine gesunde Darmflora und stärken das Immunsystem. Schließlich trägt auch die richtige Auswahl, Qualität und Quantität von Lebensmitteln mit den energiereichen Nährstoffen Fett, Eiweiß und Kohlenhydrate zum Krebsschutz bei.

Sekundäre Pflanzenstoffe

Sekundäre Pflanzenstoffe umfassen eine Gruppe bioaktiver Substanzen, die zwar nicht lebenswichtig sind, aber als gesundheitsfördernd und sogar krebsschützend gelten. Man schätzt, dass es bis zu 30.000 Einzelsubstanzen chemisch sehr unterschiedlicher Verbindungen dieser Stoffklasse gibt. Gegenüber primären Pflanzenstoffen (Kohlenhydrate, Eiweiß, Fett), die Energieträger oder Struktursubstanzen sein können, dienen sekundäre Pflanzenstoffe unterschiedlichen Zwecken: Abwehr gegen Fraß, Wachstumsregulierung, Lock- und Schutzstoffe.

Lange Zeit schenkte die Wissenschaft sekundären Pflanzenstoffen kaum Beachtung. Seit den 1990er Jahren hat sich dies geändert, da in Studien zur Ernährung vermehrt Schutzeffekte von Obst und Gemüse beobachtet wurden. Man fand heraus, dass sekundäre Pflanzenstoffe die Enzymproduktion anregen, die optimale Nährstoffaufnahme ermöglichen und die Ausscheidungsfunktion verbessern. Krebserregende Stoffe werden auf diese Weise rasch aus dem Körper entfernt. Bislang sind etwa 10.000 dieser sekundären Pflanzenstoffe genauer untersucht worden. Die wichtigsten sekundären Pflanzenstoffgruppen sind Carotinoide, Flavonoide, Phytoöstrogene, Phytosterine, Sulfide, Saponine und Terpene.

Carotinoide

Die Augen essen mit und wir dürfen ihnen ruhig trauen: Ein italienischer Markt mit Tomaten, Frühlingszwiebeln, Oliven, Sellerie, Feldsalat, Möhren, Mangold, Fenchel, Paprika, Honigmelonen, Grapefruits, Granatäpfel und Aprikosen im Angebot. Dies ist ein appetitanregendes Farbenspiel und unser Gefühl sagt uns: Das muss gesund sein! Der Eindruck täuscht nicht. Pflanzenfarben signalisieren Essbarkeit und guten Geschmack. Die gelben, roten und orangefarbenen Pigmente werden Carotinoide genannt und sind in vielen Obst- und Gemüsesorten, aber auch in zahlreichen grünblättrigen Gemüsen enthalten. Zu den Carotinoiden zählen Alpha-, Gamma-Carotin, Lutein, Lycopin und vor allem das bekannte Beta-Carotin.

Pflanzenschutz

Mit Carotinoid-Farbpigmenten schützen sich Pflanzen vor schädlichen Strahlungseffekten des Sonnenlichts, das oxidative Stoffwechselprodukte (freie Radikale) erzeugt. Auch für die

Carotinoide

Nährstoffe

- Alpha-Carotin ist besonders reichlich in Kürbis und Karotten enthalten.
- Beta-Carotin ist besonders reichlich in Möhren, Frühlingszwiebeln und Grünkohl enthalten.
- Lycopin ist besonders reichlich in Tomaten, Guaven, Wassermelonen und roten Grapefruits enthalten.
- Lutein und Zeaxanthin sind besonders reichlich in Grünkohl und Spinat enthalten.

Lebensmittel

Aprikose, Avocado, Basilikum, Brokkoli, Chicorée, Dill, Feldsalat, Fenchel, Grapefruit (rosa), Grünkohl, Honigmelone, Karotte, Kiwi, Kopfsalat, Kresse, Kürbis, Lauch, Mais, Majoran, Mangold, Nektarine, Orange, Oregano, Papaya, Paprika, Petersilie, Pfirsich, Rosenkohl, Spinat, Staudensellerie, Süßkartoffel, Tomate, Wassermelone, Wirsing, Zitronenmelisse

Küchentipps

- Bei der Zubereitung sollte man beachten, dass Carotinoide sauerstoffhaltig oder sauerstofffrei sein können.
- Sauerstoffhaltige Carotinoide, vor allem grünblättrige Gemüse wie Mangold, Grünkohl, Spinat, Brokkoli und Rosenkohl sind hitzeempfindlich, sollten deshalb nur kurz gedünstet oder gegart werden, um die wertvollen Inhaltsstoffe nicht zu zerstören.
- Sauerstofffreie Carotinoide, vor allem in roten und gelben Gemüsesorten, sind weniger empfindlich. Deshalb sind in Möhrenbrei, Tomatenmark oder Kürbissuppe trotz längerer Verarbeitungszeit noch reichlich sekundäre Pflanzenstoffe enthalten.
- Carotinoide sollten möglichst zusammen mit Fett aufgenommen werden, dadurch erhöht sich die Bioverfügbarkeit etwa von Lycopin.

Gesundheit des Menschen sind carotinoidhaltige Lebensmittel sehr wertvoll.

Krebsschutz

Carotinoide sind Substanzen, die Früchten und Gemüse die orange und rote Farbe geben. Die wichtigsten für die Ernährung bedeutsamen Carotinoide sind Beta-Carotin, Lutein und Lycopin sowie Zeaxanthin. Sie binden freie Sauerstoffradikale und beugen Zellschäden vor, die krebsverursachend wirken. Carotinoide halten die Haut und die Lungen gesund, sind sehr wirksame Antioxidantien und Anti-Aging-Substanzen. Beta-Carotin kann das Risiko für Krebserkrankungen verringern, stärkt das Abwehrsystem, hält Herz und Kreislauf in Schwung.

Flavonoide und Polyphenole

Dass vor allem Rotwein so gesund ist, beruht in erster Linie auf den Flavonoiden und Phenolsäuren, die er enthält. Flavonoide gehören zur Stoffgruppe der Polyphenole, die in allen Pflanzen vorkommen und Anthocyane, Quercetin, Hydroxyzimtsäuren, Kaffee- und Ferulasäure umfassen. Etwa 2.000 natürlich vorkommende Flavonoide sind bislang identifiziert worden. Flavonoide und Phenolsäuren, auch als Gerbstoffe bekannt, sind nicht nur Inhaltsstoffe des Rotweins, sondern auch fast aller Frucht- und Gemüsesorten. Flavonoide gehören zu den wirksamsten antioxidativen Nährstoffen.

Rot-blau-violette Flavonoide in Form von Anthocyanen kommen reichlich in Kirschen, Pflaumen, blauen Trauben, Rotkohl und Auberginen vor. Gelbe Flavonoide sind zur Genüge in Zwiebeln und Endivien enthalten. Flavonoide sind relativ unempfindlich gegen Erhitzung. Beim Schälen oder bei der Saftherstellung können jedoch Nährstoffe verloren gehen. Phenolsäuren sind insbesondere in den Randschichten von Obst, Gemüse und Vollkorngetreide konzentriert vorhanden.

Gönnen Sie sich gelegentlich ein Gläschen Rotwein, das fördert die Gesundheit. Weißwein enthält Catechine und Hydroxyzimtsäuren, die zellschützend und antioxidativ wirken. Reich an Flavonoiden ist auch schwarzer Tee. Er enthält vor allem die zuvor bereits genannten Catechine. Diese Gerbstoffe sind in noch größerer Menge in grünem Tee vorhanden.

Pflanzenschutz

Natürliche Polyphenole kommen in Pflanzen als bioaktive Substanzen in Form von Farbstoffen (Flavonoide, Anthocyane), Geschmacksstoffen und Tanninen vor. Sie sollen die Pflanze vor Schädlingen schützen oder durch ihre Farbe Insekten zur Bestäubung anlocken. Polyphenole sind Grundbausteine wichtiger Biopolymere wie Lignin und Suberin. Durch ihre antibiotische Wirkung schützen Polyphenole auch vor Bakterienbefall.

Krebsschutz

Flavonoide und Phenolsäuren sind wie Vitamin C, Vitamin E und Carotinoide starke Antioxidantien. Das heißt, sie neutralisieren freie Sauerstoffradikale und schützen die Zellen vor Zerstörung. Daraus erklärt sich die präventive Wirkung von Phenolverbindungen und Flavonoiden ge-

Lebensmittel

Apfel, Aprikose, Aubergine, Basilikum, Birne, Blumenkohl, Bohnen (grün), Brokkoli, Brombeere, Chicorée, Curcuma (Gelbwurz), Dill, Eichblattsalat, Endiviensalat, Erbsen, Erdbeere, Erdnuss, Feldsalat, Fenchel, Frühlingszwiebeln, Gerste, Grapefruit, Grünkohl, Gurken, Heidelbeere, Himbeere, Honigmelone, Ingwer, Johannisbeere, Karotten, Kartoffeln, Kidneybohnen, Kirschen, Knoblauch, Knollensellerie, Kohlrabi, Kopfsalat, Kresse, Kümmel, Kürbis, Lauch, Leinsamen, Liebstöckel, Linsen, Lollo Rosso, Lorbeer, Mais, Majoran, Mangold, Meerrettich, Muskatnuss, Orange, Oregano, Paprika, Pecanuss, Petersilie, Pfeffer, Pflaume, Preiselbeere, Quitte, Radieschen, Rauke, Reis, Rettich, Roggen, Rosenkohl, Rosmarin, Rote Beete, Rotkohl, Schnittlauch, Schwarzwurzel, Sesam, Sojabohnen, Spargel, Spinat, Tee, Thymian, Tomate, Walnuss, Weintrauben (blaurot), Weißkohl, Wirsing, Zimt, Zitronenmelisse, Zucchini, Zwiebeln

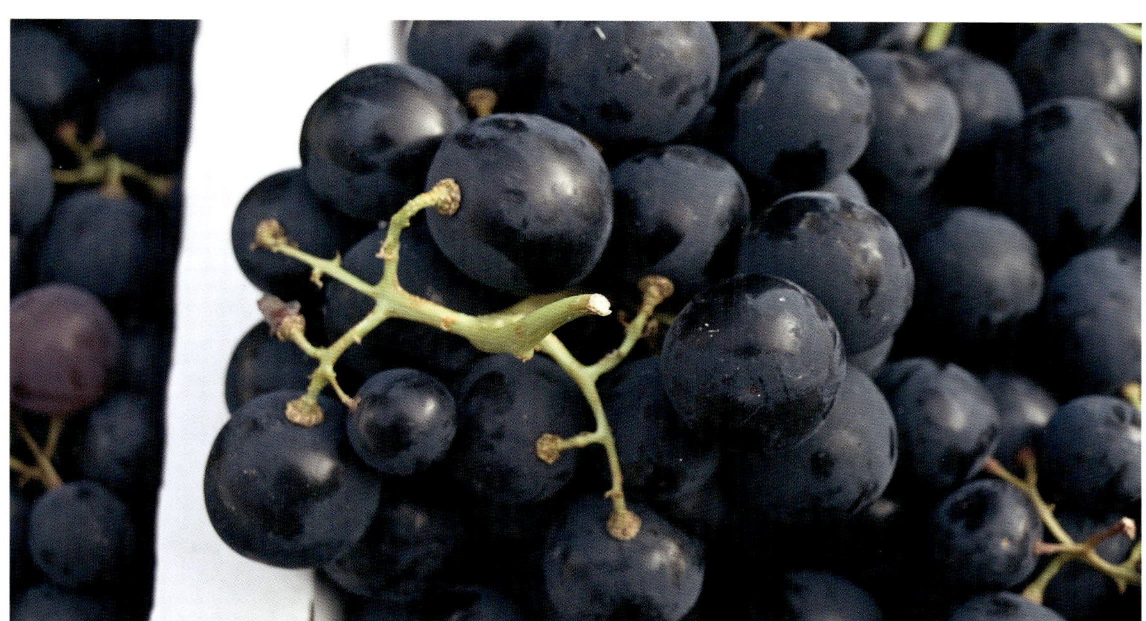

Blaue Trauben enthalten reichlich Flavonoide, die Toxine und krebserregende Stoffe unschädlich machen können.

gen Arteriosklerose, Star- oder Krebserkrankungen. Flavonoide sind in jedem Milieu des Körpers aktiv und können sowohl das Zellinnere als auch die Zellmembranen, beispielsweise von Blutgefäßzellen, wirksam schützen.

Senfölglycoside

Diese sekundären Pflanzenstoffe werden auch Glucosinolate genannt. Es handelt sich um Geschmacksstoffe, die richtig scharf sind. Probieren Sie mal einen Teelöffel Senf oder Meerrettich pur! Gemüse wie Rettich, Senf, Kresse und Kohl bekommen durch Senfölglycoside ihren etwas bitteren Geschmack. Sie sind auch in sämtlichen Kohlarten enthalten und außerordentlich wirksam im Kampf gegen Krebs.

Man kennt etwa 120 verschiedene Glucosinolate. Das Spaltungsenzym der Glucosinolate ist die Myrosinase, die räumlich getrennt in Zellen vorliegt. Werden glucosinolathaltige Nahrungsmittel gekaut oder geschnitten, vermischen sich Myrosinase und Senfölglycoside, wobei Senföle entstehen. Senföle sind entweder nicht flüchtig und schmecken scharf oder sie sind flüchtig und riechen stechend.

Pflanzenschutz

Senfölglycoside wirken als Abwehrstoffe gegen Tierfraß. Offensichtlich entstand diese Stoffgruppe im Laufe der Evolution, um die Pflanzen widerstandsfähiger gegen Schädlinge zu machen.

Krebsschutz

Nach neueren Erkenntnissen beugen Senfölglycoside Infektionen vor und unterstützen die Krebsvorbeugung, etwa mit den Substanzen Sulforaphan oder Iberin. Sowohl in tierexperimentellen als auch klinischen Studien ließ sich nachweisen, dass das Risiko, an Darmkrebs zu erkranken, mit zunehmendem Verzehr von Kohlgemüse sinkt. Auch die Entstehung von Lungen-, Leber-, Brust- und Magenkrebs wird durch Glucosinolate gehemmt.

Lebensmittel

Blumenkohl, Brokkoli, Chinakohl, Grünkohl, Kohlrabi, Kresse, Meerrettich, Radieschen, Rauke, Rettich, Rosenkohl, Rotkohl, Sauerkraut, Senf, Weißkohl, Wirsing

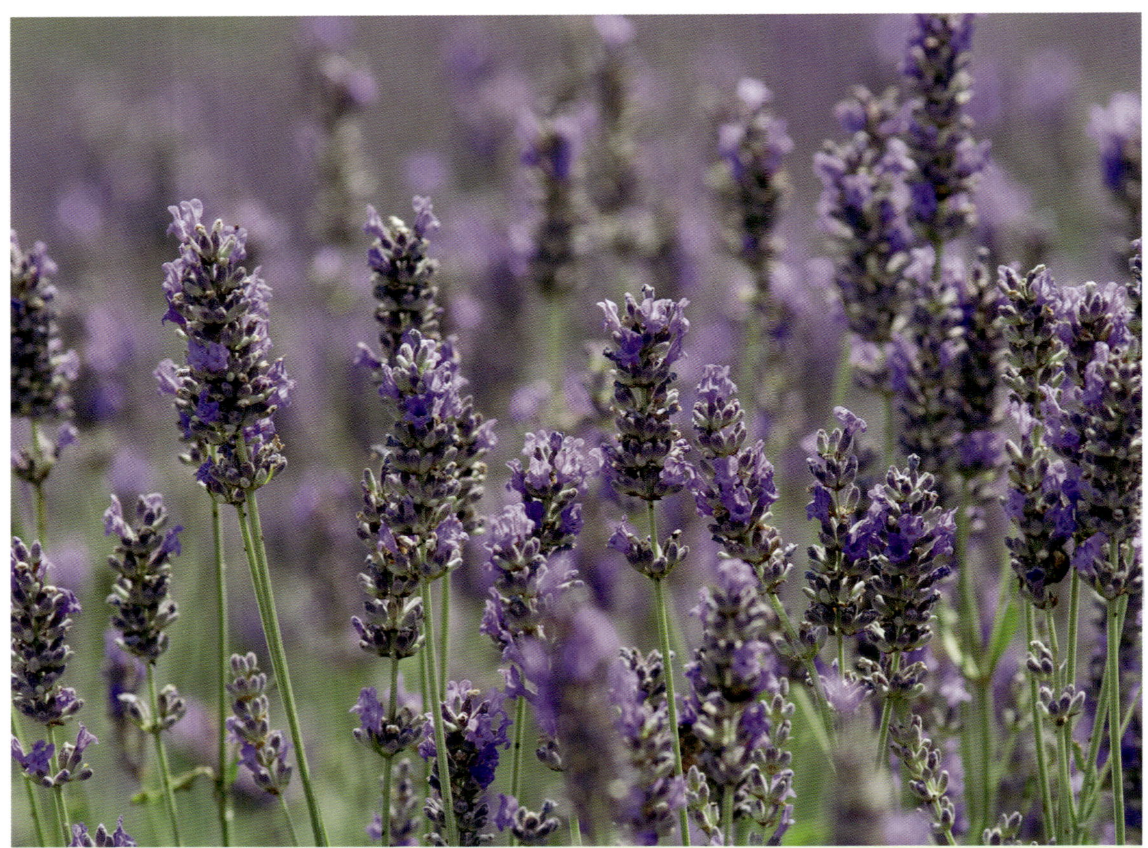

Lavendelduft schützt vor Insektenbefall, Duftstoffe von Zitrusfrüchten schützen vor Krebs.

Terpene

Das Geheimnis fast aller Duftstoffe von Pflanzen sind Terpene, die in der Regel den größten Anteil der enthaltenen flüchtigen Substanzen stellen. Der angenehme Duft von Tannennadeln beim Waldspaziergang beruht ebenso wie der Duft von Lavendel oder Rosen und das Aroma vieler Gewürze auf Terpenen. Diese Substanzen „verfliegen" schnell, sind „leicht flüchtig" und in ätherischen Ölen enthalten. Chemisch sind Terpene ungesättigte Kohlenwasserstoffe, die einfach verkettet als Monoterpene oder stark verkettet, etwa in Gummi (Kautschuk), vorkommen.

Terpene sind in vielen Nahrungs- und Gewürzpflanzen enthalten: Menthol und Kampfer, Thymian, Salbei, Chili, Ingwer, Zimt und Nelken oder Zitrusfrüchte. Natürlich verfügen auch Blüten über Duftstoffe, die Insekten anlocken, damit Blütenpollen fortgetragen werden und die Art erhalten bleibt. Ob ätherische Öle als Gewürz, Duft- und Aromastoff oder als Arzneimittel wirken, hängt von ihrer Konzentration und der aufgenommenen Menge ab.

Mit Nelkenöl können beispielsweise schmackhafte Weihnachtsplätzchen verfeinert werden. Der Hauptbestandteil Eugenol eignet sich auch als schmerzstillendes, örtlich betäubendes Mittel bei Zahnschmerzen.

Die antibiotische Wirkung von Terpenen in Nahrungsmitteln nützt auch dem Menschen, da Terpene im Magen das Wachstum schädlicher Bakterien hemmen. Terpene in ätherischen Ölen entfalten noch eine Reihe weiterer günstiger Wirkungen, insbesondere in Bezug auf die Verdauung. Terpene in Kümmel und Pfefferminze regen den Appetit an. Terpene in Fenchel, Küm-

Lebensmittel

Anis, Basilikum, Dill, Fenchel, Grapefruit, Ingwer, Kardamom, Knollensellerie, Koriander, Kümmel, Liebstöckel, Lorbeer, Majoran, Muskatnuss, Orange, Oregano, Petersilie, Pfeffer, Staudensellerie, Thymian, Zimt, Zitrone, Zitronenmelisse

mel, Pfefferminze und Salbei wirken krampflösend und helfen bei Blähungen. Terpene in der Artischocke und Pfefferminze fördern den Gallefluss und verbessern die Leberfunktion.

Pflanzenschutz

Man kennt 8.000 Terpene und mehr als 30.000 der verwandten Terpenoide. Die meisten Terpene sind Naturstoffe, hauptsächlich pflanzlicher, seltener tierischer Herkunft. Sie sind als umweltverträgliche Insektizide geeignet, da sie Insekten in Duftfallen locken. Pflanzliche Terpene sind meist antibiotisch wirksam und schützen vor Pilzbefall.

Krebsschutz

Die am besten untersuchten Terpene sind das Monoterpen Limonen, das im ätherischen Öl von Zitrusfrüchten oder auch im Kümmel vorkommt, und das Carvon, das ebenfalls im Kümmel enthalten ist. Monoterpene sind die kleinsten und am leichtesten flüchtigen Terpene.

Phytoöstrogene

Phytoöstrogene sind dem menschlichen Sexualhormon Östrogen ähnliche, sekundäre Pflanzenstoffe, die an Östrogenrezeptoren im Körper andocken können und als pflanzliche Hormone fungieren. Sogenannte Isoflavonoide wie Genistein und Lignane sind die bekanntesten Phytoöstrogene. Sie werden zum Beispiel zur Behandlung von Frauen in den Wechseljahren benutzt, um Beschwerden zu lindern.

Isoflavonoide kommen vor allem in Hülsenfrüchten, insbesondere der Sojabohne, aber auch in Linsen, Kichererbsen, Bohnen und Erbsen vor. Sojabohnen enthalten große Mengen östrogenartiger Stoffe (Genistein und Daidzein) und sind aus zahlreichen anderen Gründen gut für die Gesundheit. Hülsenfrüchte enthalten Phytoöstrogene sowie zusätzlich Ballaststoffe und wertvolle Eiweißstoffe. Eine ballaststoff- und getreidereiche Ernährung versorgt den Körper reichlich mit Phytoöstrogenen und hält die Verdauung in Schwung.

Lignane kommen vor allem in den Schalen von Getreide, Hülsenfrüchten und ölhaltigen Samen vor. Insbesondere Leinsamen enthält reichlich Lignane. Ballaststoffhaltige Gemüse wie bestimmte Kohlsorten weisen gleichfalls größere Mengen an Lignanen auf.

Pflanzenschutz

Pflanzen, die Phytoöstrogene enthalten, haben den Vorteil, dass die Vermehrung ihrer Fressfeinde durch hormonelle östrogene Wirkungen in Grenzen gehalten wird. So verbesserten solche Pflanzen im Lauf der Evolution ihre Überlebenschancen. Es handelt sich um einen ökologischen Sekundäreffekt, da die Pflanze selbst nicht vor dem Fressfeind geschützt wird. Viele Phytoöstrogene sind zudem gegen Mikroorganismen wirksam und schützen vor Pilzen und Bakterien.

Krebsschutz

Phytoöstrogene besetzen jene Stellen in hormonabhängigem Gewebe, die für körpereigene Hormone vorgesehen sind. Die schwach wirksamen pflanzlichen Östrogene blockieren so die starke Wirkung körpereigener Östrogene. Auf diese Weise kann hormonabhängigen Krebserkrankungen wie Brust- oder Gebärmutterhalskrebs vorgebeugt werden.

Lebensmittel

Anis, Bier, Bohnen, Brokkoli, Erbsen, Gerste, Hopfen, Kichererbsen, Knoblauch, Kürbis, Lauch, Leinsamen, Linsen, Miso (gegorene Sojabohnenpaste), Möhren, Pfirsich, Roggen, Salbei, Sesamsamen, Sojabohnen, Sojamilch, Sojasauce, Sonnenblumenkerne, Spargel, Tee, Tofu, Wein, Weizen

Phytosterine

Phytosterine sind sekundäre Pflanzenstoffe, die tierischen Fetten gleichen. Die häufigsten pflanzlichen Sterine sind Stigmasterin, Beta-Sitosterin und Campesterin. Phytosterine fungieren als strukturelle Komponente in der Zellmembran von Pflanzen, ähnlich wie Cholesterin in tierischen Zellmembranen. Die bekannteste Form des Sterins ist Cholesterin. Phytosterine kommen nur in fettreichen Pflanzenteilen vor, insbesondere in Samen wie Sonnenblumenkernen, Nüssen, Sojabohnen oder Sesam und ihren nativen, kalt gepressten unraffinierten Ölen.

Gelangen Phytosterine in den menschlichen Stoffwechsel, können sie Rezeptoren blockieren, die normalerweise für Cholesterin vorgesehen sind. Dadurch wird die Aufnahme von Fett aus dem Darm behindert und es gelangt weniger Cholesterin ins Blut – die wichtigste gesundheitsfördernde Wirkung von Phytosterinen. Offenbar werden Phytosterine im Darm im Vergleich zu Cholesterin bevorzugt aufgenommen.

Krebsschutz

Phytosterine verhindern, dass sich krebserregende Stoffwechselprodukte zu lange und in zu hoher Konzentration im Magen-Darm-Trakt aufhalten. In großen Studien wurde ein deutlicher Zusammenhang zwischen reichlicher Aufnahme von Phytosterinen und einem geringeren Darmkrebsrisiko nachgewiesen.

Lebensmittel

Auberginen, Blumenkohl, Brokkoli, Erdnüsse, Gurken, Hafer, Karotten, Kopfsalat, Lauch, Rosenkohl, Sesamsamen, Sojabohnen, Sonnenblumenkerne, Tomaten, Weißkohl, Zwiebeln

Küchentipps

- **Fettreiche Pflanzenteile wie Sonnenblumenkerne und Sesamsamen enthalten reichlich Phytosterine.**
- **Natives Sojaöl enthält viermal mehr Phytosterine als raffiniertes Sojaöl.**
- **Nutzen Sie die cholesterinsenkende Wirkung von Phytosterinen und benutzen Sie Sonnenblumen- oder Sesamöl für die Zubereitung von Speisen.**

Enzymhemmer

Enzyme unterstützen den Verdauungsvorgang. Enzymhemmer (Proteaseinhibitoren) als sekundäre Pflanzenstoffe blockieren die Enzymaktivität. Sind solche Hemmstoffe aktiv, werden beispielsweise Kohlenhydrate, Eiweiß, Fett oder Zucker aus der Nahrung nicht richtig verwertet. Der Körper scheidet die Nährstoffe dann aus, ohne dass er von ihnen profitiert. Eine gute Sache, wenn man zu viel davon aufnimmt! Enzymhemmer können auch wirkungsvolle Antikarzinogene sein, da sie Tumorwachstum blockieren. Noch sind nicht alle pflanzlichen Enzymblocker genau untersucht und analysiert.

Krebsschutz

Forscher fanden heraus, dass Vegetarier, die sich überwiegend von Getreide und Hülsenfrüchten ernähren, ein deutlich reduziertes Dickdarm-, Brust- und Prostatakrebsrisiko haben.

Lebensmittel

Bohnen, Erbsen, Erdnüsse, Gerste, Hafer, Kartoffeln, Kidneybohnen, Linsen, Mais, Reis, Roggen, Sojaprodukte, Süßkartoffeln, Weizen, Zuckererbsen

Saponine

Tränen- und Niesreiz sind typische Effekte von Seifenstoffen. Die schleimhautreizende Wirkung der Seifenstoffe beruht auf bestimmten Bestandteilen, sogenannten Saponinen. Ihr Name leitet sich von dem lateinischen Wort für Seife sapo. „Seifenkraut" wurde in früheren Zeiten auch häufig als Zutat für Waschmittel benutzt.

Saponine sind sekundäre Pflanzenstoffe, die glykosidische und den Terpenen ähnliche Substanzen enthalten. Saponine schmecken bitter und kratzen auf der Schleimhaut. In Verbindung mit Wasser wirken sie schäumend (Detergens).

Da wir mit Nahrungsmitteln täglich nur eine sehr geringe Menge dieser Substanzen zu uns nehmen, spüren wir von den unangenehmen Wirkungen dieser Stoffe kaum etwas.

Pflanzliche Saponine gelangen in der Regel nicht in schädlichen Konzentrationen in die Blutbahn oder Körpergewebe. Aus dem Magen und dem Darm werden Saponine nur in sehr geringem Umfang aufgenommen.

Hülsenfrüchte wie Sojabohnen, Erbsen, Linsen, Erdnüsse und Bohnen enthalten reichlich Saponine. Bei Linsen oder Bohnen kann der Saponingehalt beispielsweise noch dadurch erhöht werden, dass man die Pflanzen keimen lässt.

Pflanzenschutz

Saponine dienen Pflanzen wahrscheinlich als Abwehrstoffe, insbesondere gegen Pilzbefall. Da Pflanzen kein aktives Immunsystem wie Wirbeltiere haben, werden Schadorganismen chemisch bekämpft. Bei der Reifung von Nachtschattengewächsen (z. B. Tomate und Kartoffel) werden die giftigen Steroidalkaloidsaponine durch enzymatische Entfernung des Stickstoffs in ungiftige Steroidsaponine umgewandelt.

Krebsschutz

Gallensäuren werden in der Leber aus Cholesterin gebildet und mit der Galle in den Dünndarm abgegeben. Im letzten Abschnitt des Dünndarms gelangen die Gallensäuren dann aus dem Darm ins Blut und damit wieder in die Leber. Dort werden die Gallensäuren dann „recycelt“, damit sie dem Körper weiter zur Verfügung stehen. Normalerweise scheiden wir nur zehn Prozent der Gallensäuren mit dem Stuhl aus.

Saponine können sowohl mit den Gallensäuren als auch mit dem Fettstoff Cholesterin Verbindungen eingehen, die dann nicht mehr die Darmwand überwinden und ins Blut gelangen können. Auf diese Weise werden dem Körper mit Hilfe von Saponinen vermehrt Gallensäuren und Cholesterin entzogen, der Cholesterinspiegel im Blut sinkt.

Dadurch, dass Saponine überwiegend im Magen-Darm-Trakt bleiben und kaum ins Blut gelangen, ist der Verdauungskanal das Hauptwirkungsfeld dieser Substanzen. Man vermutet, dass Saponine die Zellwände der Tumorzellen angreifen und die Krebszellenvermehrung blockieren können. Da Saponine mit Gallensäuren (Produkte des Fettstoffs Cholesterin) Komplexbindungen eingehen, die dann ausgeschieden werden, können harmlose primäre Gallensäuren nicht mehr in krebserregende sekundäre Gallensäuren umgewandelt werden. Diese Umwandlung vermitteln normalerweise Darmbakterien. Vor allem nach fettreichen Mahlzeiten gelangen viele Gallensäuren in den Darm, um dort die Verdauung zu verbessern. Die bislang unterschätzten Saponine sind somit ein starke Waffe, insbesondere im Kampf gegen Dickdarmkrebs.

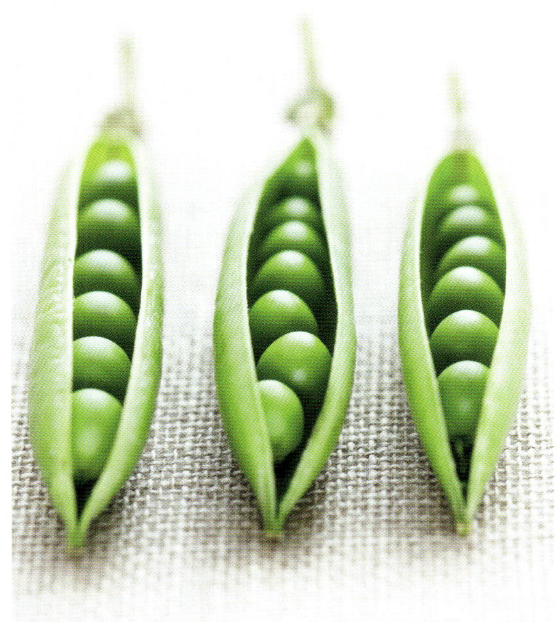

Erbsen enthalten krebshemmenden Seifenstoff.

Lebensmittel

Bohnen, Erdnüsse, Gerste, Hafer, Kichererbsen, Kidneybohnen, Knoblauch, Linsen, Reis, Roggen, Rosmarin, Rote Beete, Sojabohnen, Spargel, Spinat, Thymian, Weizen, Zuckerrüben

Sulfide

Knoblauch ist eines der gesündesten Nahrungsmittel, ein echter biodynamischer Alleskönner. Schon im Altertum in China und Ägypten waren die gesundheitsfördernden Wirkungen von Knoblauch bekannt und zahlreiche Heilwirkungen wurden ihm zugeschrieben. Und unsere Vorfahren irrten sich nicht. Die im Knoblauch enthaltenen Sulfide wirken stark antibiotisch, verdünnen das Blut, verbessern den Blutkreislauf und die Durchblutung der Herzkranzgefäße, senken die Blutfettwerte und den Blutdruck, können Entzündungsbeschwerden lindern und schützen mit hoher Wahrscheinlichkeit vor Krebs. Knoblauch gilt auch als „Methusalem-Faktor": Wenn Sie hundert Jahre gesund bleiben möchten, sollten Sie auf Knoblauch nicht verzichten!

Noch bis zum Ende des vorletzten Jahrhunderts galt Knoblauchsaft als bestes Mittel gegen Infektionen und wurde sogar noch während der beiden Weltkriege gegen Wundbrand eingesetzt. Alle Lauchgewächse, etwa die Zwiebel, Porree oder Schnittlauch weisen ähnliche Eigenschaften auf wie Knoblauch. Die in Lauchgewächsen enthaltenen Sulfide sind Grundbestandteil schwefelhaltiger Scharfstoffdrogen. Man kennt etwa 30 Sulfidverbindungen, die sich durch ihren aromatischen oder scharfen Geschmack und Geruch auszeichnen.

Die eigentlich wirksamen Substanzen wie Allicin entstehen erst durch Zerstörung der Zwiebel aus der geruchlosen Vorstufe Alliin, also durch Zerschneiden, Hacken oder Quetschen. Durch das Enzym Alliinlyase wird im Knoblauch zunächst dessen Hauptwirkstoff Allicin gebildet. Aus zwei Molekülen Allicin kann dann das Ajoen entstehen, das die blutverdünnende, thrombosehemmende Wirkung von Knoblauch ermöglicht. Diese Substanz ist sehr instabil und daher nur in frischem Knoblauch enthalten.

Ein weiteres Abbauprodukt, das Diallyl-Disulfid, ist für den würzigen Knoblauchgeruch verantwortlich. Nach reichlichem Knoblauchgenuss bildet sich dieser Stoff und „verduftet" dann durch alle Poren der Haut. Nur beim Zerschneiden von Zwiebeln, Porree oder Schnittlauch entsteht die Substanz Propanthial-S-oxid, die Tränen in die Augen treibt.

Lebensmittel

Knoblauch, Lauch, Porree, Schalotten, Schnittlauch, Zwiebeln

Küchentipps

- Sulfide und der Hauptwirkstoff Allicin sind vor allem in Knoblauch und Zwiebeln enthalten.
- Genießen Sie häufiger Gerichte, die mit Knoblauch zubereitet wurden, damit Sie von den vielfältigen Gesundheitswirkungen des Knoblauchs profitieren.
- Frische Zwiebeln machen jeden Salat gesund und schmackhaft.
- Probieren Sie Feldsalat mit sehr klein gehacktem Knoblauch, Weinessig und Olivenöl, Pfeffer und Salz, eine simple, schmackhafte und würzige Salatkreation.

Pflanzenschutz

Pflanzen profitieren bei erhöhtem Schwefelgehalt der Böden von einer verstärkten Widerstandsfähigkeit gegenüber pathogenen Mikroorganismen und Fressfeinden (schwefelinduzierte Resistenz).

Krebsschutz

Die antikarzinogene Wirkung von Knoblauch und anderen Liliengewächsen wie Zwiebeln, Schnittlauch, Schalotten und Lauch ist außergewöhnlich. In Regionen mit traditionell hohem Knoblauchverzehr, wie im Mittelmeerraum, ist für manche Krebsarten, insbesondere Tumore im Magen-Darm-Trakt, ein deutlich niedrigeres Erkrankungsrisiko zu beobachten.

Eine Studie mit mehr als 120.000 Teilnehmern zeigte, dass das Magenkrebsrisiko mit einer halben Zwiebel (täglich gegessen) um 50 Prozent gesenkt werden kann. Sulfide in Lauchgewächsen wirken antioxidativ, schützen vor Gefäßveränderungen und hemmen die Vermehrung entarteter Zellen.

Vitamine und Antioxidantien

Vitamine sind lebenswichtige Substanzen, die der Organismus des Menschen nicht selbst herstellen kann. Sie müssen deshalb aus der Nahrung kommen. Ausnahmen sind Vitamin K und Folsäure, die im Darm von Bakterien produziert werden können. In der Regel ist bei einer Ernährung mit ausgewogener gemischter Kost Vitaminmangel nicht zu erwarten. Risikofaktoren, wie Rauchen oder übermäßiger Alkoholkonsum sowie akute und chronische Krankheitszustände, können akuten oder chronischen Vitaminmangel verursachen. Vitaminmangel trägt auch dazu bei, dass sich die Abwehrfähigkeit des Körpers verschlechtert und damit krebsfördernden Tendenzen Vorschub geleistet wird.

Antioxidantien

Einige Vitamine sind als „Radikalenfänger" (Antioxidantien) für die Krebsvorbeugung von besonderer Bedeutung: Beta-Carotin/Provitamin A, Vitamin C und Vitamin E. „Freie Radikale" sind instabile Sauerstoffmoleküle, die im Körper aufgrund permanenter Stoffwechselaktivität anfallen. Freie Radikale können Erbsubstanz in den Zellen angreifen und zerstören. Sie kommen deshalb als Krebspromotoren infrage. Freie Radikale sind sehr reaktionsfreudig, können bereits bestehende Verbindungen auflösen und neue Molekülverbindungen eingehen, was wiederum instabile oxidative Moleküle erzeugt. Auf diese Weise steigt die Zahl der freien Radikale im Körper an. Widersacher der freien Radikale sind Antioxidantien. Um gesund zu beleiben, kommt es demnach auf das Gleichgewicht zwischen oxidativen (freie Radikale) und antioxidativen (Radikalenfänger) Kräften an.

Sind stabile und instabile Sauerstoffmoleküle im Körper ausbalanciert, fühlen wir uns gesund, fit und abwehrstark. Das Gegenteil ist der Fall, wenn freie Radikale die Oberhand gewinnen. Körpereigene Antioxidantien und Enzyme helfen dabei, zu viele freie Radikale unschädlich zu machen. Antioxidantien aus der Nahrung, Vitamine und Spurenelemente, unterstützen die Radikalenabwehr.

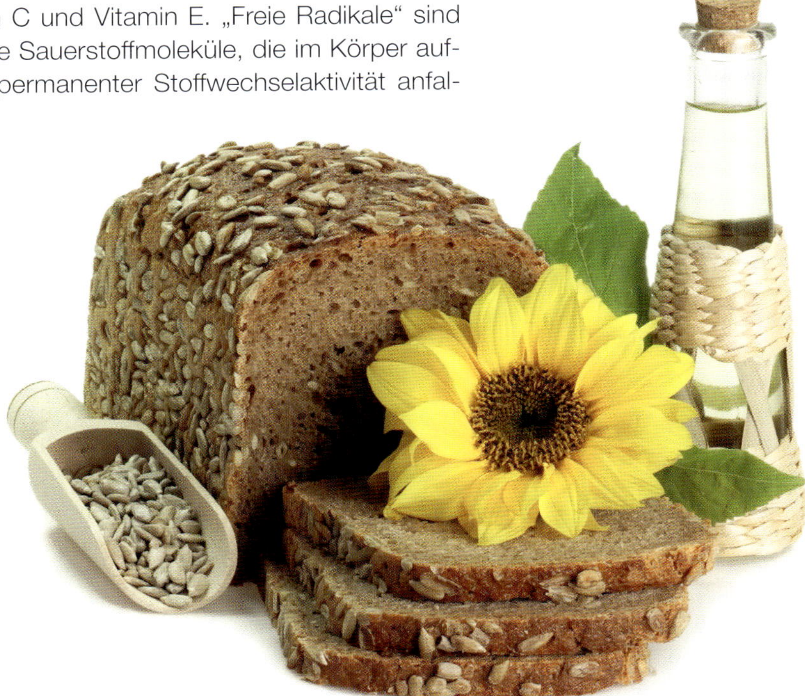

Vitamin E in Sonnenblumenöl und Vollkornprodukten ist ein starkes Antioxidans mit krebsvorbeugender Wirkung.

Oxidativer Stress und freie Radikale

- Freie Sauerstoffradikale, die Körperzellen schädigen, fallen bei allen Stoffwechselprozessen an, auch beim Essen.
- Antioxidative Schutzsysteme neutralisieren freie Radikale.
- Oxidativer Stress entsteht aus dem Ungleichgewicht zwischen der Aktivität freier Sauerstoffradikale und antioxidativen Reserven.
- Alterungsprozesse und Krebsentstehung können sich beschleunigen, wenn die körpereigenen antioxidativen Reserven vermindert sind und freie Radikalenaktivität überwiegt.
- Mit antioxidativen Vitalstoffen in Nahrungsmitteln lässt sich oxidativem Stress, Altersabbau und Krebs vorbeugen.

Freie Radikale

Forschungsergebnisse weisen darauf hin, dass freie Radikale für die Entstehung von Herz-Kreislauf-Erkrankungen und Krebs sowie beschleunigte Alterung eine Hauptrolle spielen. Dies ist allerdings noch nicht überzeugend nachgewiesen.

Sicher ist, dass Luftschadstoffe, UV-Strahlung, falsche und einseitige Ernährung, Rauchen, Bewegungsmangel, Genussmittel wie Alkohol und Nikotin zum Übergewicht oxidativer Stressoren erheblich beitragen. Ein solcher ungesunder Lebensstil erhöht langfristig das Risiko für chronische Erkrankungen.

Allerdings haben freie Radikale auch ihre gute Seite. Der Körper benutzt die instabilen Sauerstoffmoleküle für die Abwehr gegen Bakterien, Viren und defekte Zellen (beispielsweise Krebszellen). Im Krankheitsfall fungieren freie Radikale als wirksame Waffe, da Erreger meist keine Antioxidantien zur Verfügung haben.

Je ungesünder man sich ernährt, desto mehr Antioxidantien werden gebraucht. Gesundheit und Abwehrstärke hängen vom Gleichgewicht der freien Radikale und Radikalenfänger ab. Vitaminreiche Kost mit antioxidativer Potenz unterstützt dieses gesunde Gleichgewicht.

Beta-Carotin

Beta-Carotin ist eine Vorläufersubstanz von Vitamin A (Provitamin A), das die Seh- und Abwehrkraft stärkt. Beta-Carotin wird im Darm und in der Leber aus Provitamin A in vollwertiges Vitamin A umgewandelt. Beta-Carotin und Vitamin A unterscheiden sich in einem Punkt deutlich: Vitamin A ist in hoher Dosis giftig, Beta-Carotin nicht.

Beta-Carotin gilt als wirksames Antioxidans. Man weiß heute, dass Beta-Carotin aufgrund der antioxidativen Wirkung Tumorerkrankungen vorbeugen kann. Umfangreiche Studien zeigten einen Zusammenhang zwischen Beta-Carotin-reicher Ernährung und einem verminderten Krebsrisiko. Die Wirkungen von Beta-Carotin wurden unter anderem in Bezug auf Brustkrebs, Lungenkrebs und Prostatakrebs untersucht. Wer sich mediterran ernährt, viel Gemüse, Olivenöl, wenig Fleisch, viel Fisch konsumiert und ein Gläschen Rotwein dazu genießt, hält freie Radikale in Schach.

Beta-Carotin hat auch hautschützende Wirkung: Man fand heraus, dass Beta-Carotin in der Haut gespeichert wird und dort vor starker Sonnenstrahlung schützt, in geringem Umfang auch vor Sonnenbrand, und Alterungsprozessen der Haut vorbeugt. Zudem trägt ein hoher Beta-Carotin-Gehalt im Blut zum verminderten Herzinfarktrisiko bei. Dies weist nicht nur darauf hin, dass Beta-Carotin gesund ist, sondern zeigt, dass der gesamte Organismus von nährstoffrei-

Welche Vitamine braucht der Körper?

Man unterscheidet fettlösliche Vitamine, die im Organismus gespeichert werden können, und wasserlösliche Vitamine, die über die Nieren mit dem Urin ausgeschieden werden.

Fettlösliche Vitamine
Vitamin A, Vitamin D, Vitamin E, Vitamin K

Wasserlösliche Vitamine
Vitamin B1, Vitamin B2, Vitamin B6, Vitamin B12, Vitamin C, Folsäure, Biotin, Niacin, Pantothensäure, Beta-Carotin

cher, ausgewogener und abwechslungsreicher Ernährung mit viel Obst und Gemüse profitiert.

Zusammen mit den Vitaminen C und E sowie anderen Carotinoiden wie Lycopin, das reichlich in Tomaten und rosa Grapefruits vorkommt, ist Beta-Carotin besonders gesund. Man sollte nicht vergessen, dass die optimale Aufnahme von Carotinoiden aus pflanzlicher Nahrung nur in Verbindung mit einer ausreichenden Menge Fett möglich ist. Somit spricht Vieles für die mediterrane Esskultur: wohlschmeckende Tomaten mit Mozzarella, frischem Basilikum und Olivenöl.

Beta-Carotin ist vor allem in pflanzlichen Nahrungsmitteln enthalten, in Gemüse und Salaten. Der Beta-Carotingehalt in den einzelnen Gemüsen schwankt je nach Jahreszeit und Anbaubedingungen erheblich. Fett oder Pflanzenöle sind notwendige Voraussetzung für die Verwertbarkeit von pflanzlichem Beta-Carotin und sollten bei der Zubereitung der Speisen nicht vergessen werden! Versorgen Sie sich täglich mit reichlich Beta-Carotin, das in Möhren und Süßkartoffeln, Aprikosen, Feldsalat, Mangold, Chicorée, Petersilie, Kerbel und Fenchel vorkommt.

Krebsschutz

Beta-Carotin unterstützt die Funktionen des Abwehrsystems. Unter dem Einfluss von Beta-Carotin erhöhen sich die Aktivität und Anzahl der sogenannten „Killerzellen“ (NK-Zellen), ein wichtiger Bestandteil der körpereigenen Abwehr. Auch die Funktion und die Produktion von T-Helferzellen und Lymphozyten, gleichfalls wichtige Abwehrzellen, werden durch Beta-Carotin aktiviert. Ein starkes Immunsystem trägt äußerst effektiv dazu bei, dass entartete Zellen unschädlich gemacht werden und Krebs nicht entstehen kann.

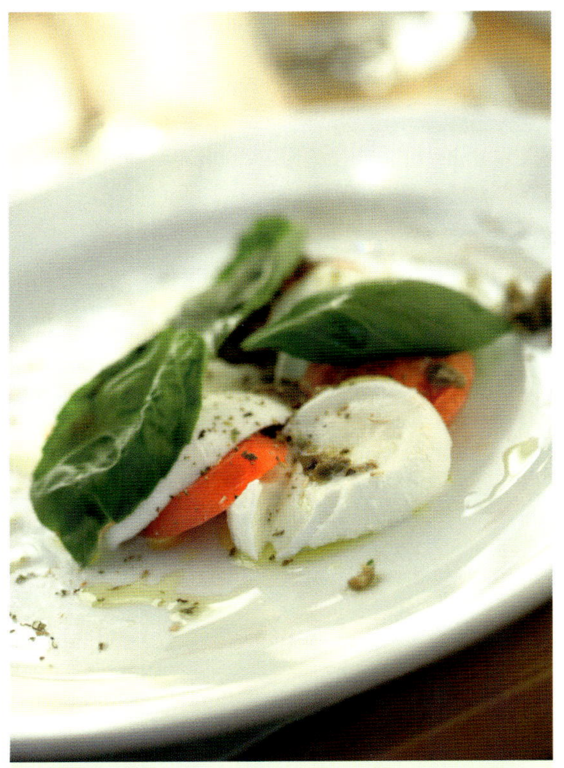

Der mediterrane Beta-Carotin-Klassiker: Mozzarella mit Tomaten, Basilikum und Olivenöl.

Beta-Carotin – Top Ten

Nahrungsmittel (100 g)	Beta-Carotin
1. Möhre (frisch)	7,8 mg
2. Frühlingszwiebel	6,0 mg
3. Grünkohl	5,2 mg
4. Fenchel	4,7 mg
5. Spinat	4,6 mg
6. Honigmelone	4,6 mg
7. Feldsalat	3,9 mg
8. Mangold	3,5 mg
9. Chicorée	3,4 mg
10. Bleich-/Stangensellerie	2,9 mg

Küchentipps

- Möhren müssen entweder gegart oder gerieben roh gegessen werden, sonst steht fast kein Beta-Carotin zur Verfügung.
- Essen Sie zu jeder Mahlzeit Obst oder Gemüse, am besten fünfmal täglich.
- Beta-Carotin ist nur zusammen mit Fett für den Körper verwertbar!
- Bevorzugen Sie frisches Gemüse. Carotinoide werden durch lange Lagerung und Licht unwirksam.

Vitamin C

Die überragende Bedeutung des Nährstoffes Vitamin C (Ascorbinsäure) für die Gesundheit ist unumstritten und vielfach wissenschaftlich nachgewiesen. Wasserlösliches Vitamin C gilt als potentes Anti-Aging-Vitamin und stärkt das Nervensystem, die Immunabwehr, den Fettstoffwechsel, die Hormon- und Enzymaktivierung, die Kollagenbildung im Bindegewebe und die Verdauung. Antioxidatives Vitamin C neutralisiert Sauerstoffradikale, schützt vor Eiweißverzuckerung in den Blutgefäßen (Glykierung), übermäßiger Blutfettbildung und vor Belastungen durch Umwelt- und Nahrungsschadstoffe und wirkt krebsvorbeugend.

Vitamin C findet sich überwiegend in frischem Obst und Gemüse in größerer Menge. Da Vitamin C durch Hitzeeinwirkung zerstört wird, ist bei Lebensmitteln, die durch Wärmeanwendung haltbar gemacht oder ungekühlt länger gelagert wurden, mit Vitamin C-Verlust zu rechnen. Kartoffeln sind eine gute Vitamin C-Quelle. Allerdings haben die Knollen nach langer Lagerzeit etwa zwei Drittel ihres Vitamingehaltes eingebüßt.

Krebsschutz

Als Radikalenfänger kann Vitamin C gefährliche Nitrosamine, die sich im Magensaft bilden, sowie Schwermetalle, leberschädliche Stoffe und Bakteriengifte unschädlich machen. Vitamin C hilft zudem beim Abbau von Alkohol im Körper. Zahlreiche Untersuchungen weisen darauf hin, dass Vitamin-C-reiche Ernährung mit rückläufigen Erkrankungsraten an Magenkrebs assoziiert ist. Vitamin C schützt darüber hinaus vor Mund-, Speiseröhren- und Darmkrebs. Aktuelle Forschungsergebnisse belegen, dass Vitamin C die Entstehung von Brustkrebs hemmen kann.

Die Ergebnisse einer Studie (2007) mit 42.340 Männern, die 16 Jahre beobachtet wurden, zei-

Vitamin C

Top-Ten-Nahrungsmittel (100 g)	Vitamin C
1. Schwarze Johannisbeeren	177 mg
2. Paprika	140 mg
3. Peperoni	120 mg
4. Brokkoli	115 mg
5. Rosenkohl	112 mg
6. Grünkohl	105 mg
7. Fenchel	93 mg
8. Blumenkohl	73 mg
9. Kiwi	71 mg
10. Erdbeeren	64 mg

Lebensmittel

Ananas, Apfel, Banane, Blumenkohl, Brokkoli, Brombeere, Erdbeere, Fenchel, Grapefruit, Grünkohl, Heidelbeere, Himbeere, Kartoffeln, Kirsche, Kiwi, Kohlrabi, Kresse, Lauch, Mandarine, Mango, Mangold, Meerrettich, Orange, Papaya, Paprika, Petersilie, Pfirsich, Radieschen, Rettich, Rosenkohl, rote Johannisbeere, schwarze Johannisbeere, Spinat, Stachelbeere, Tomate, Weißkohl, Wirsing, Zitrone, Zuckermelone

Küchentipps

- Essen Sie reichlich rohes Gemüse und Obst, am besten gut gewaschen und ungeschält.
- Bevorzugen Sie möglichst frisches Gemüse und Obst, am besten aus regionalem Anbau.
- Denken Sie daran, dass lange gelagerte Lebensmittel einen Großteil ihres Vitamin-C-Gehaltes eingebüßt haben.
- Denken Sie daran, dass beim Grillen krebserregende Nitrosamine entstehen. Ein frischer Salat mit rohem, Vitamin-C-reichem Paprika unterstützt die Entgiftung.
- Benutzen Sie bei der Zubereitung von Speisen nur wenig Wasser, damit das in Nahrungsprodukten enthaltene Vitamin C nicht zerstört wird.
- Lassen Sie das Wasser kochen und geben Sie erst dann das Gemüse hinein.
- Wenn Sie einen Apfel oder eine Banane aufschneiden, werden die Schnittstellen schnell braun. Träufeln Sie Zitronensaft auf die Schnittstellen und Vitamin C bremst die zerstörerische Wirkung der freien Radikale.

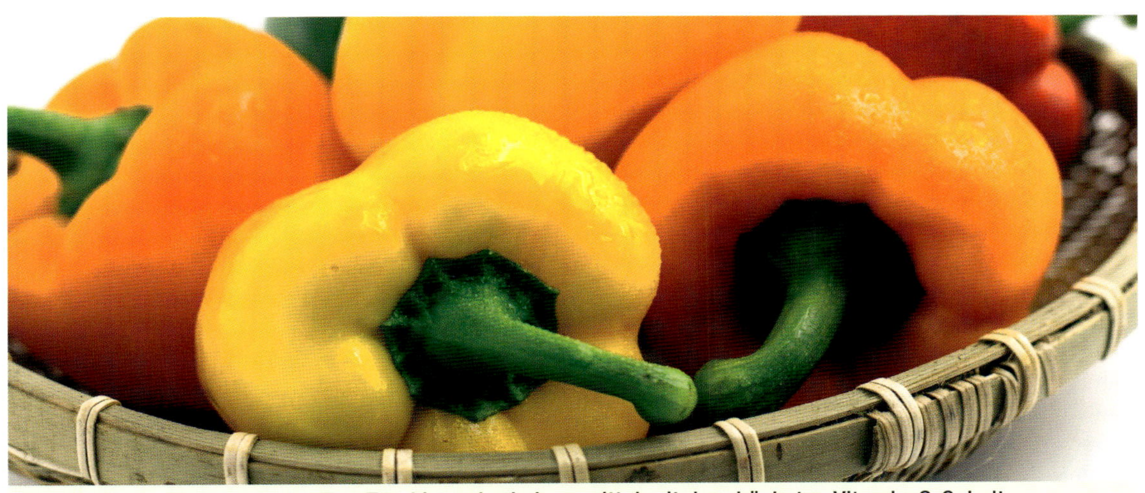

Paprika belegen Platz 2 in der Top-Ten-Liste der Lebensmittel mit dem höchsten Vitamin-C-Gehalt.

gen, dass vitaminreiche Kost (Vitamin C, E, A, Carotinoide) sehr gesund ist. Aber nur ein hoher Vitamin-C-Anteil im Nahrungsangebot (keine Nahrungsergänzung!) wirkte krebshemmend auf Mundschleimhautzellen.

Vitamin E

Fettlösliches Vitamin E, das natürlich vorkommende D-α-Tocopherol, neutralisiert ähnlich wie Vitamin C als starkes Antioxidans die Wirkung von Sauerstoffradikalen. Darüber hinaus beeinflusst Vitamin E auch den Fettstoffwechsel günstig, kann gegen Arteriosklerose, Herz-Kreislauf- und Krebserkrankungen vorbeugen und vor degenerativen Prozessen mit zunehmendem Lebensalter schützen. Vitamin E ist in allen Pflanzenölen wie Maiskeim-, Distel-, Oliven-, Weizenkeim-, Soja-, Leinsamen-, Erdnuss- und Sonnenblumenöl enthalten sowie in Margarine pflanzlichen Ursprungs, auch in Mandeln, Haselnüssen und in Oliven.

Krebsschutz

Antioxidatives Vitamin E ist ein gesunder Nährstoff, der zum Schutz vor Lungen-, Speiseröhren-, Mund-, Rachen-, Magen-, Darm-, Harnblasen-, Prostata- und Brustkrebs langfristig beitragen kann.

Vitamin E

Top-Ten-Nahrungsmittel (100 g)	Vitamin E
1. Weizenkeimöl	175 mg
2. Sonnenblumenöl	62 mg
3. Maiskeimöl	34 mg
4. Haselnuss	26 mg
5. Mandeln	26 mg
6. Weizenkeime	25 mg
7. Pflanzenmargarine	16 mg
8. Mayonnaise	15 mg
9. Olivenöl	12 mg
10. Sardine in Öl	9 mg

Lebensmittel

Avocado, Champignons, Erbsen, Grünkohl, Hering, Makrele, Morcheln, Paprika, Pfifferlinge, Regenbogenforelle, Rotkohl, Schwarzwurzel, Seelachs, Spargel, Spinat, Steinpilze, Weißkohl

Küchentipps

- Pflanzenöle, etwa für Salate, sind nährstoffreicher und enthalten mehr Vitamin E als andere fettreiche Lebensmittel (etwa Wurst).
- Pflanzenöl sollte in dunkel getönten Flaschen aufbewahrt werden.
- Bevorzugen Sie kalt gepresste Pflanzenöle.
- Die besten pflanzlichen Öle sind Olivenöl, Weizenkeimöl und Sonnenblumenöl.
- Distelöl enthält zwar viele ungesättigte Fettsäuren, aber verhältnismäßig wenig Vitamin E.

Vitamin D

Sonnenlicht ist die Voraussetzung dafür, dass Leben auf unserem Planeten überhaupt möglich ist. Der menschliche Körper hat im Lauf der Evolution seine eigene Strategie zur Nutzung des Lichts entwickelt, wobei die Hautoberfläche als Sonnenkollektor dient: Bei direkter Sonnenbestrahlung der Haut wird Vitamin D produziert, das unter anderem das Immunsystem stärkt und auch eine aktive Rolle bei der körpereigenen Krebsabwehr spielt. Vitamin D wird im Körper unter dem Einfluss der ultravioletten Strahlung des Sonnenlichts aus Provitaminen hergestellt: Provitamin D2 kann mit Nahrungsmitteln aufgenommen und Provitamin D3 kann auch von der Leber produziert werden. Vitamin D wird aus einer Vorstufe des Fettstoffs Cholesterin hergestellt, der im Körper reichlich vorhanden ist. Cholesterin wird zunächst in die Haut transportiert, wo es der Sonnenbestrahlung ausgesetzt ist. Diese Strahlung bewirkt eine Umwandlung von Cholesterin in Vitamin D (Cholecalciferol oder Calciol), das anschließend in die Leber gebracht und dort in sogenanntes Calcidiol umgewandelt wird. Erst in der Niere erreicht Vitamin D die endgültige aktive Form (Calcitriol) und wird bei Bedarf ins Blut abgegeben.

Vitamin D

Top-Ten-Nahrungsmittel (100 g)	Vitamin D
1. Lebertran	250 µg
2. Hering	25 µg
3. Lachs	16 µg
4. Seezunge	5 µg
5. Avocado	5 µg
6. Champignons	3,3 µg
7. Ei mittlerer Größe	1 µg
8. Butter	1 µg
9. Hartkäse	1 µg
10. Schweinefleisch	1 µg

Vitamin D – Bedarf

- Kinder unter 2 Jahren benötigen 10 µg pro Tag.
- Kinder über 2 Jahre und Erwachsene benötigen 7,5 µg pro Tag.
- Schwangere und Stillende benötigen 10 µg pro Tag.
- Über 60-jährige benötigen 10 µg pro Tag.

Nahrungsergänzung mit Vitamin D nur nach ärztlicher Beratung:

- Tropfen für Kinder unter 2 Jahren.
- Tabletten oder Tropfen für ältere Menschen, die sich selten im Freien aufhalten.
- Tabletten oder Tropfen für Schwangere, die sich selten im Freien aufhalten oder ständig durch Kleidung vollständig bedeckt sind.
- Lassen Sie Ihren Vitamin-D-Wert (25-OH) im Blut bestimmen. Liegt Vitamin-D-Mangel vor, kann Ihnen Ihr Arzt die Einnahme von Vitamin D in angemessener und sicherer Dosierung verordnen (Tabletten/Tropfen).

Sonne und mehr Vitamin D

Wer sich häufig Licht und Luft aussetzt, aktiviert die körpereigene Vitamin-D-Produktion. Vitamin D aus Nahrungsmitteln spielt eine geringere Rolle.

- 5 bis 10 Minuten direkte Sonnenstrahlung auf der Haut kurbelt die Vitamin-D-Synthese an.
- Im verglasten Wintergarten und im Solarium findet keine Vitamin-D-Synthese statt. Durch den UV-Lichtanteil, insbesondere nach einem Sonnenbrand kann allerdings das Hautkrebsrisiko ansteigen!
- Fisch, Lachs, Makrele, Sardinen, Heringe und fette Seefische sowie Meeresfrüchte enthalten viel, Eier und Magermilchprodukte wenig Vitamin D.
- Im Spätsommer ist der Vitamin-D-Spiegel im Körper am höchsten, im Winter am niedrigsten.

Laborwerte

Im Labor werden die Konzentrationen von 25-Hydroxy (OH)-Vitamin D (Calcidiol) und von 1,25-Dihydroxycholecalciferol (Calcitriol) im Blutserum bestimmt. Normalwerte:

Vitamin D (Cholecalciferol)

• Sommer	50–300 nmol/l
• Winter	25–125 nmol/l

Vitamin D3 (Calcitriol)

• Erwachsene	30–80 ng/l	(75–200 pmol/l)
• Kinder	40–100 ng/l	(100–250 pmol/l)
• Schwangere	40–130 ng/l	(100–325 pmol/l)
• Ältere Menschen	25–60 ng/l	(63–125 pmol/l)

Die Ausschüttung von Vitamin D aus der Niere hängt direkt vom Kalziumgehalt des Blutes ab: Ist der Kalziumgehalt niedrig, wird die Produktion von Vitamin D verstärkt; steht wieder genug Kalzium im Blut zur Verfügung, wird die Vitamin-D-Produktion gedrosselt. Kalzium ist ein wichtiger Grundstoff für den Knochenaufbau und Vitamin D ist an der Regulierung des Kalziumstoffwechsels beteiligt. Ohne genug Kalzium im Blut funktioniert der Knochenstoffwechsel nicht richtig.

Ausreichend hohe Vitamin D-Spiegel, auch in den Wintermonaten, sind für das Immunsystem sehr wichtig. Man ist dann besser vor Grippe- und Asthmaattacken, vor Osteoporose, Bluthochdruck, Migräne, Immunerkrankungen (Multiple Sklerose, Rheuma u. a.) sowie Krebserkrankungen geschützt.

Krebsschutz

Vitamin D hemmt die Neubildung von Blutgefäßen, die ein Krebsherd für sein weiteres Wachstum benötigt (Angiogenese). Die Vitamin-D-Zufuhr lindert Tumorschmerzen, stärkt die Muskelkraft und verbessert die Lebensqualität.

Hautkrebs im Solarium!

Ergebnisse einer Fallkontrollstudie mit mehr als 1.400 Teilnehmern zeigten, dass künstliche Bräunung im Solarium zum erhöhten Risiko für Nicht-Melanom-Hautkrebs beiträgt: Das Risiko für squamöse Hauttumore war 1,5-fach und für Basalzellkarzinome 0,5-fach erhöht. Offensichtlich wirken UV-Emissionen aus Bräunungsgeräten potenziell krebserregend.

Vorsicht Überdosis!

- Eine Überdosierung von Vitamin D kann nur durch unkontrollierte Einnahme von Vitamin D entstehen. Mit Nahrungsmitteln kann man kaum übermäßig große Mengen Vitamin D aufnehmen – es sei denn, man konsumiert täglich 20 Gramm Lebertran.
- Die hochdosierte Einnahme von Vitamin D führt zunächst zu Übelkeit und Erbrechen sowie Muskelkrämpfen und Bluthochdruck.
- Bei chronischer Überdosierung von Vitamin D lagert sich Kalzium in Organen ab, was zum Beispiel zu Arteriosklerose und im schlimmsten Fall zu lebensgefährlichem Nierenversagen führen kann.

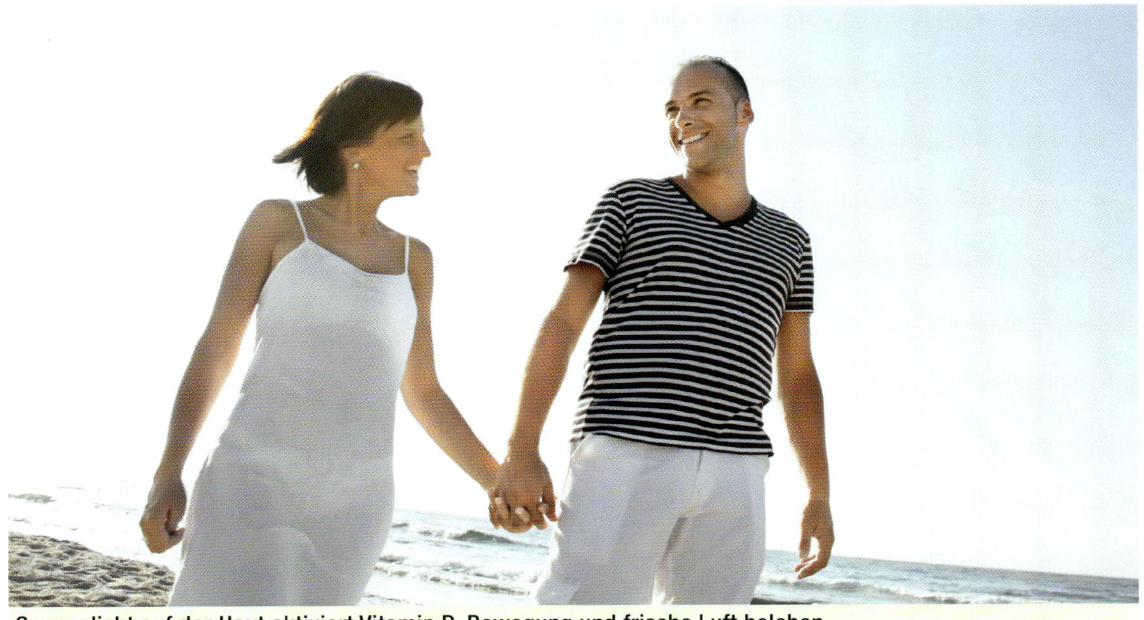

Sonnenlicht auf der Haut aktiviert Vitamin D, Bewegung und frische Luft beleben.

Selen

Das Spurenelement Selen ist Bestandteil wichtiger Enzyme und wird im Körper anstelle von Schwefel in Aminosäuren, etwa Cystein und Methionin, eingebaut. Insbesondere spielt ein Metalloenzym (Glutathionperoxidase) eine wichtige Rolle als körpereigener antioxidativer Schutzfaktor gegen Sauerstoffradikale. Darüber hinaus sind selenhaltige Enzyme auch für den Schilddrüsenstoffwechsel und das Immunsystem von Bedeutung. Insbesondere Fleisch und alle Meerestiere enthalten reichlich Selen. Getreide und Hülsenfrüchte sind gleichfalls selenreich, abhängig vom Selengehalt des Bodens im Anbaugebiet.

Krebsschutz

Ob Selen ein eigenständiges Antioxidans ist oder nur zusammen mit Vitamin C, E und Beta-Carotin wirkt, lässt sich noch nicht abschließend beurteilen. Studienergebnisse sind zum Teil widersprüchlich. Dennoch gibt es Hinweise darauf, dass man besser vor Haut- und Blasenkrebs geschützt ist, wenn genügend Selen im Körper vorhanden ist.

Selen – Top Ten

Nahrungsmittel (100 g)	Beta-Carotin
1. Hummer	130 µg
2. Sonnenblumenkerne	70 µg
3. Scholle	65 µg
4. Miesmuscheln	48 µg
5. Rotbarsch	45 µg
6. Garnelen	40 µg
7. Reis (unpoliert)	40 µg
8. Schweinefleisch	30 µg
9. Kabeljau	27 µg
10. Rindfleisch	25 µg

Küchentipps

- Bevorzugen Sie Gemüse und Getreideprodukte aus ökologisch kontrolliertem Anbau. Kunstdünger enthält häufig Stoffe, die die Selenaufnahme der Pflanzen verschlechtern.
- Vollkornprodukte weisen in der Regel mehr als den doppelten Selengehalt auf als Weißmehlprodukte.

Ballaststoffe

Der Sammelbegriff Ballaststoffe, auch Faserstoffe genannt, kennzeichnet die unverdaulichen Bestandteile von Nahrung pflanzlicher Herkunft. Es gibt wasserlösliche Ballaststoffe wie Johannisbrotkernmehl, Guar, Pektin und Dextrine sowie wasserununlösliche Ballaststoffe wie Zellulose, die in Obst und Gemüse vorkommt. Hemizellulosen sind im Getreide enthalten, Lignine in Obst und Getreide, Beta-Glukane in Getreide, Pektine in Obst, die Alginsäure in Braunalgen, Carrageen in Rotalgen, Agar-Agar in Braunalgen, Pflanzengummi in Johannisbrotkernmehl und Schleimstoffe in Leinsamen. Ballaststoffe regulieren den Stuhlgang, senken den Cholesterinspiegel im Blut, schützen das Herz und sind vor allem für Diabetiker sehr empfehlenswert.

Ballaststoffe sind im Prinzip Kohlenhydrate in pflanzlichen Lebensmitteln, die nicht durch Enzyme im Dünndarm verwertbar gemacht werden können. Deshalb werden sie nicht direkt verstoffwechselt. Allerdings fermentieren Mikroorganismen im Dickdarm den Großteil der Ballaststoffe. Dort werden sie in kurzkettige Fettsäuren umgewandelt und sind dann verwertbar. Darüber hinaus besitzen unverdauliche Faserstoffe ein hohes (100-faches) Wasserbindungsvermögen, können Giftstoffe unschädlich machen und Gallensalze binden. Ballaststoffe sind auch an der Aktivierung von Hormonen beteiligt.

Da Ballaststoffe in Verbindung mit Wasser aufquellen, verstärken sie im Magen das Sättigungsgefühl und erhöhen das Stuhlvolumen im Darm. Dadurch nimmt wiederum der Druck auf die Darmwände zu, die Verdauungsmotorik (Peristaltik) wird anregt und die Verweildauer ballaststoffreicher Kost im Darm verkürzt sich. Schädliche Stoffe werden rascher ausgeschieden.

Krebsschutz

Einige Ballaststoffe binden und entsorgen krebserregende Substanzen. Manche Ballaststoffe binden primäre Gallensäuren, die in krebserregende sekundäre Gallensäuren umgewandelt werden können. Andere Ballaststoffe vermitteln die Entstehung von Buttersäure im Verdauungsprozess. Buttersäure hat hemmenden Einfluss auf die Teilungsgeschwindigkeit von Krebszellen. Zudem tragen Ballaststoffe auch zur vermehrten Ausscheidung von Östrogenen bei.

Seit den 1970er Jahren werden vorbeugende Gesundheitswirkungen von Ballaststoffen intensiver erforscht. Die krebsschützenden Eigenschaften von Ballaststoffen, insbesondere die Vorbeugung gegen Darm- und Brustkrebs, werden aber bislang noch unterschiedlich beurteilt. Man kann dennoch davon ausgehen, dass ballaststoffreiche Ernährung (mindestens 25 bis 30 g pro Tag) sehr gesund und empfehlenswert ist.

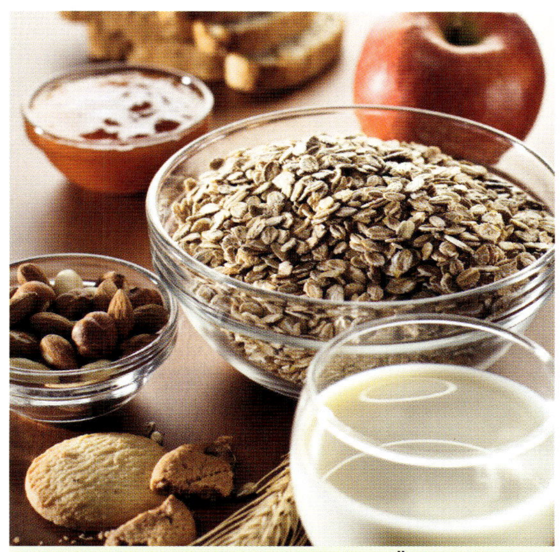

Reichlich Ballaststoffe: Haferflocken, Äpfel, Nüsse

Lebensmittel mit Ballaststoffen

Produktgruppe		Ballaststoffe pro 100 g	Produktgruppe		Ballaststoffe pro 100 g
Getreide	Roggen	13,4	Hülsenfrüchte	Kidneybohnen	8,3
	Dinkel, Grünkern	9,9		weiße Bohnen	7,5
	Weizen	9,6		rote Bohnen	6,0
	Hafer (entspelzt)	9,3		grüne Erbsen	5,0
	Gerste (entspelzt)	8,7		gelbe Erbsen	4,9
Brot/ Kleingebäck	Roggenknäckebrot	14,1	Obst	Heidelbeeren	4,9
	Weizenknäckebrot	12,9		Himbeeren	4,7
	Roggenvollkornbrot	8,9		Kiwi	3,9
	Mehrkornbrot	8,0		Johannisbeeren	3,5
	Weizenvollkornbrötchen	7,7		Brombeeren	3,2
Backwaren	Zwieback	5,2	Trockenobst	Feigen	9,6
	Zwiebelkuchen	4,9		Datteln	9,2
	Pflaumenkuchen	4,9		Pflaumen	9,0
	Vollkornbiskuit, Tortenboden	4,3		Aprikosen	8,0
	Kräcker	2,4		Sultaninen	5,4
Getreideprodukte	Weizenspeisekleie	49,3	Nüsse/ Ölsaaten	Mandeln	9,8
	Müsli	14,3		Kokosnuss	9,0
	Haferflocken	9,5		Haselnuss	7,4
	Vollkornnudeln, gekocht	4,4		Erdnuss	7,1
	Vollkornreis, gekocht	1,0		Paranuss	6,7
Gemüse	Rosenkohl	4,4			
	Knollensellerie	4,2			
	Fenchel	3,3			
	Weißkohl	3,0			
	Brokkoli	3,0			

Quelle: Vereinigung Getreide-, Markt- und Ernährungsforschung

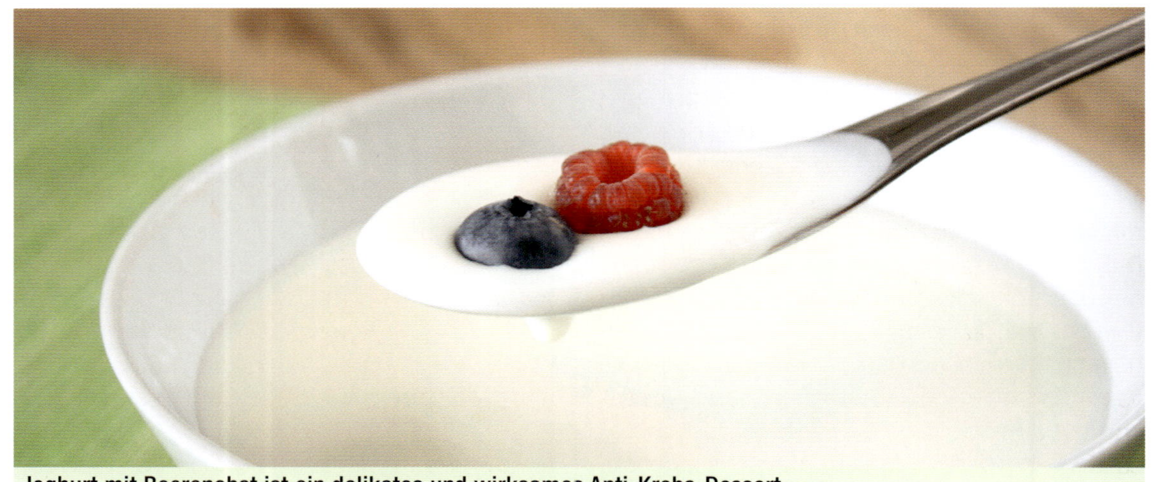

Joghurt mit Beerenobst ist ein delikates und wirksames Anti-Krebs-Dessert.

Probiotika

Joghurt, Quark und Kefir sind wahre Quellen der Schönheit, die von innen kommt. Wenn alle Organsysteme und vor allem die Verdauung störungsfrei funktionieren, profitiert davon nicht zuletzt die Haut. Nützliche Milchsäurebakterien spielen für die Gesundheit, vor allem die Gesundheit des Verdauungssystems und die Abwehr schädlicher Mikroorganismen, eine Hauptrolle.

Frische Milch wird sehr schnell sauer, muss sofort getrunken werden. Lässt man Milch absichtlich sauer werden, kann damit Joghurt oder Kefir oder Käse hergestellt werden. Solche Milchprodukte sind mindestens einige Wochen gekühlt haltbar. Milchsäurebakterien sind die Hauptakteure: Sie erzeugen Milchsäure, die als natürlicher Konservierungsstoff wirkt und verhindert, dass sich andere Keime in milchsauren Produkten ansiedeln. Wenn solche harmlosen und nützlichen Milchsäurebakterien Nahrungsmitteln zugesetzt werden, entstehen Probiotika (pro bios heißt „für das Leben").

Als es noch keine Kühlschränke gab, war die Fermentation eine gute Methode, um Nahrungsmittel haltbar zu machen. Milchsäuregärung ist in Europa die am häufigsten praktizierte Fermentation: Beispielsweise werden bei der Produktion von Joghurt zuvor pasteurisierter Milch gesundheitsfördernde Milchsäurebakterien zugesetzt. Üblicherweise verwendet man dazu milde Fermentkulturen mit *Lactobacillus acidophilus* und *Bifidobacterium bifidum* sowie *Lactobacillus casei*. Heute ist die Fermentation vor allem bei der Herstellung von Joghurt und Sauerkraut etabliert. Auch Käse, Salami, Sauerteigbrot, Miso und Sojasoße sowie Bier sind fermentierte Nahrungsmittel.

Probiotika und Milchsäureprodukte tragen vor allem zur Stabilisierung und Regeneration einer gesunden Darmflora bei. Schon mit der Muttermilch nehmen wir Milchsäurebakterien auf. Bifidobakterien sind die ersten „Mitbewohner" unserer Darmschleimhaut. Mit zunehmendem Lebensalter kommen weitere dazu, so dass die Darmflora eines Erwachsenen etwa 400 bis 500 verschiedene Bakterienarten aufweist, davon zahlreiche Arten von Milchsäurebakterien. Die Darmflora ist ein wichtiges Bollwerk des Körpers gegen Krankheitserreger wie Salmonellen, Staphylokokken oder den Hefepilz *Candida albicans*.

Die Darmflora schützt deshalb vor Infektionen, weil Milchsäure, Essigsäure und Fettsäuren entstehen, die ein saures Milieu im Darm erzeugen. Viele Krankheitskeime reagieren auf ein saures Milieu empfindlich. Darüber hinaus produzieren die Milchsäurebakterien der Darmflora eigene antibiotisch wirksame Abwehrstoffe (Bakteriocine). Zusätzlich verhindern Milchsäurebakterien, dass sich Krankheitserreger an die Darmwand heften, und dass die Keime ins Blut gelangen.

Probiotika vermitteln zahlreiche Schutz- und Heilwirkungen bei Darminfektionen und Durchfall. Wenn die normale Darmflora gestört ist, können Milchsäurebakterien aus Joghurt, Kefir und fermentierten Nahrungsmitteln sehr hilfreich für die Regeneration sein. Milchsäureprodukte sind eine sinnvolle zusätzliche Anwendung bei oder nach einer Antibiotika-Therapie, da Antibiotika nicht nur Krankheitserreger, sondern auch die Darmflora vernichten und das Immunsystem schwächen. Milchsäurebakterien oder Probiotika gibt es auch als Arzneimittel. Häufig wiederkehrenden Scheidenpilzinfektionen lässt sich wirksam vorbeugen, wenn täglich etwa 200 g Joghurt konsumiert werden. Probiotika beeinflussen auch Beschwerden durch den Magenkeim *Helicobacter pylori*, Neurodermitis, Darmentzündungen und den Cholesterinspiegel günstig.

Krebsschutz

Milchsäurebakterien können zahlreiche Immunfunktionen aktivieren, die auch krebsschützend wirken. Durch Probiotika erhöht sich die Zahl der natürlichen Killerzellen, die für die Zerstörung virusbefallener Zellen, aber auch von Krebszellen zuständig sind. Darüber hinaus aktivieren Probiotika Substanzen, die für die Verständigung der Abwehrzellen untereinander sorgen: Zytokine wie Interferone und Interleukine sowie Tumor-Nekrose-Faktor, der direkt toxisch auf Tumorzellen wirkt, sind dann vermehrt im Blut nachweisbar.

Dass Milchsäureprodukte stark hemmend auf das Wachstum von Tumorzellen wirken, ist seit längerem bekannt. Epidemiologische Studien bestätigten die blockierende Wirkung bei Tumorerkrankungen des Menschen, insbesondere in Bezug auf Darmkrebs.

Die krebshemmende Wirkung von Probiotika beruht wahrscheinlich auf unterschiedlichen indirekten Einflüssen: Durch Milchsäurebakterien wird das Immunsystem insgesamt aktiviert. Darüber hinaus verhindern Milchsäurebakterien, dass im Darm bestimmte Stoffe in krebserregende Substanzen umgewandelt werden. Die zusätzliche Aufnahme von Milchsäurebakterien kann dazu beitragen, die Bildung solcher Substanzen zu stoppen, bereits entstandene Substanzen zu binden und auf diese Weise unschädlich zu machen. Milchsäurebakterien bieten einen beachtlichen Schutz vor Darmkrebs.

Probiotika

Milchsäure: links oder rechts gedreht?

Bis vor kurzem glaubte man, dass sich die spiegelbildlich gebauten Formen der Milchsäure, rechtsdrehend L(+) und linksdrehend D(-), voneinander unterscheiden wie „Gut und Böse“. Dies trifft nicht zu.

- Beide Milchsäureformen sind sehr gesund. Rechtsdrehende Milchsäure wird rascher verstoffwechselt als linksdrehende, was Übersäuerung vorbeugt. Deshalb benutzt man für die Herstellung von Joghurt überwiegend rechtsdrehende Milchsäure.
- Produkte mit überwiegend rechtsdrehender Milchsäure sind milder und süßer. Linksdrehende Milchsäureprodukte schmecken saurer.

Milchsäureprodukte

Bier, Buttermilch, Joghurt, Käse, Karottenmost, Kefir, Miso, Molke, Quark, Rote-Bete-Most, Sauerkraut, Sauermilch, Sauerteig, Saure Sahne, Sojasoße

Probiotika-Tipps

- Verzichten Sie auf wärmebehandelten Joghurt, er enthält keine lebenden Milchsäurebakterien mehr.
- Probiotischer Joghurt enthält mehr Bakterien, die lebend den Darm erreichen.
- Wenn Sie normalen Joghurt essen, erreichen noch etwa ein Drittel der Milchsäurebakterien lebend den Darm, zehn Prozent weniger als bei probiotischem Joghurt.
- Nicht nur Milchprodukte, sondern auch rohes Sauerkraut enthalten Milchsäurebakterien.
- Wenn Sie Milchzucker nicht vertragen, können Sie auf besser verträgliche fermentierte Milchprodukte mit Lebendkeimen ausweichen.

Präbiotika

Präbiotika sind für den Menschen unverdauliche Bestandteile von Lebensmitteln, die das Wachstum und die Aktivität von Bakterien der Darmflora günstig beeinflussen. Präbiotika unterstützen den Stoffwechsel und das Gleichgewicht der körpereigenen Bakterienstämme im Darm, vor allem von Bifidobakterien und Lactobazillen.

Die wichtigsten Präbiotika sind Oligosaccharide und Inulin. Oligosaccharide sind ein Gemisch aus verknüpften Fruktoseeinheiten und Zuckermolekülen. Inulin besteht aus einem Gemisch verschiedener Fruktoseketten mit bis zu 60 Fruktoseeinheiten und ist in mehr als 36.000 Pflanzenarten enthalten.

Präbiotika verbessern die Lebensbedingungen der Darmflora, so dass die Bakterienzahl im Darminhalt und im Stuhl zunimmt. Im Dickdarm werden Präbiotika zu kurzkettigen Fettsäuren fermentiert und der pH-Wert im Darm sinkt, bedingt durch erhöhte Säureproduktion. Dadurch verbessert sich auch die Mineralstoffaufnahme aus dem Darm. Zudem beeinflussen Präbiotika die Blutfettwerte günstig. Europäer konsumieren schätzungsweise 4 bis 12 g Präbiotika pro Person und pro Tag. Präbiotika sind sehr gut verträglich.

Krebsschutz

Bei der Fermentation von Oligosacchariden und Inulin durch Darmbakterien entstehen kurzkettige Fettsäuren. Darunter findet sich auch Buttersäure in geringer Konzentration. Buttersäure verbessert die Entsorgung von defekten Dickdarmzellen (Apoptose), was auch entartete Zellen betrifft. Man nimmt an, dass Präbiotika, die das Wachstum von Bifidobakterien fördern, das Risiko für Darmkrebs senken.

Präbiotische Lebensmittel

Lebensmittel	Präbiotika-Anteil
Topinambur	16–20 %
Chicorée	15–20 %
Knoblauch	9–16 %
Porree	3–10 %
Zwiebeln	2–6 %
Spargel	1–30 %
Weizen	1–4 %
Roggen	0,5–1 %
Banane	0,3–0,7 %

Quelle: K. Widhalm, Ernährungsmedizin, 2009

Fett

Fett am Bauch ist gefährlicher als Fett auf dem Teller! Fett ist der energiereichste Nahrungsbestandteil: Hoher Fettkonsum bedeutet hohe Energieaufnahme, die zu Übergewicht und einem erhöhten Krankheitsrisiko führen kann. Es ist weniger das Fett selbst, sondern mehr die Qualität und Art der Fette, die wir konsumieren, sowie das Mengenverhältnis der unterschiedlichen Fette im Nahrungsangebot, was für mögliche Krankheits- und Krebsrisiken von Bedeutung ist.

Fett ist ein lebenswichtiger Nährstoff. Insbesondere mehrfach ungesättigte Fettsäuren sind Bestandteile von Zellmembranen und Ausgangsstoff für bestimmte Mediatorsubstanzen, die für den Blutdruck, Entzündungsprozesse, die Blutgerinnung, die Gefäßgesundheit und den Fettstoffwechsel eine wichtige Rolle spielen, sowie die Energie- und Vitaminaufnahme (Vitamin A, D, E, K) ermöglichen.

Man unterscheidet zwei Gruppen mehrfach ungesättigter Fettsäuren: Omega-3-Fettsäuren (z. B. Alpha-Linolensäure) und Omega-6-Fettsäuren (z. B. Linolsäure). Alpha-Linolensäure und Linolsäure gehören zu den essenziellen Fettsäuren, die nicht selbst hergestellt werden können und deshalb aus der Nahrung kommen müssen. Essenzielle Fettsäuren helfen bei der Abwehr von Giftstoffen, Bakterien, Viren, krebserregenden sowie allergenen Substanzen und schützen die Körperzellen.

Fettes Öl vom Hochseefisch enthält Omega-3-Fettsäuren und gilt als gutes Mittel, um Risiken für Herz und Kreislauf günstig zu beeinflussen. Omega-6-Fettsäuren sind vor allem in Borretsch- und Nachtkerzenöl, in Sonnenblumen-, Distel- und Maisöl enthalten, in geringer Menge auch in Fleisch und Milchprodukten. Langkettige Omega-3-Fettsäuren sind zur Energieversorgung des Auges und des Gehirns erforderlich. Die ungesättigten Omega-3-Fettsäuren Eicosapentaensäure (EPA) und Docosahexaensäure (DHA) sind in geeigneter Menge nur in fettreichen Meeresfischen, wie Makrelen, Thunfisch, Lachs und Hering enthalten. Landtiere und Süßwasserfische weisen nur Spuren solcher Fettsäuren auf. Der Anteil von Omega-3-Fettsäuren im Lachs beträgt etwa 30 bis 35 Prozent.

Einfach ungesättigte Fettsäuren können im Körper selbst produziert werden, müssen nicht notwendigerweise zugeführt werden. Wer den Fettbedarf statt mit Fleisch und Milchprodukten über einfach ungesättigte Fettsäuren in Oliven- und Rapsöl deckt, lebt besonders gesund, da antioxidatives Vitamin E enthalten ist.

Gesättigte Fettsäuren sind reine Kalorienspender und nicht lebensnotwendiger Nahrungsbestandteil. Diese Art Fett lässt den

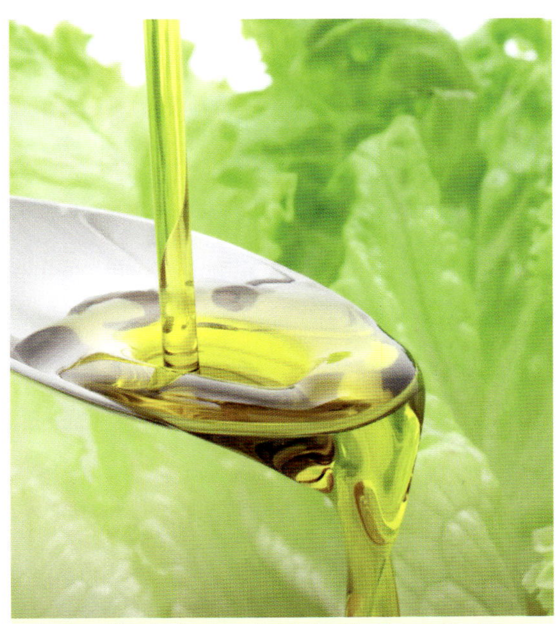

Pflanzenöle sind pures Gold für die Gesundheit.

Cholesterinspiegel ansteigen und wird mit ungesunden Wirkungen auf Herz und Kreislauf in Verbindung gebracht. Auch mit einem erhöhten

Lebensmittel mit Fetten

Fett	**Lebensmittel**	**Anteil an der Gesamtfettaufnahme** (maximal 30 % der Nahrungskalorien)	**Empfehlung für die Ernährung**
Mehrfach ungesättigte Fettsäuren	Fetter Fisch (Lachs, Makrele, Hering, Sardinen), Schalentiere, Nüsse, Ölsaaten, Pflanzenöle (Sonnenblumen-, Mais-, Leinsamen-, Raps-, Distel-, Sojabohnenöl)	7 bis 10 Prozent	Zwei- bis dreimal pro Woche
Einfach ungesättigte Fettsäuren	Olivenöl, Rapsöl, Avocado, Erdnüsse, Erdnussbutter, Mandeln, Nüsse, Ölsaaten	10 bis 16 Prozent	Olivenöl für die Küche
Gesättigte Fettsäuren	Rind-, Schweine-, Lammfleisch, Hühnerhaut, Milch, Butter, Käse, Sahne, Eis, Eigelb, Schweineschmalz, Rindertalg, Kokosfett, Palmöl, Kakaobutter	7 bis 10 Prozent	Fettarme Produkte (tierische Fette), Geflügel
Gehärtetes Pflanzenfett	Margarine u. a.	–	–
Transfett (teilweise gehärtetes Pflanzenfett)	Kuchen- und Keks-Fertigprodukte, Chips, Pommes, Mikrowellenpopcorn, Instantsoßen (Pulver), Kuchenmischungen	–	Verzichten Sie möglichst auf solche Produkte

Darmkrebsrisiko, wenn man reichlich Wurst und rotes Fleisch konsumiert. Für gehärtetes Pflanzenfett in Margarine steht der Nachweis eines Gesundheitsvorteils noch aus. Ungesunde Transfette sind vor allem in industriell produzierten Lebensmitteln enthalten und sollten möglichst gemieden werden.

Krebsschutz

Für die Medizin steht in Bezug auf die Risikobewertung von Nahrungsfett vor allem die hohe Kalorienzufuhr im Vordergrund. Überschüssige Energie wird in Körperfett umgewandelt und verursacht Übergewicht mit bekannten Risiken: Diabetes, Bluthochdruck, koronare Herzkrankheit, Fettstoffwechselstörung. Nicht zuletzt kann auch das Risiko für Krebserkrankungen ansteigen.

Studien zu möglichen krebserregenden Eigenschaften von Fett kamen zu unterschiedlichen, teilweise widersprüchlichen Ergebnissen. Es gibt aber deutliche Hinweise darauf, dass täglicher Verzehr von rotem Fleisch und Wurstwaren das Darmkrebsrisiko erhöht. Untersuchungen ergaben zudem, dass ein hoher Anteil von Transfetten im Nahrungsangebot das Risiko für Brust- und Prostatakrebs ansteigen lässt.

Protein

Eiweiß (Protein) ist eine Grundsubstanz, die Körperzellen für strukturelle und funktionelle Zwecke benötigen. Zum Aufbau aller Eiweißkörper im menschlichen Organismus werden 20 Aminosäuren benutzt, ausschließlich in chemischer L-Konfiguration. Acht Aminosäuren kann der Körper nicht selbst herstellen. Diese lebensnotwendigen (essenziellen) Aminosäuren müssen mit der Nahrung zugeführt werden. Man geht davon aus, dass in Deutschland die Eiweißzufuhr gesichert oder sogar hoch ist. Empfohlen wird die tägliche Eiweißaufnahme von 0,8 g pro Kilogramm Körpergewicht. Wer sich ausgewogen ernährt, nimmt etwa 8 bis 10 Prozent seiner Nahrungsenergie in Form von Eiweiß auf. Die durchschnittliche Eiweißaufnahme von etwa 48 g pro Tag (Frauen) und 60 g pro Tag (Männer) wird in der deutschen Bevölkerung bei weitem überschritten.

Wichtige Eiweißquellen aus der Nahrung sind Pflanzen (Hülsenfrüchte, Getreide, Kartoffeln), Fleisch, Fisch, Eier und Milchprodukte. In tierischen Lebensmitteln sind besonders viele essenzielle Aminosäuren enthalten. Dennoch

Küchentipps

- Mehrfach ungesättigte Fettsäuren sind sehr hitzeempfindlich. Kurze Garzeiten bei geringer Hitze sind empfehlenswert: Fisch, Meeresfrüchte, Pflanzenöle. Fetter Fisch, am besten frisch, ist die beste Wahl. Fetter Fisch ist tiefgekühlt nicht lange vollwertig haltbar.
- Einfach ungesättigte Fettsäuren in Oliven- und Rapsöl sind wärmestabiler, sollten aber bei der Nahrungszubereitung nicht zu stark erhitzt werden. Salatdressing mit diesen Ölen ist immer empfehlenswert. Benutzen Sie Oliven- oder Rapsöl auch zum Backen.
- Gesättigte Fettsäuren sind reichlich in Kokosfett enthalten, das offensichtlich nicht gesundheitsschädlich ist. Benutzen Sie nur das gut hitzestabile Kokosfett zum Frittieren. Allerdings sind gesättigte Fettsäuren reine Energiespender und gelten nicht als optimal für die Gesundheit von Herz und Kreislauf.
- Für Ofengerichte brauchen Sie weniger Fett als bei gebratenen Speisen.
- Wenn Sie auf tierisches Fett in Fleisch nicht verzichten wollen, bevorzugen Sie Bioprodukte aus artgerechter Haltung. Schneiden Sie sichtbares Fett am Fleisch ab und gießen Sie fetten Bratensaft ab.
- Benutzen Sie Nüsse als Zutat für kreative Menükompositionen.
- Wurstwaren sollten selten verzehrt werden, da sie große Mengen gesättigter Fettsäuren und viel Kochsalz enthalten. Die Pizza schmeckt auch ohne Salami. Wer selten Wurst isst, senkt sein Darmkrebsrisiko.
- Verzichten Sie auf Lebensmittel, die Transfette enthalten.

Protein in Lebensmitteln

Protein	Lebensmittel	Krebsschutz	Empfehlung
Pflanzen	Hülsenfrüchte, Getreide, Kartoffeln	++	Ohne Einschränkung
Fisch	Lachs, Makrele, Hering, Forelle, Aal, Sardinen, Thunfisch, Scholle, Dorsch, Barsch, Schalentiere	++	Ein- bis dreimal pro Woche
Eier	Hühnereier	+	Maximal drei Eier pro Woche
Geflügel	Huhn, Pute	+/–	gelegentlich
Rotes Fleisch	Rind, Schwein, Lamm	–	Maximal 500 g pro Woche
Fleischprodukte	Wurstwaren	– –	Nicht empfehlenswert

können auch Vegetarier mit einer variablen und ausgewogenen Ernährung ihren Eiweißbedarf problemlos decken. Wer sich hauptsächlich mit pflanzlichem Eiweiß ernährt, profitiert besonders von der Schutzwirkung sekundärer Pflanzenstoffe, Vitaminen und pflanzlichen Fettsäuren.

Fisch und Meeresfrüchte sind als Eiweißquellen sehr empfehlenswert. Zusätzlich nimmt man wertvolle mehrfach ungesättigte Fettsäuren, D- und B-Vitamine sowie das Spurenelement Jod auf. Omega-3-Fettsäuren sind vor allem in fettem Fisch enthalten: Lachs, Hering, Makrele, Forelle, Aal und Sardinen. Bewohnern der Nordhalbkugel wird ein- bis dreimal pro Woche eine Fischmahlzeit empfohlen, besonders im Winter.

Eier liefern Protein und weitere wichtige Nährstoffe wie Vitamin D. Da Eier cholesterinreich sind, sollten maximal drei Eier pro Woche gegessen werden. Cholesterin und Fett sind nur im Eigelb enthalten.

Geflügelfleisch enthält weniger Eisen als anderes Fleisch, aber vergleichbar viel Eiweiß und soll Krebsrisiken nicht so stark erhöhen wie rotes Fleisch. Rotes Fleisch (Rind, Schwein, Lamm) enthält Protein, Eisen, Zink und Vitamin B12.

Krebsschutz

Wer viel Fleisch und wenig Gemüse und Obst isst, muss mit einem erhöhten Darmkrebsrisiko rechnen. Bei einer Begrenzung des Fleischverzehrs auf maximal 500 g pro Woche besteht aber keine Gefahr. Dennoch hat Fleisch einige Nachteile bei der Verstoffwechselung im Körper: Eisen aus Fleisch kann vermehrt zur Bildung freier Radikale beitragen und bei der Verdauung entstehen krebserregende Nitrosamine. Zudem bilden sich auch beim Braten, Grillen und längeren Erhitzen von Fleisch Nitrosamine. Auf Wurstwaren sollte man im Interesse der eigenen Gesundheit besser verzichten.

Auf dem US-Krebskongress 2005 wurden Studienergebnisse vorgestellt, die auf ein erhöhtes Risiko für Pankreaskrebs bei hohem Verzehrvolumen von rotem Fleisch, insbesondere in Fertignahrung, hinweisen. 482 von 190.545 Teilnehmern entwickelten innerhalb von sieben Jahren Pankreaskrebs. Wird gewohnheitsmäßig viel Schweine- und rotes Fleisch verzehrt, steigt die Krebsgefahr in der Bauchspeicheldrüse um etwa 50 Prozent an.

Kohlenhydrate

Neben Fett und Eiweiß sind Kohlenhydrate die wichtigste Energiequelle. Kohlenhydrate finden sich in fast allen pflanzlichen Lebensmitteln. Und es spricht einiges dafür, dass man aus Gesundheitsgründen möglichst vollwertige pflanzliche Nahrungsmittel bevorzugen sollte: Die wertvollsten Nährstoffe finden sich oft in der Schale. Je mehr ein Lebensmittel vorverarbeitet ist, desto weniger gesunde Nährstoffe bleiben übrig. Bei der Verdauung von Kohlenhydraten entsteht Zucker (Glukose), der dann ins Blut gelangt. Damit die Organe und das Gehirn optimal funktionieren, verfügt der Körper über ein ausgeklügeltes System der Blutzuckerregulierung, an dem mehrere Hormone beteiligt sind (Insulin, Glukagon). Die Zuckerversorgung sollte möglichst gleichmäßig sein. Zu hohe (Hyperglykämie) und zu niedrige Blutzuckerspiegel (Hypoglykämie) sind ungünstig, können Beschwerden verursachen.

Je nachdem wie kohlenhydratreiche Lebensmittel beschaffen sind, gelangt Glukose langsam oder schnell ins Blut: bei Vollkornprodukten sehr langsam, bei Teigwaren aus Weißmehl schneller und bei Traubenzucker sehr schnell. Man spricht von schnellen und langsamen Kohlenhydraten in Lebensmitteln.

Der sogenannte Glykämische Index (GI) gibt an, wie rasch ein Lebensmittel nach dem Verzehr den Blutzuckerspiegel ansteigen lässt. Diese vom kanadischen Arzt David Jenkins 1981 geprägte Maßzahl war ursprünglich als Orientierungshilfe für die Ernährung von Diabetikern gedacht. Auch für Nicht-Diabetiker ist der GI nützlich, um beim Einkauf auf Lebensmittel mit schnellen oder langsamen Kohlenhydraten zu achten: Je höher der GI, desto schneller steigt der Blutzuckerspiegel an. Aber nicht alle Lebensmittel mit hohem GI-Wert sind ungesund. Der GI von Lebensmitteln wird durch zahlreiche Faktoren beeinflusst: Verarbeitung (gemahlen oder Vollkorn), Struktur (mürbe oder kompakt), Säuregehalt, Fett-, Eiweiß- und Balaststoffgehalt sowie die Zubereitung.

Zucker ist der Brennstoff, der Körper und Geist fit und leistungsfähig macht. Steigt der Blutzuckerspiegel an, schüttet die Bauchspeicheldrüse Insulin aus, das die Zellen von Organen und Muskeln für Zuckerenergie aufnahmefähig macht. So stehen sofort oder später Energiereserven zur Verfügung. Werden überwiegend schnelle Kohlenhydrate konsumiert, führt dies jedes Mal zum Blutzuckeranstieg und zur Insulinausschüttung. Wird dieses Ernährungsmuster jahrelang beibehalten, schwankt der Blutzuckerspiegel ständig und man läuft Gefahr zuzunehmen, da Insulin die Fettbildung im Körper fördert. Zudem reagieren die Körpergewebe unempfindlicher auf Insulin, was zur sogenannten Insulinresistenz führt, das Vorstadium des Typ-2-Diabetes.

Kohlenhydrate – Ernährungstipps

- Bevorzugen Sie langsame Kohlenhydrate aus Vollkornprodukten.
- Stärkereiche gekochte Lebensmittel wie Kartoffeln, Reis oder Nudeln haben einen niedrigeren Glykämischen Indexwert, wenn sie abgekühlt sind.
- Benutzen Sie Honig als Süßungsmittel.
- Vermeiden Sie hochkalorische Lebensmittel mit schnellen Kohlenhydraten und geringem Nährstoffgehalt wie Kuchen, Eis, Süßigkeiten und Chips.
- Vermeiden Sie Süßgetränke wie Limonaden oder Fruchtnektar.
- Verzichten Sie am besten auf Fastfood wie Hamburger oder Pommes.

Krebsschutz

Starkes Übergewicht und Fettleibigkeit gelten als Risikofaktor für Herz-Kreislauf- und Krebserkrankungen. Chronisch hohe Insulinspiegel werden mit einem erhöhten Risiko für Darm-, Nieren-, Gebärmutter- und Brustkrebs in Verbindung gebracht. Ob es einen direkten Zusammenhang zwischen hohen Blutzuckerwerten und Krebs gibt, ist allerdings unklar. Kürzlich fand eine schwedische Studie Hinweise darauf, dass hoher Zuckerkonsum Bauchspeicheldrüsenkrebs begünstigt.

Kohlenhydrate in Lebensmitteln können sehr kalorienreich sein. Aus Tierversuchen weiß man, dass begrenzte Kalorienzufuhr krebsschützend wirkt (Kalorienrestriktion). Darüber hinaus beobachtete man, dass Bevölkerungsgruppen, die sich niedrigkalorisch ernähren, seltener an Krebs erkranken und sehr langlebig sind. Die Wissenschaft geht davon aus, dass die geringere Menge an freien Radikalen (die bei jedem Verdauungsprozess entstehen) dieses Phänomen erklärt. Daraus lässt sich folgendes Motto ableiten: Wer weniger isst, lebt länger und ist besser vor Krebs geschützt.

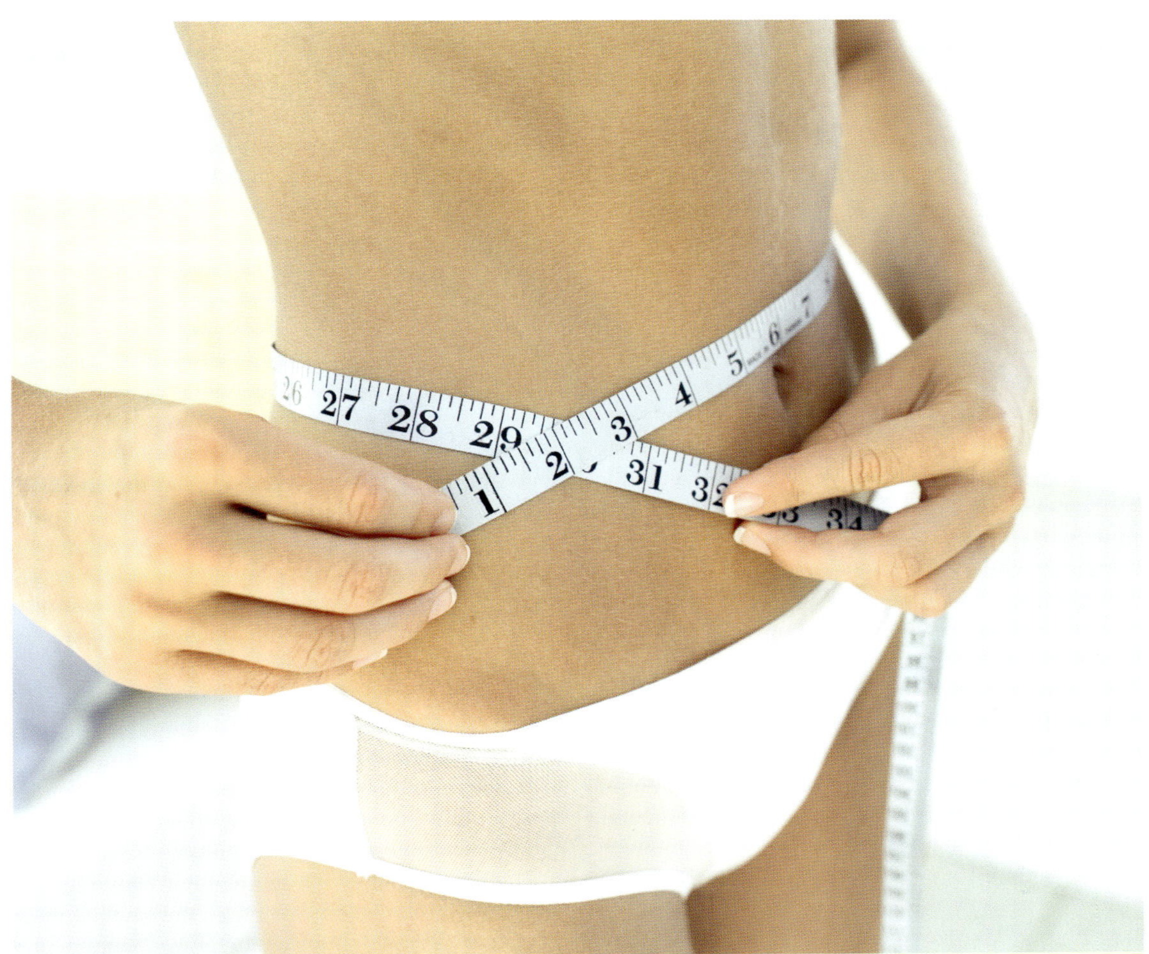

Wer auf die Figur achtet, beugt Übergewicht und Erkrankungsrisiken gesundheitsbewusst vor.

Weitere krebshemmende Nährstoffe

Nährstoff	Lebensmittel	Vermutete Wirkung
Lentinan	Shiitake-Pilz	• Stärkung des Immunsystems (Killerzellen) • Hemmung des Tumorwachstums (Magen- und Darmkrebs) • Antioxidans
Phytinsäure	Getreide, Hülsenfrüchte, Nüsse, Ölsaaten	• Stärkung des Immunsystems (Killerzellen)
Chlorophyll	Grünzeug (z. B. Petersilie, Spinat)	• Krebsschutz (Leberkrebs)
Folsäure	Hefe, Weizenkeime, Grünkohl, Rosenkohl, grüne Erbsen, Spinat, Feldsalat	• Maximale Folsäureaufnahme (ca. 350 µg pro Tag) senkt das Risiko für Bauchspeicheldrüsenkrebs. • Maximale Folsäureaufnahme senkt das Risiko für Darmkrebs bei Frauen.

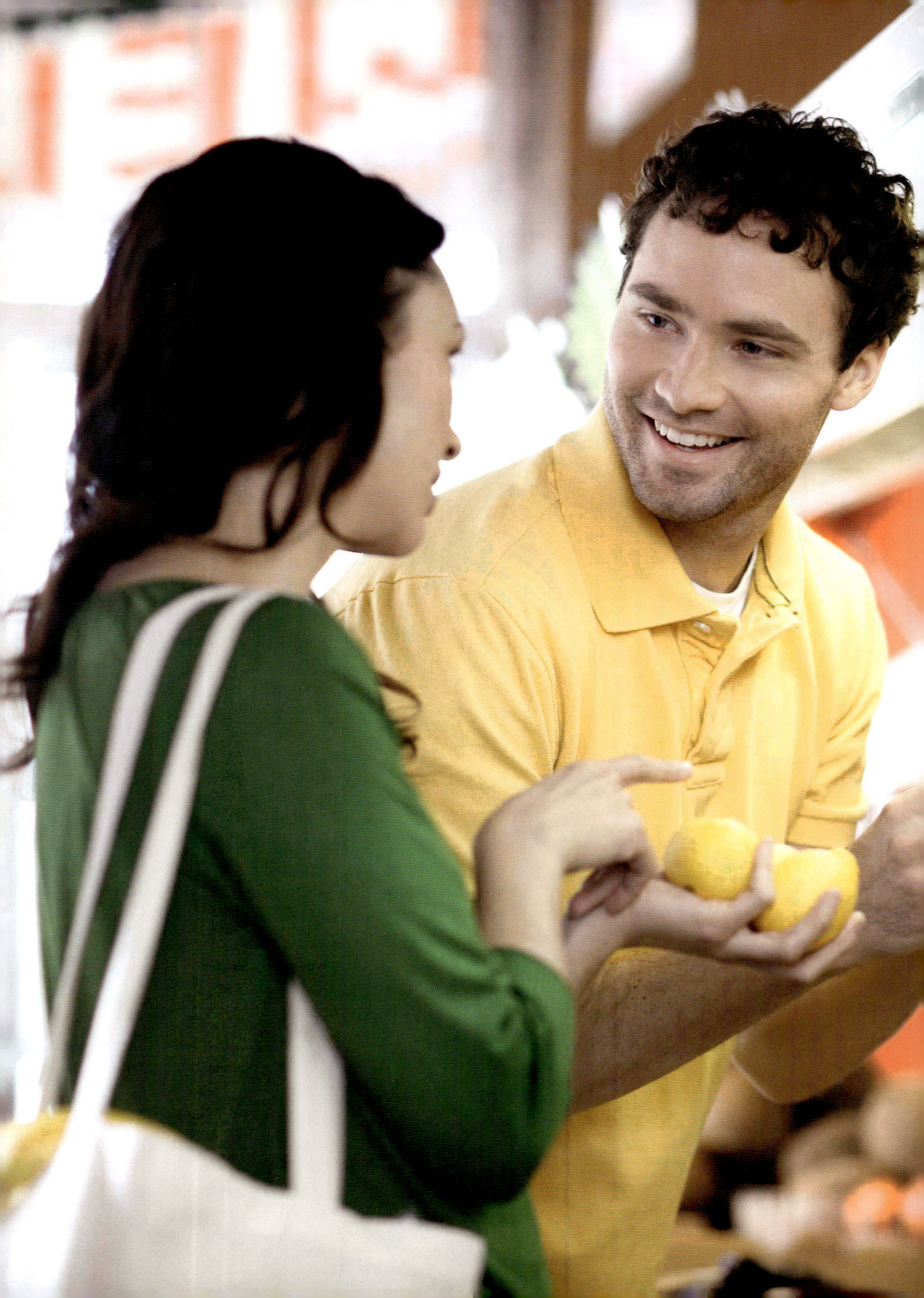

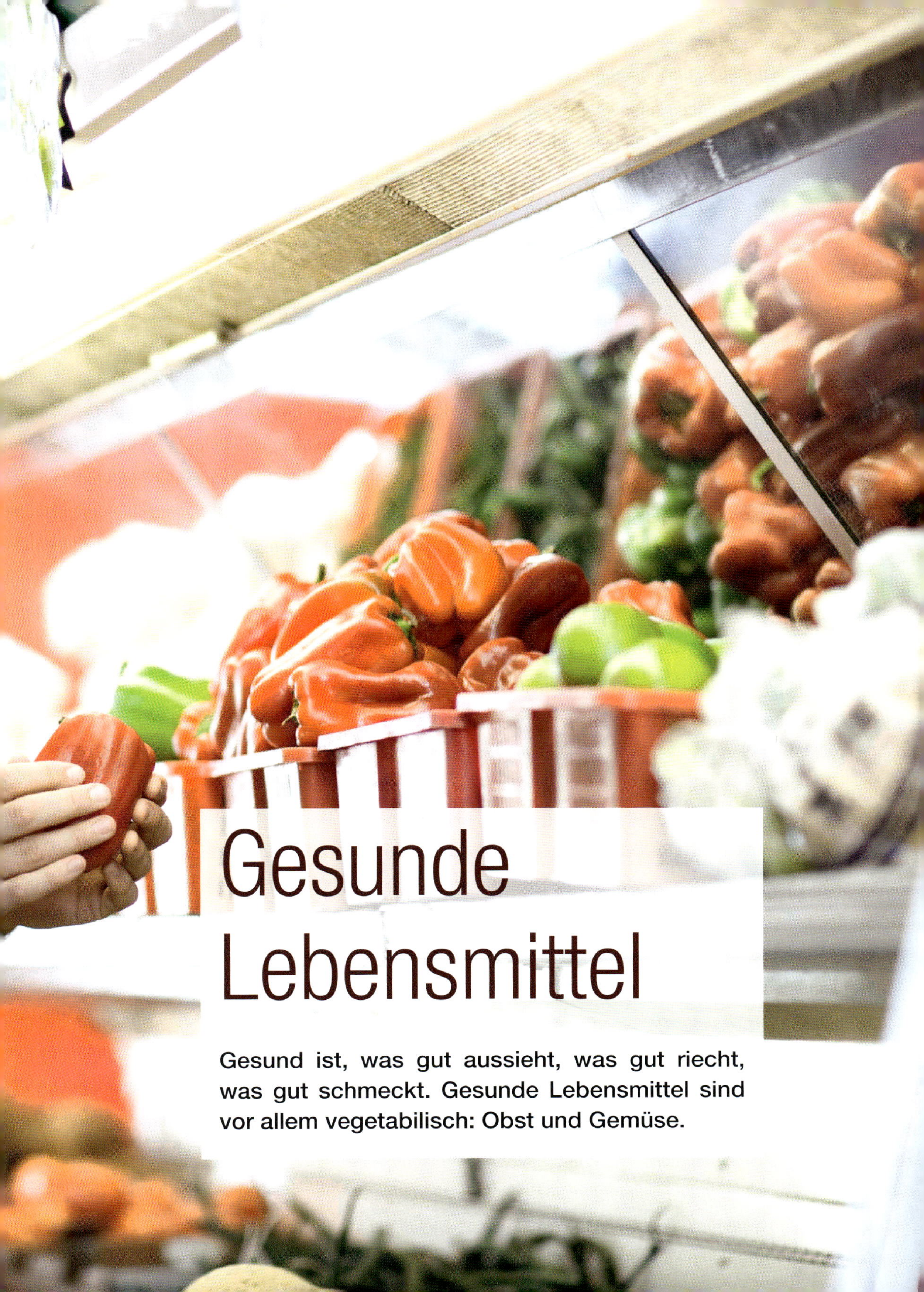

Gesunde Lebensmittel

Gesund ist, was gut aussieht, was gut riecht, was gut schmeckt. Gesunde Lebensmittel sind vor allem vegetabilisch: Obst und Gemüse.

Die bunte Vielfalt an einheimischem und exotischem Obst, Grünzeug, Kohl und Knoblauch, Hüsenfrüchte, Tomaten und Vollkornprodukte, Gewürze und Kräuter, Nüsse und Öle bieten unbegrenzte Möglichkeiten zur kreativen Menügestaltung. Hier ist für jeden Geschmack etwas dabei: gegart, gedünstet odet roh, zum Frühstück, Mittag- oder Abendessen. Leckere und gesunde Kost, die zudem wertvolle Schutzstoffe liefert.

Zitrusfrüchte

Die Hesperiden, Nymphen und „hellsingende Töchter“ der griechischen Mythologie, hüteten einen Baum mit goldenen Äpfeln in einem wunderschönen Garten. Diese goldenen Äpfel verliehen den Göttern ewige Jugend. Der schwedische Naturforscher Carl von Linné benutzte im 18. Jahrhundert den Begriff „Hesperiden-Äpfel“ als Bezeichnung für Zitrusfrüchte. Die moderne Wissenschaft konnte zwar nicht die ewige Jugend durch Genuss von Zitrusfrüchten bestätigen, fand aber zahlreiche Belege dafür, dass Inhaltsstoffe der aromatischen Früchte gesund und fit halten und vor Krebs schützen können.

Zitruspflanzen, deren Früchte Sonderformen der Beere sind, stammen aus tropischen und subtropischen Regionen Asiens. Schon vor 3.000 Jahren baute man Zitrusfrüchte in Indien und China an. Mit Alexander dem Großen gelangte die Zitronatzitrone 300 v. Chr. von Persien nach Kleinasien. Um 1500 waren im Mittelmeerraum Zitronatzitrone, Zitrone, Limette, Pampelmuse und Bitterorange bekannt. Seit 1800 importierte man Mandarinen aus China und Grapefruits aus Barbados. Kumquats wurden erstmals 1846 in London vorgestellt.

Zitrusfrüchte enthalten reichlich Vitamin C, etwa 50 mg in 100 g Fruchtfleisch. Darüber hinaus wurden in Zitrusfrüchten bis zu 200 verschiedene sekundäre Pflanzenstoffe gefunden. Davon wirken viele auch krebsschützend. Eine bioaktive Substanz in Zitrusfrüchten ist das D-Limonen, ein Monoterpen. Der frische aromatische Zitrusduft weist auf Limonen als Hauptbestandteil des ätherischen Zitrusöls hin, das besonders konzentriert in der Schale vorkommt.

Zitrusfrüchte roh genossen sind immer ein erfrischender und empfehlenswerter Snack zwischendurch. Und frisch gepresster Orangensaft ist Gesundheit pur. Geriebene Zitrusschale unbehandelter Früchte veredelt so manches Gericht, verleiht Kuchen und Gebäck den charakteristischen Frischegeschmack.

Krebsschutz

Im Labor zeigte D-Limonen eine gute krebshemmende Wirkung: Inaktive krebsauslösende Stoffe (Prokarzinogene) werden nicht mehr in aktive

Zitrusfrüchte von A bis Z

Art/Gattung	Sorten/Unterarten
Kumquat	Marumi-Kumquat, ovale Kumquat, Citrofortunella
Limette	Echte Limette, gewöhnliche Limette, Kaffernlimette, Rangpur-Limette
Mandarine	Mandarine, Clementine, Satsuma (Orange-Mandarine-Kreuzung)
Orange	Apfelsine, Bitterorange (Pomeranze), Bergamotte (Zitronatzitrone-Bitterorange-Hybrid)
Pampelmuse	Pampelmuse, Grapefruit, Pomelo (Pampelmuse-Grapefruit-Rückkreuzung)
Tangelo	Minneola (Grapefruit-Mandarine-Hybrid)
Zitrone	*Primofiori, Verna, Interdonato, Eureka, Feminello, Lisbon* u.a.
Zitronatzitrone	Zedrat-Zitrone, *Buddhas Hand*

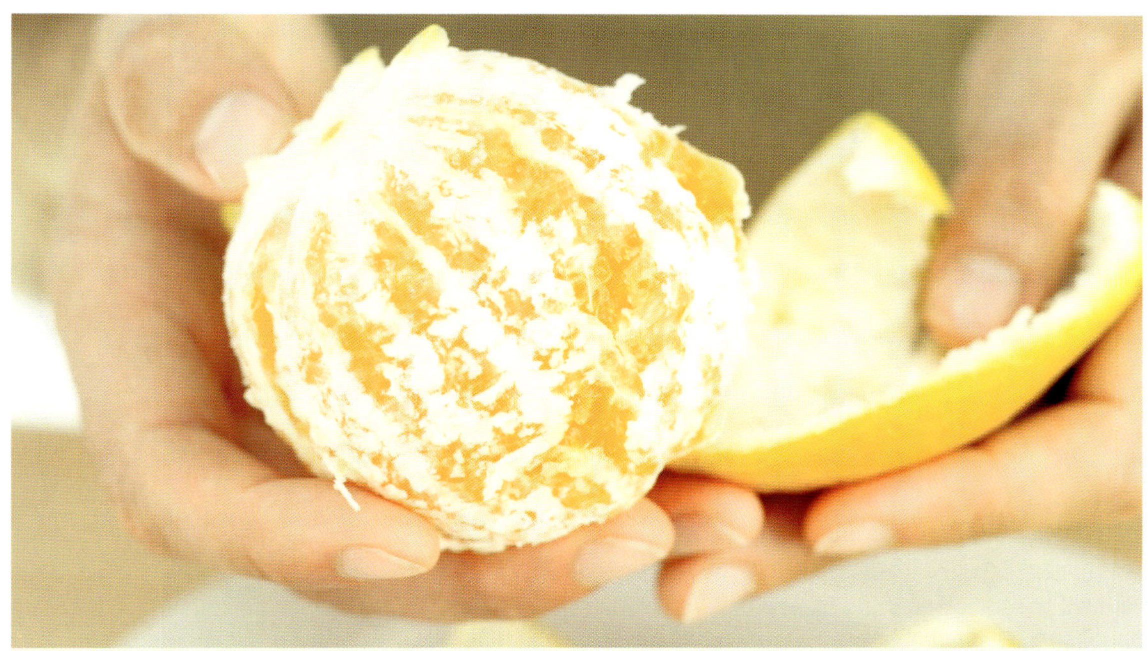

In Zitrusfrüchten steckt der sekundäre Pflanzenstoff D-Limonen, der krebsvorbeugend wirkt.

Formen umgewandelt. Im Tierversuch entwickelten sich Tumore unter Limonen-Einfluss zurück. Ob man D-Limonen in der Krebstherapie einsetzen kann, wird in klinischen Studien geprüft.

Labortests zeigten, dass Inhaltsstoffe von Zitrusfrüchten Krebszellen in der Brust, der Prostata und im Dickdarm unschädlich machen oder Tumorwachstum zumindest behindern können. Das Carotinoid Lycopin ist vor allem gegen Protstatakrebs wirksam und findet sich in rosa Grapefruits. Ergebnisse internationaler Studien weisen darauf hin, dass regelmäßiger Genuss von Zitrusfrüchten das Krebsrisiko im oberen Verdauungstrakt reduziert. In einer US-Studie wurde nachgewiesen, dass 50 bis 90 mg D-Limonen pro Tag aus geriebenen Zitrusschalen das Hautkrebsrisiko senkt.

Zudem aktivieren Zitrusfrüchte das Entgiftungssystem, was die Ausscheidung krebserregender Stoffe beschleunigt. Das antioxidative Vitamin C in Zitrusfrüchten wirkt zusätzlich krebsschützend und verstärkt die Wirkung von sekundären Pflanzenstoffen, die in anderen Obst- und Gemüsesorten enthalten sind.

Küchentipps

- Bevorzugen Sie Früchte aus ökologischem Anbau mit unbehandelter Schale.
- Vorbehandelte Zitronen können Sie in lauwarmes Wasser legen, mit einer Bürste und unter Zugabe eines Tropfens Spülmittel abschrubben. Dann waschen Sie die Frucht gut ab.
- Bevorzugen Sie frisch gepressten Saft, der weder Farb- noch Konservierungsmittel enthält.
- Benutzen Sie häufiger geriebene Schale unbehandelter Zitrusfrüchte, die besonders viel krebshemmendes D-Limonen enthält.
- Limetten- und Zitronenschale passen gut zu exotischen Gewürzen wie Anis, Fenchelsamen oder Kardamom.
- Zitrussaft und -schale eignen sich gut zur Veredelung oder Marinade von Fisch oder Fleisch.
- Das Weiße unter der Schale enthält reichlich den Ballaststoff Pektin sowie gesunde Flavonoide, essen Sie es gelegentlich ruhig mit.
- Zeitabhängig nimmt die Krebsschutzwirkung von Zitrusfrüchten durch Einwirkung von Sauerstoff, Licht und Wärme ab. Lagern Sie Zitrusfrüchte kühl und schattig.

Beerenobst

Leuchtende Farben, attraktive Formen und anregende Düfte, das ist die Welt der Beeren. Und Beerenobst hält, was es verspricht: Wohlschmeckende Früchte, die äußerst gesund sind. Nicht zuletzt deshalb bezeichnete der römische Dichter Ovid die Erdbeere als Speise des mythologischen Goldenen Zeitalters, wo der Mensch im Idealzustand völligen Friedens, sorglos wie die Götter und ohne körperliche Alterung lebt.

Beerenobst ist in Mitteleuropa fast überall zu bekommen. Man kann Beeren selbst sammeln, im Wald oder an Wegrändern oder auf dem Erdbeerfeld. Auch tiefgefrorene oder getrocknete Beerenfrüchte enthalten noch reichlich sekundäre Pflanzenstoffe und Antioxidantien. In kleineren Beeren finden sich die Schutzstoffe meist konzentrierter als in größeren Früchten.

Intensiv dunkelblaue Heidelbeeren, auch Blaubeeren genannt, sind eine geschätzte und gesunde Delikatesse. Heidelbeeren stammen ursprünglich aus Nordamerika, europäische Verwandte sind die Wald- und Kulturheidelbeere. Für die Blaufärbung sorgen antioxidative Stoffe (Anthocyane), die nicht nur die Durchblutung verbessern sondern auch krebshemmend und antientzündlich wirken. 100 g Heidelbeeren enthalten 30 mg Vitamin C. Heidelbeeren auf dem Müsli oder im Joghurt, als Kompott

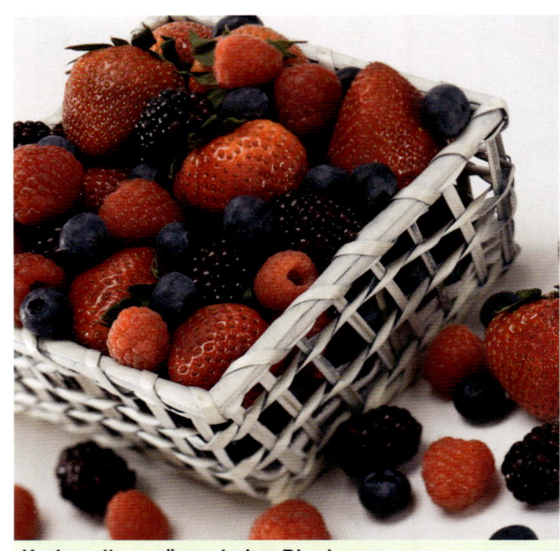

Krebszellen mögen keine Blaubeeren.

Küchentipps

- Beerenfrüchte sind frisch, getrocknet oder tiefgefroren als gesundes Lebensmittel für die Küche empfehlenswert.
- Weinbeeren (Rosinen), Brombeeren, Heidelbeeren und Erdbeeren behalten auch als Trockenfrüchte hohe antioxidative Aktivität.
- Ausgepresstes frisches Beerenobst ergibt vitaminreiche und gesunde Fitmachergetränke.
- Bevorzugen Sie ganze Beerenfrüchte, da in den Schalen viele bioaktive Schutzstoffe enthalten sind.
- Beerenobst ist in jedem Fall eine große Bereicherung für die kreative Küche: als Zutat für Müsli, für Salate, Torten, Desserts oder Sorbet oder püriert für geschmacksintensive Soßen.
- Preiselbeeren enthalten das natürliche Geliermittel Pektin und eignen sich hervorragend für Marmelade: 500 g Preiselbeeren und 200 g Zucker 5 Minuten in einem großen Topf unter Rühren aufkochen, anschließend abkühlen lassen und in saubere Einmachgläser abfüllen.
- Preiselbeeren eignen sich gut als Beilage zu Wildgerichten.
- Granatapfelsamen und -saft werden in der gehobenen Küche gerne zur Veredelung von Wild- und Geflügelgerichten sowie von Obstsalaten, Desserts und Sorbets verwendet.
- Heidelbeeren eignen sich als Zutat zu zahlreichen Gerichten: als ganze Frucht, Kompott oder Marmelade für Eis, Kuchen oder zu Hefeklößen oder Pfannkuchen.
- Aus Sanddorn kann man orangeroten Fruchtsaft oder Nektar gewinnen, eine gute Idee als Zusatz zu Mixgetränken und Cocktails.
- Stachelbeeren sind für die Herstellung von Kompott oder Marmelade sehr gut geeignet, auch als Kuchenbelag.

Beerenobst von A bis Z

Art/Gattung	Sorten/Unterarten
Apfelbeere	Schwarze, pflaumenblättrige Apfelbeere, Viking, Schwarze *Colorado-Beere* u.a.
Brombeere	*Wilsons Frühe, Theodor Reimers, Black Satin, Thornfree* u.a.
Erdbeere	Garten-, Walderdbeere, Chile-, Moschus-Erdbeere, Knackelbeere u.a.
Granatapfel	Punica granata, *Nana, Dente die Cavallo, Agostaro, Rabbab, Granada* u.a.
Heidelbeere	*Duke, Bluecrop, Brigitta Blue, Elisabeth* u.a.
Himbeere	*Tulameen, Glen Ample, Polka, Schönemann, Zefa* u.a.
Holunderbeere	Kanadischer, japanischer, weißer, schwarzer, roter Holunder, Attich u.a.
Johannisbeere	Rote, schwarze Johannisbeere, Gold-, Blut-Johannisbeere u.a.
Moosbeere	Gewöhnliche, großfrüchtige *(Cranberry)*, kleinfrüchtige, südliche Moosbeere
Preiselbeere	*Koralle, Red Pearl* u.a.
Sanddornbeere	Karpaten-, Gebirgs-, Küsten-Sanddorn u.a.
Stachelbeere	*Achilles, Invicta, Pax, Xenia* u.a.
Weinbeere	Grüne, gelbe (weiße), rote, blaue Beeren, 16.000 Rebsorten

oder Marmelade, eisgekühlt oder als Blaubeerkuchen schmecken einfach köstlich, zum Frühstück oder als Dessert. Artverwandte Früchte sind die roten Moosbeeren (Cranberrys) und die Preiselbeeren. Bereits die Ureinwohner Nordamerikas wussten, dass Cranberrys das Risiko für Harnwegsinfektionen verringern und Nierenerkrankungen vorbeugen. Die Preiselbeere enthält gleichfalls Vitamin C und reichlich Kalium sowie den Ballaststoff Pektin, dessen gelierende Wirkung eine feste Marmelade ergibt.

Analysen zufolge haben Waldheidelbeeren, Cranberrys, Brombeeren, Himbeeren und Erdbeeren die stärkste antioxidative Wirkung von allen Früchten. Einer der Spitzenreiter, was den Vitamin C-Gehalt betrifft, ist die Sanddornbeere. Sanddorn, in Asien eine geschätzte Heilpflanze, enthält gesunde Pflanzenstoffe in konzentrierter Form (Vitamine, Carotinoide, Flavonoide, Catechine). Man braucht nicht viel davon, um von gesunden Sanddornwirkungen zu profitieren. Schwarze Johannisbeeren weisen neben krebshemmenden Anthocyanen weitere Schutzstoffe (Vitamine, Flavonoide wie Quercetin, Beta-Carotin und das Carotinoid Lutein) auf. Aus Holunderbeeren machten bereits Generationen unserer Vorfahren einen vitaminreichen Saft (Vitamin A, B C), der auch Anthocyane enthält und im Winter dazu beitrug, gesund zu bleiben. Der Granatapfel gilt noch als Beerenfrucht und ist eine wohlschmeckende Bereicherung für die Küche. Die Samen enthalten reichlich gesunde bioaktive Pflanzenstoffe, die auch krebshemmende Eigenschaften haben: Flavonoide (Anthocyane, Quercetin), Polyphenole, Phenolsäuren (Ellagsäure), Vitamin C, Kalium, Kalzium und Eisen.

Weintrauben, frisch, getrocknet oder als Saft, sind die idealen Fitmacher zwischendurch. Traubenzucker gelangt rasch ins Blut und man kann sich wieder besser konzentrieren, weil das Gehirn Zuckerenergie bekommt. Für Abstinenzler ist Traubensaft die schmackhafte Alternative zum Wein, wenn man die antioxidative Kraft der Flavonoide in Weinbeeren nutzen möchte.

Krebsschutz

Ergebnisse von Laborstudien weisen darauf hin, dass Inhaltsstoffe der Heidelbeere gegen Darmkrebszellen wirksam sind. Insbesondere die Anthocyane hemmen die Blutgefäßneubildung (Angiogenese) und können so Tumorwachstum verlangsamen.

Auch das in Himbeeren, Brombeeren und Erdbeeren enthaltene Polyphenol Ellagsäure kann die Gefäßneubildung von Tumoren hemmen. Im Tierversuch beobachtete man weniger Speiseröhrentumore, wenn 5 Prozent der Nahrung aus Erdbeeren und Himbeeren bestand. Zudem deaktiviert Ellagsäure krebserregende Substanzen, wie Laborversuche gezeigt haben.

Das in Preiselbeeren vorkommende Pektin kann Studien zufolge ein an der Krebszellenbildung beteiligtes Protein (Galectin-3) unschädlich machen. Polyphenole im Granatapfel zeigten in Labor- und Tierversuchen krebshemmende Wirkung, insbesondere bei Prostatakrebszellen. Patienten mit Prostatakrebs profitierten vom täglichen Genuss von Granatapfelsaft.

Kern- und Steinobst

Der antike Dichter Homer berichtete über Birnen, man kennt heute 5.000 Arten. Alexander der Große brachte aus Persien Aprikosen („Samen der Sonne") nach Europa mit. Karl der Große und William Shakespeare erwähnen die Mispel, eine heute fast vergessene Frucht und Geheimtipp für die kreative Küche. In China ist der Pfirsich ein Symbol für Unsterblichkeit, gleiches gilt für die Quitte hierzulande. „Nimm Pflaumen für des Alters morsche Last, denn sie pflegen zu lösen den hartgespannten Bauch," rät der altrömische Literat Martial.

Das einheimische Angebot an Kern- und Steinobst mit unzähligen Sorten ist reichhaltig. Niemand sollte auf knackige Äpfel und Birnen oder delikate Pfirsiche und Pflaumen verzichten. Im Gegenteil: „Ein Apfel am Tag erspart den Arztbesuch!", empfiehlt ein Sprichwort. Tatsächlich ist sogar eine krebsvorbeugende Wirkung des Apfels nachgewiesen worden. Nach den Beeren ist der Apfel, vor Kirschen, Pflaumen und Birnen Spitzenreiter, was antioxidative Aktivität betrifft. Äpfel liefern viel Fruchtzuckerenergie und enthalten den Ballaststoff Pektin, der Cholesterin und Gallensäuren bindet. Pflanzliche Schutzstoffe wie Flavonoide machen den Apfel zu einer rundum gesunden Frucht.

Tiefrotfarbene Kirschen enthalten besonders viel Anthocyane, darüber hinaus noch Carotinoide, Vitamin C und E sowie Zink. Acerolakirschen gehören zu den Früchten mit maximalem Vitamin C-Gehalt. Zudem haben Kirschen antientzündliche Eigenschaften. In den gelben, säuerlich aromatischen Mispelfrüchten finden sich Schutzstoffe wie Lycopin, Beta-Carotin und Flavonoide. Zu den unterbewerteten gesunden Obstarten gehört die Quitte, die jahrhundertelang auch als Heilmittel hoch geschätzt war.

Beerenobst von A bis Z

Art/Gattung	Sorten/Unterarten
Apfel	Kulturapfel, *Golden Delicious, Jonagold, Elstar, Boskop, Gala* u.a.
Aprikose	Ananas-Marille, Königsaprikose, *Marena, Wachauer Marille* u.a.
Birne	*Williams Christ, Gute Graue, Petersbirne, Conférence* u.a.
Kirsche	Vogelkirsche, Sauerkirsche, Herzkirsche, Schattenmorelle, Acerola u.a.
Mirabelle	Frühe Mirabelle, gelbe Mirabelle, *Bellamira, Miragrande* u.a.
Mispel	*Dutch Medlar, Royal, Seedless* u.a.
Nektarine	*Fantasia, Supercrimson, Superqueen, Augustqueen* u.a.
Pfirsich	*Benedicte, Dixired, Red Haven*, Vorgebirgspfirsich, *Weißer Ellerstädter* u.a.
Pflaume	Japanische Pflaumen, *Tophit, Haganta* u.a.
Quitte	*Bereczki* Birnenquitte, *Bourgeaut, Cydopom, Ronda, Shirin*-Quitte u.a.
Zwetschge	Hauszwetschge, *Bühler, Cacacs Beste, Ortenauer*, Italienische Zwetschge u.a.

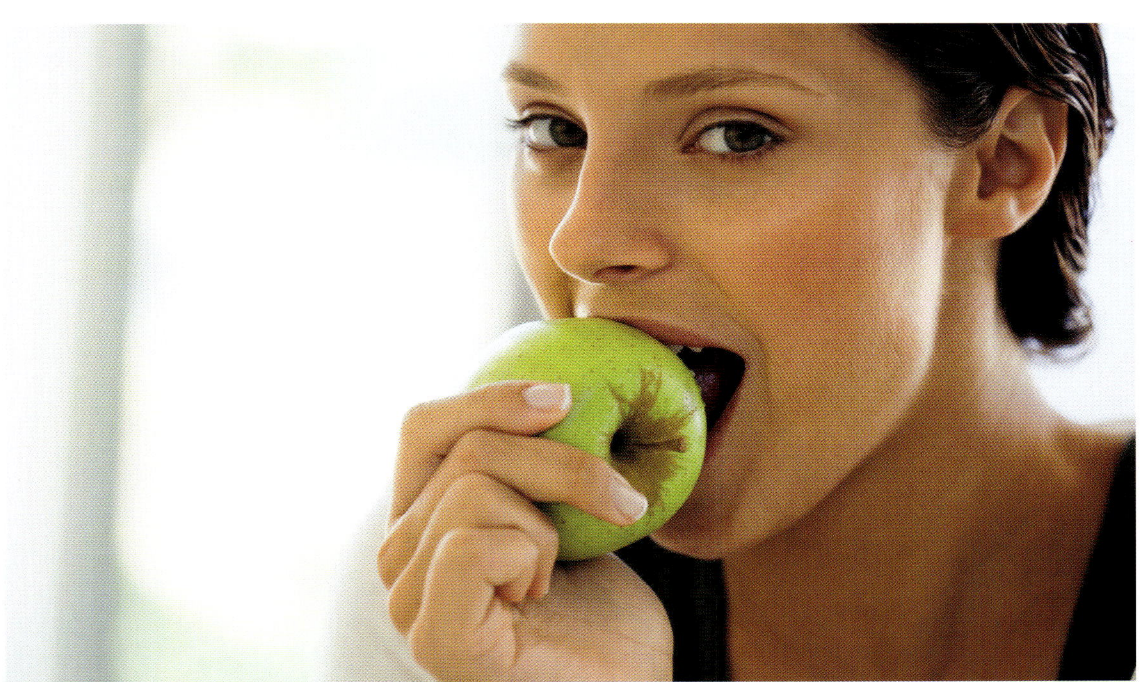

Der Apfel ist eine krebsschützende „Wunderwaffe“. Wer sich öfter einen Apfel gönnt, lebt länger und gesünder.

Krebsschutz

Äpfel können das Wachstum von Krebszellen im Darm hemmen. Studienergebnisse weisen darauf hin, dass der regelmäßige Verzehr von Äpfeln krebsvorbeugende Wirkung hat, was vermutlich auf den in Äpfeln enthaltenen Pektinen und Polyphenolen (z. B. Quercetin) beruht. Tierversuche zeigten, dass Nager mit einer Nahrungsergänzung aus Äpfeln bis zu 50 Prozent seltener Tumore bekamen als Tiere ohne Apfeldiät. Auch die Tumore waren kleiner und die Metastatisierung schwächer ausgeprägt. Trüber Apfelsaft hatte einen vergleichbar guten krebshemmenden Effekt.

Küchentipps

- Bevorzugen Sie Obst aus biologischem Anbau. Waschen Sie die Früchte in jedem Fall gründlich ab.
- Kern- und Steinobst kann roh, flüssig, getrocknet oder tiefgefroren in der Küche benutzt werden.
- Die Schalen sollten möglichst immer mitgegessen werden. Sie enthalten besonders viele antioxidative und sekundäre Schutzstoffe.
- Kern- und Steinobst eignet sich hervorragend als gesunde Zutat für zahlreiche Gerichte: Salate und Fleischgerichte sowie Dessertkreationen.
- Marillen (Aprikosen) sind unverzichtbarer Bestandteil der österreichischen Küche: Marillenknödel, Marillenmarmelade, Sachertorte und Faschingskrapfen.
- Quitten sind sehr gut geeignet, um Marmelade, Kompott, Mus, Saft und Gelee (Quittenkäs), Likör oder Schnaps herzustellen. Gebackene Quitten sind Dessert oder Beilage zu Fleisch.
- Quittenbrot ist eine beliebte spanisch-portugiesische Süßigkeit. Und so wird es gemacht: Mit Zucker vermischtes eingedicktes Quittenmus etwa fingerdick auf ein Backblech streichen und im Backofen dörren, anschließend in Rauten schneiden und in Zucker wenden.

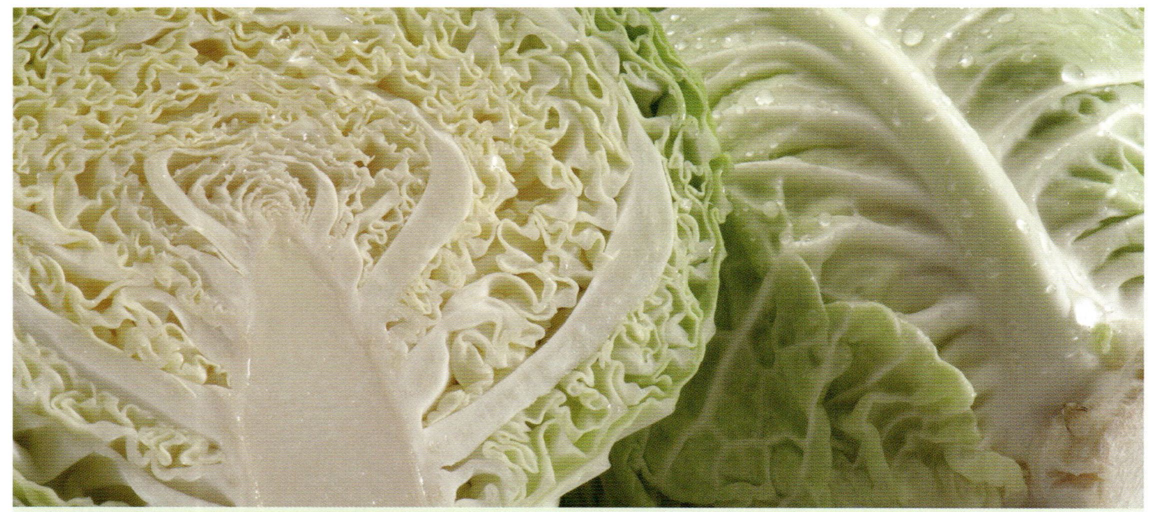

Kohlgewächse enthalten reichlich tumorhemmende Nährstoffe und eignen sich gut für Diätkuren.

Kohl und Co.

Modekönig Karl Lagerfeld schwört auf Weißkohl: Er nahm nach einer Kohlsuppendiät fast 30 Kilogramm ab, wirkt heute rank und schlank und entschlackt einmal jährlich mit einer Kohlkur. In Oldenburg, wo Kohlessen zelebriert wird, kürt man traditionell prominente Politiker zu Grünkohlkönigen. Diese Ehre wurde bislang Helmut Kohl, Angela Merkel, Guido Westerwelle und Bundespräsident Christian Wulff zuteil.

Kohl ist der Sammelbegriff für Gemüse aus der Gattung der Kreuzblütengewächse. Zu Unrecht galt Gemüsekohl lange als „Arme-Leute-Essen.‘

Glucosinolate in Kohlgewächsen

Kohlgemüse	Glucosinolat (mg/100 g)
Rosenkohl	237
Blattkohl	201
Grünkohl	101
Brunnenkresse	95
Weiße Rüben	93
Weiß-/Rotkohl	65
Brokkoli	62
Pak Choi (Senfkohl)	54
Blumenkohl	43

Quelle: Br. J. Nutrition 90 (2003) 687–697

Heute schätzt man nicht nur die Vielfalt der Kohlarten und -sorten als willkommene Bereicherung für jede Küche, sondern kennt Kohl auch als scharfe Waffe zur Vorbeugung gegen Krebserkrankungen. Kohl gedeiht in unserer gemäßigten Klimazone ausgezeichnet und ist typischer Bestandteil der Winterküche. Frisches Sauerkraut liefert reichlich Vitamin C (20 mg pro 100 g) und schwefelhaltige Schutzstoffe. Damit kommt man gesund und munter durch den Winter.

Blumenkohl, der auch im Winter geerntet werden kann und viel Vitamin C plus Mineralstoffe enthält, gibt es weiß und als grüne Romanesco-Variante. Grünkohl und Brokkoli haben die höchste Nährstoffdichte unserer Lebensmittel (Vitamine, Mineralstoffe, Kalorien) und enthalten reichlich sekundäre Pflanzenstoffe, die krebshemmend wirken (Flavonoide, Glucosinolate, Isothiocyanate). Brunnenkresse schmeckt frisch und leicht scharf, was auf Senfölglykoside (Gluconasturtiin) zurückgeht. Kresse kann zudem Schadstoffe in gebratenem Fleisch unschädlich machen und Zellentartung vorbeugen. In Meerrettich und Senf sind hundertprozentig aktive Glucosinolate enthalten, was diese Würzmittel äußerst gesundheitsfördernd macht. Der aus Asien stammende Pak Choi (Senfkohl) ist mit dem Chinakohl verwandt

Kohl und Co.

Lebensmittel
Blumenkohl, Brokkoli, Chinakohl, Grünkohl, Kohlrabi, Kresse, Meerrettich, Pak Choi, Radieschen, Rettich, Rosenkohl, Rotkohl, Rucola, Senf, Spitzkohl, Steckrübe, Weißkohl, Wirsing

Küchentipps

- Fast alle Kohlarten können als Rohkost gegessen werden.
- Ballaststoffreicher Kohl wirkt mitunter blähend, weshalb man Zugabe von Kümmel empfiehlt.
- Kohlgemüse sollte man nur kurz garen und gut kauen. Dann sind die krebshemmenden Effekte besonders ausgeprägt.
- Blumenkohl sollte man nur kurz blanchieren. Erhitzen vermindert den Glucosinolatgehalt um 30 bis 60 Prozent. Gleiches gilt für Aufwärmen. Romanesco behält die frische grüne Farbe durch kurzes Abschrecken in Eiswasser. Genießen Sie Blumenkohl als Salat oder als Gemüsebeilage mit zerlassener Butter oder überbackenem Käse.
- Brokkoli kann roh oder kurz blanchiert gegessen werden, auch die Blätter und Stängel. Kurze Garzeiten erhalten die krebshemmende Wirkung. Probieren Sie Brokkoli mit Salz, Muskatnuss, Knoblauch, gerösteten Pinienkernen oder Mandelblättern.
- Chinakohl eignet sich gut als Gemüse in Suppen, für Wokgerichte und Salate.
- Grünkohl wird besser nur kurz gegart, schmeckt blanchiert auch im Salat, mit Zwiebeln verfeinert. Er ist geschätzte Rohkost und zudem unverzichtbar für die Küche der amerikanischen Südstaaten.
- Kohlrabi eignet sich für Beilagen, Eintöpfe, Suppen, Füllungen, zum Überbacken und als Rohkost. Nicht nur der verdickte Stiel ist roh oder gegart essbar, auch die Blätter ergeben ein schmackhaftes Gemüse oder eine dekorative Beilage.
- Frische Brunnen- oder Gartenkresse macht Suppen und Salate schmackhafter, ist auch als Zutat für Sandwiches, gebratenes Fleisch oder rohen Spinat empfehlenswert.
- Frische Pak Choi-Rosetten, roh oder kurz gegart, gelten als Alternative für Gerichte mit Mangold oder Spinat
- Rucola kann, wie Spinat und Blattsalate, mit Nitrat belastet sein. Bei Schilddrüsenproblemen ist wegen des hohen Jodgehaltes Vorsicht geboten.
- Probieren Sie öfter Gerichte mit Weißkraut in allen Variationen: gegart (Gemüse, Wickel, Rouladen, Eintopf), rohes frisches Sauerkraut, mit Äpfeln oder Kümmel, Weißkohl- oder Sauerkrautsaft, als Krautkuchen oder Salat.
- Geschälte und gewürfelte, gedünstete Steckrüben nehmen den Geschmack des jeweils mitgegarten Gemüses an (z. B. Sellerie, Kohlrabei, Möhren). Steckrüben mit wenigen Äpfeln gekocht, ergibt viel Apfelmus.
- Wirsing ist vielseitig einsetzbar: als gedünstete Gemüsebeilage, als Eintopf oder Suppengrün und als Salat.

Kohlsuppe
Wer abnehmen und entschlacken möchte, kann eine 7-Tagekur mit Kohlsuppe ausprobieren. Man kann und sollte so viel Suppe essen wie möglich, dazu ist gemischte, möglichst fettarme Kost erlaubt. Die Suppe schmeckt sehr lecker, Kohl ist sehr gesund und man reguliert das Essverhalten (man isst insgesamt weniger). Nachteilig ist, dass man während der Suppenkur meist üble Gerüche absondert, da Kohl blähend wirkt – davor warnt auch Karl Lagerfeld seine Mitarbeiter!

Zutaten: 5 große Zwiebeln, 1 großer Kopf Weißkohl, 8-12 frische Tomaten, 2 große grüne Paprikaschoten, 1 Bund Sellerie, 1 Bund Petersilie, Rinder- oder Hühnerbrühe, Pfeffer und Curry

Zubereitung: Gemüse in kleine Stücke schneiden, in einem Topf 10 bis 15 Minuten kochen, mit Hühner- oder Rinderbrühe aufgießen, bei niedriger Hitze garen lassen, anschließend mit Pfeffer, Curry, Chili und Petersilie würzen, nicht salzen.

und enthält Senföle, Vitamine, Carotinoide, Mineral- und Antibiotikastoffe.

Knackig bissfester und kurz gegarter Rosenkohl ist seit dem 19. Jahrhundert als gesunde Delikatesse in Deutschland fest etabliert, vor allem als Wintergericht. Ballast- und sekundäre Pflanzenstoffe machen dieses Gemüse zu einem wahren Quell der Gesundheit mit

Schutzwirkungen gegen Magengeschwüre, zu hohe Cholesterin- und Blutzuckerspiegel, Verdauungsstörungen und Darmkrebs. Rucola (Rauke) ist typisch für die südeuropäische Küche, war aber bereits bei den Germanen bekannt und galt als Potenzmittel. Das aromatisch, leicht bitter schmeckende Kohlgemüse enthält reichlich Antioxidantien, Glucosinolate, Beta-Carotin und Folsäure. Steckrüben sind sehr gute und kalorienarme Energiespender (Traubenzucker, Eiweiß, Fett), enthalten zudem viele Vitamine und schwefelhaltige Schutzstoffe.

Krebsschutz

Bereits Ärzte der Antike waren von den krebsschützenden Eigenschaften des Kohls überzeugt. Zudem ist bekannt, dass die Nähr- und sekundären Pflanzenstoffe in Kohlgemüsen synergistisch antibiotische und immunstärkende Wirkungen haben. Die moderne Wissenschaft erforscht besonders intensiv die schwefelhaltigen Pflanzenstoffe (Glucosinolate). Um krebshemmende Glucosinolate zu erzeugen, müssen durch Schneiden, Zerkleinern und Kauen des Gemüses Enzyme freigesetzt werden, die die eigentlichen Schutzstoffe (Senföle und Indole) aktivieren. Aus Vorstufen entsteht enzymatisch der aktivierte Schutzstoff Sulforaphan, der die Entgiftung beschleunigt, die Entsorgung entarteter Zellen (Apoptose) verbessert sowie auch gegen den Magenkeim *Helicobacter pylori* antibiotisch wirksam ist. Das Abbauprodukt Indol-3-carbinol beeinflusst darüber hinaus den Östrogenstoffwechsel günstig.

Laborversuche zeigten, dass Glucosinolate die Tumorentwicklung hemmen oder das Wachstum bestehender Tumore verlangsamen. Der Genuss von Kohl erwies sich in epidemiologischen Studien als wirksamer Schutzfaktor, vor allem gegen Darmkrebs, aber auch gegen Lungen- und Brustkrebs. Fazit: Kohl ist eine kulinarische Bereicherung jeder Küche und auch aus wissenschaftlicher Sicht ein sehr gesundes und empfehlenswertes Gemüse.

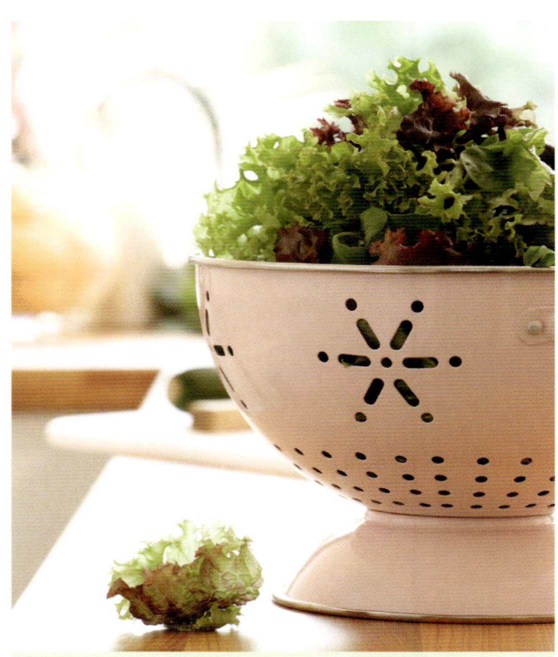

Gesundes Grünzeug passt zu jedem Gericht.

Salat und grünes Blattgemüse

Jeder Deutsche isst im Mittel etwa 800 g Spinat pro Jahr. Der Comic-Held Popeye gönnt sich nur dann eine Dose Spinat, wenn er übermenschliche Kräfte braucht, um die Welt zu retten. Tatsache ist, dass Blattgemüse und Salatarten empfehlenswerte krebshemmende Lebensmittel sind. Blattsalate enthalten wenig Kalorien, dafür reichlich Vitamine, insbesondere das B-Vitamin Folsäure, Mineralstoffe und wertvolle Schutzstoffe wie Carotinoide.

Am besten greifen Sie zu saisonalen Produkten, im Winter etwa zu Feldsalat, Endivie oder Chicorée. Und es ist für jeden Geschmack etwas dabei: milder grüner Kopfsalat, leicht bittere Endivie, würziger Radicchio, herzhafter Römersalat, delikater Eichblattsalat oder Lollo rosso. Eisbergsalat gibt es das ganze Jahr. Endiviensalat hat einen hohen Gehalt an Mineralstoffen (Kalium, Kalzium) und Vitaminen, vor allem Folsäure und Vitamin A und C (90 mg/kg) sowie reichlich Ballaststoffe (15 g/kg). Auch Spinat und Mangold enthalten Carotinoide und Folsäure. Spinat ist darüber hinaus eine gute Quelle für Eisen und Chlorophyll. Kurzes Blanchieren wird für beide Blattgemüse empfohlen.

Wildgemüse wie Löwenzahn, Brennnesselblätter oder Sauerampfer sind ebenfalls gesundes Grünzeug, das sich gut für ausgefallene Gerichte eignet. Zarte Löwenzahnblätter geben dem kalten Kartoffelsalat Farbe und Geschmack. Die jungen, nur leicht bitter schmeckenden Blätter mit Joghurt-Dressing sind eine echte Delikatesse. Eine leckere Brennnessel- oder Spinatsuppe ist eine willkommene Abwechslung für jeden Speiseplan.

Krebsschutz

Grünblättrige Salate und Gemüse liefern wertvolle Nährstoffe wie Magnesium, Kalium und Kalzium sowie antioxidative Stoffe wie Vitamin C und Carotinoide (Xanthophylle). Die reichlich vorhandene Folsäure ist ein wichtiger Faktor für den Aufbau neuer Zellen (Zellteilung) und somit auch für den Krebsschutz von Bedeutung. Aus epidemiologischen Studien weiß man, dass Salate und grüne Blattgemüse vor einigen Krebsarten schützen können. Ein Expertenbericht weist auf Folsäureschutzwirkungen gegen Bauchspeicheldrüsen-, Speiseröhren- und Darmkrebs hin.

Carotinoide sollen demnach auch gegen Tumore im Mund-Rachenraum vorbeugend wirken. Darüber hinaus sollen Frauen, die öfter alkoholische Getränke genießen, mit reichlich Folsäure besonders gut vor Brustkrebs geschützt sein.

Salat und grünes Blattgemüse

Sorten

Brennnessel, Chicorée, Eichblatt rot/grün, Endivie, Escariol/Frisée, Feldsalat, Kopfsalat, Lattich, Löwenzahn, Lollo rot/grün, Mangold, Radicchio, Römersalat, Sauerampfer, Spinat, Weinblätter

Küchentipps

- Blattgemüse und Salate sind äußerst empfindlich, was Lagerung und Zubereitung betrifft. Blattsalat hat nach zwei Tagen die Hälfte seines Vitamin C-Gehalts, Spinat nach drei Tagen zwei Drittel seines Folsäuregehalts verloren.
- Salate und Blattgemüse immer so frisch wie möglich, am besten roh essen (Ausnahme: Mangold). Spinat ist auch tiefgekühlt noch nährstoffreich und empfehlenswert.
- Kurze Garzeit und schonendes Dünsten erhalten den Nährwert und Genuss von Mangold und Spinat.
- Radicchio wird meist Salaten zugemischt oder als Speisendekoration verwendet. Der Geschmack ist leicht bitter. Durch die kompakte Kugelform ist Radicchio länger haltbar und kann bis zu vier Wochen im Kühlschrank aufbewahrt werden.
- Römersalat ist Hauptzutat eines klassischen Salats der US-amerikanischen Küche (*Caesar Salad*).
- Man kann Sauerampfer als Wildgemüse ähnlich wie Spinat zubereiten oder ihn mit diesem mischen, um ihn würziger zu machen. Er eignet sich auch als Salat oder Suppenzutat.
- Um den leicht metallisch-bitteren Geschmack zu mildern und den Nitratgehalt (40–70 %) zu senken, blanchiert man Spinat vor der weiteren Zubereitung. Ein Großteil des wasserlöslichen Nitrats bleibt im Kochwasser zurück, allerdings gehen andere Nährstoffe teilweise verloren. Tiefkühlspinat wird üblicherweise kurz nach der Ernte blanchiert.
- Es wird empfohlen, Spinat nicht länger als 10 Minuten in erhitztem Zustand zu lassen. Frischer Spinat sollte roh innerhalb von zwei Tagen zubereitet und gekocht nur einen Tag aufbewahrt werden. Zur längeren Lagerung wird kurzes Blanchieren, Abschrecken in Eiswasser und anschließendes Einfrieren empfohlen. Dann kann er bis zu 10 Monate gelagert werden.
- Weinblätter (Dolma) ist eine Spezialität der orientalischen Küche. Zur Zubereitung werden von frischen Weinblättern die Stiele abgeschnitten und die Blätter minutenlang in kochendem Salzwasser überbrüht, anschließend zum Abtropfen auf ein Sieb gelegt. Auf das Weinblatt wird dann die Füllung (Reis, Lammhack, Zwiebeln, Nüsse, Gewürze) gelegt und eingerollt. Die gewickelten Weinblätter werden in einem Topf gegart, anschließend mit Olivenöl und Zitronensaft beträufelt.

Lauchgewächse

Der Anbau von Lauchgewächsen der Gattung Allium begann vermutlich schon vor 5.000 Jahren in Asien. Der griechische Historiker Herodot berichtete 2.500 Jahre später, dass hohe Summen für Knoblauch und Zwiebeln zur Versorgung der Arbeiter ausgegeben wurden, die die Cheops-Pyramide bauten. Und im Grabschatz des Tutanchamun (1500 v. Chr.) fand man Knoblauchzehen. Im antiken Ägypten waren mehr als 20 Heilmittel auf Knoblauchbasis bekannt.

Knoblauch ist eines der gesündesten Lebensmittel. Im Knoblauch enthaltene Sulfide wirken stark antibiotisch, verdünnen das Blut, aktivieren den Blutkreislauf und die Durchblutung der Herzkranzgefäße, senken die Blutfettwerte und den Blutdruck, wirken antientzündlich und krebshemmend. Werden die Zellen von Knoblauch und Lauch durch Zerdrücken oder Zerkleinern aufgebrochen, entsteht aus dem Hauptbestandteil Alliin (5 mg/g im Knoblauch) unter Mitwirkung des Enzyms Alliinase das antioxidative und antibakterielle Sulfid Allicin, mit typischem Aroma und Geschmack.

Lauch enthält Vitamin C, Vitamin K und Folsäure sowie Kalium, Kalzium, Magnesium, Eisen und Mangan. Der Schwefelstoff Cycloalliin kommt ebenfalls in diversen Laucharten vor. Schnittlauch enthält antioxidatives Vitamin C (bis 70 mg/100 g) sowie relativ viel Vitamin A. Der Geschmack entsteht durch schwefelhaltige Lauchöle. Die Schalotten bekamen ihren Namen vom Herkunftsort, der antiken Stadt Askalon in Palästina, und kamen mit den Kreuzrittern nach Europa. Diese mit einem feineren würzigen Aroma ausgestattete Speisezwiebel besteht wie Knoblauch aus mehreren Zehen und enthält Provitamin A, die Vitamine B, C und E sowie Biotin, Niacin und Folsäure. Die Frühlingszwiebel brachte Marco Polo von seinen Reisen aus dem Orient mit.

Lauchgewäche

Sorten

Bärlauch, Frühlingszwiebeln, Lauch, Knoblauch, Schalotten, Schnittlauch, Silberzwiebel, Zwiebeln (weiß/rot)

Küchentipps

- Die beste Quelle für maximale Gesundheitswirkungen und würzige Aromen sind frisch zerdrückte Knoblauchzehen.
- Bekannte Zwiebelgerichte sind Zwiebelkuchen, Zwiebelsuppe oder Bollenfleisch.
- Melonen-, Birnen-, Erdbeer-, Mango- oder andere Fruchtstückchen nehmen rohen Zwiebeln im Salat die Schärfe.
- Frühlingszwiebeln eignen sich frisch geschnitten als Gewürz oder werden im Gemüse mitgekocht. Die grünen Blätter sind ein guter Ersatz für Schnittlauch in Salaten oder Suppen.
- Lauch kann als Gemüse oder Salat gegessen werden. Zusammen mit Möhren und Sellerie ist Lauch ein beliebtes Gewürz für Suppen (im Suppengrün).
- Bärlauch ist eine altbekannte Gemüse-, Gewürz- und Heilpflanze, die vollständig essbar ist, wobei meist die Blätter als Gewürz oder Gemüse in der Frühjahrsküche zum Einsatz kommen. Durch Erhitzen gehen leicht wertvolle Geschmacks-, Schwefelstoffe und Vitamin C verloren. Deshalb besser gut klein geschnitten und roh im Salat oder anderen Speisen verwenden.
- Schalotten haben ein feineres und würzigeres Aroma als die meisten Speisezwiebelsorten. Zum scharfen Anbraten sind sie weniger gut geeignet, da sie schnell bitter und schal werden. Am besten schmecken Schalotten roh. Auch die jüngeren Blätter lassen sich wie Bundzwiebeln oder Schnittlauch verarbeiten.
- Zwiebelsaft (Presssaft) kann als Fleischzartmacher dienen: Man legt zähes Fleisch (z. B. Hammel) gewürfelt über Nacht in einer Mischung aus Zwiebelsaft und Olivenöl oder in Milch zusammen mit Zwiebelsaft ein, gewürzt nach Vorliebe. Insbesondere für Grillfleisch empfiehlt sich dieses Verfahren.

Und die gewöhnliche Zwiebel ist ein weltweit geschätztes Gemüse und Würzmittel, war altägyptisches Heilmittel und Kulturgut, gilt in China als Symbol für Intelligenz und ist ein Grundnahrungsmittel der europäischen Küche. In Zwiebeln ist das Flavonoid Quercetin reichlich enthalten (bis 50 mg/100 g) sowie der Schwefelstoff Propanthial-Sulfoxid, der tränentreibend beim Zwiebelschneiden freigesetzt wird. Es hilft, die geschälte Zwiebel unter fließendes Wasser zu halten.

Krebsschutz

Die krebshemmenden Eigenschaften von Lauchgewächsen, insbesondere von Knoblauch, werden seit längerem intensiv erforscht. Vorbeugende Wirkungen durch Knoblauchverzehr sind vor allem gegen Speiseröhren-, Magen- und Darmkrebs zu erwarten. In Tierversuchen zeigte sich, dass sekundäre Pflanzenstoffe in Knoblauch und Zwiebeln gegen Speiseröhren- und Magenkrebs, aber auch Lungen-, Brust- und Darmkrebs vorbeugend wirksam sind. Es wird vermutet, dass die Schwefelstoffe krebserregende Nitrosamine (in Fleischprodukten, Wurst, Konservierungsmitteln) unschädlich machen. Die Analyse von Studien aus der Schweiz und Italien ergab, dass bereits eine halbe Knoblauchzehe pro Tag vor neun verschiedenen Krebsarten schützen kann.

Schwefelstoffe in Lauchgewächsen hemmen darüber hinaus auch Enzyme, die krebserregende Stoffe aktivieren. Sie tragen dazu bei, dass Zellen für DNS-Schäden weniger anfällig sind. Knoblauchstoffe können vermutlich Tumorzellen direkt angreifen und deren Zerstörung (Apoptose) auslösen. Zusätzlich krebsvorbeugend wirken die in Knoblauch und Zwiebeln enthaltenen Antioxidantien (Vitamin C, Flavonoide). Letztendlich kann man nicht genug betonen, wie wichtig die tägliche Dosis Knoblauch oder Zwiebel sowohl für die Gesundheit als auch für geschmackvolle Gerichte ist.

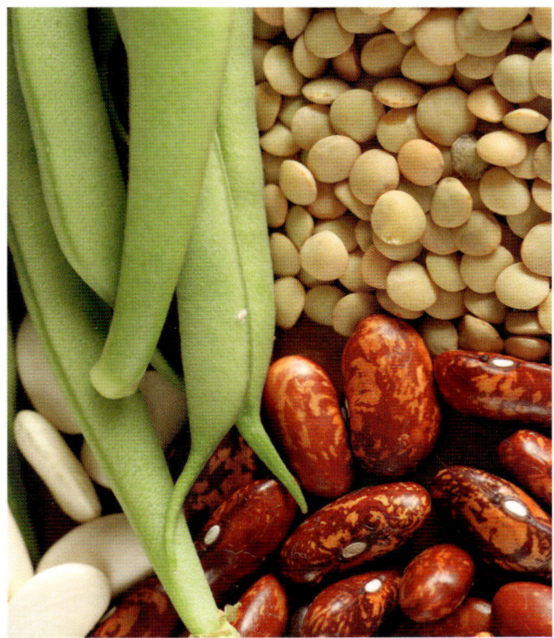

Bohnen und Linsen: preiswert und köstlich

Hülsenfrüchte

Die energiereichen getrockneten Samen der Schmetterlingsblütler (Leguminosen) gehören zu den ältesten vom Menschen kultivierten Nahrungsmitteln. Der Anbau von Erbsen ist seit 8000 v. Chr., der Anbau von Linsen in Europa seit 7000 v. Chr. und von Sojabohnen in China seit 5000 v. Chr. durch archäologische Funde belegt. Kein Wunder, dass Hülsenfrüchte als uralte Kulturpflanzen auch in mündlichen Überlieferungen, Sagen und Märchen auftauchen: in der Prinzessin auf der Erbse oder Aschenputtel oder als Erbsenmus, Lieblingsspeise von Zwergen und Heinzelmännchen.

Hülsenfrüchte bilden eine Gruppe besonders wertvoller Lebensmittel. Sie enthalten reichlich Kohlenhydrate, Eiweiß, Ballaststoffe, Mineralstoffe (Kalium, Magnesium, Eisen, Zink), B-Vitamine und gefäßschützende Folsäure. Darüber hinaus liefern Hülsenfrüchte gesundheitsfördernde Antioxidantien und sekundäre Pflanzenstoffe wie Phytosterine und Phytoöstrogene, die gegen Herz-Kreislauf- und Krebserkrankungen vorbeugen. Dies gilt vor allem für die Sojabohne, die sehr viel hormonartig wirksame Phytoöstrogene mitbringt.

Reife trockene Sojabohnen enthalten bis zu 10 Prozent Wasser, 50 Prozent Eiweiß, 25 Prozent einfach und mehrfach ungesättigte Fettsäuren, 33 Prozent Kohlenhydrate sowie Ballaststoffe und Phytoöstrogene (vor allem die Isoflavone Genistein und Daidzein). Bekannte Sojaprodukte sind Sojasoße, Tofu, Sojamilch oder Miso (fermentierte Sojapaste), die gesundheitsfördernde und krebshemmende Isoflavone in sehr unterschiedlicher Menge enthalten. Im Zusammenhang mit der großindustriellen Produktion und Verarbeitung sowie gentechnischer Veränderung von Sojabohnen sind ethische und ökologische Probleme entstanden, was die biologische Wertigkeit betrifft.

Die Mungbohne enthält zu einem Viertel hochwertiges Eiweiß (Lysin). Die Sprossen (fälschlich „Sojasprossen" genannt) können auch roh gegessen werden, sind kalorienarm und reich an Ballaststoffen, Vitaminen (A, B1, B2, Niacin, C, E) und Folsäure (60 %), Kohlenhydraten und Mineralstoffen (Kalium, Phosphat, Kalzium, Eisen, Magnesium). Aus ihrem Mehl werden unter anderem die asiatischen Glasnudeln hergestellt.

Rohe Linsen enthalten unbekömmliche Stoffe (z. B. Lektine), die durch Kochen unschädlich gemacht werden. Weicht man Linsen vor dem Kochen ein, werden sie noch bekömmlicher. Linsenkeime enthalten Vitamin C. Linsen sind leichter verdaulich als Erbsen oder Bohnen, sind sehr eiweißreich (bis 30 %), zinkhaltig und ausgezeichnet für die vegetarische Ernährung geeignet. Mit Getreideeiweiß liefern Linsen wie auch andere Hülsenfrüchte eine für Menschen besonders hochwertige Kombination von Aminosäuren, deren biologische Wertigkeit sogar Muskelfleisch übertrifft.

Erbsen enthalten etwa 25 Prozent Eiweiß und 60 Prozent Kohlenhydrate, zudem reichlich sekundäre Pflanzenstoffe wie Phytoöstrogene. In Indien benutzten Frauen Erbsenhülsensuppe zur Empfängnisverhütung. Ursprünglich verwendete man überwiegend Trockenerbsen, als Mus oder Erbsensuppe („Erbswurst"). Heutzutage werden Erbsen meist grün zubereitet. Es gibt Erbsen als Konserven und tiefgekühlt. Erbsen fristen (zu Unrecht) ein Schattendasein als dekorative Gemüsebeilage. Geschmacklich und gesundheitlich hätten Erbsengerichte mehr Aufmerksamkeit in der Küche verdient. Die Ernährungsempfehlung lautet: Mehr leckere Speisen mit Hülsenfrüchten auf den Tisch, mindestens einmal pro Woche!

Krebsschutz

Die krebshemmenden Eigenschaften von Soja beruhen auf Isoflavonen, die Sexualhormonen ähneln und deshalb hormonabhängige Tumorerkrankungen günstig beeinflussen können. Bislang wurden 14 epidemiologische Studien zur Beziehung der Sojaaufnahme und dem Brustkrebsrisiko durchgeführt, mit durchaus widersprüchlichen Ergebnissen. Isoflavone in Sojaprodukten senkten das Brustkrebsrisiko von Japanerinnen, die sich als Heranwachsende sojabasiert ernährt hatten. Bei in die USA ausgewanderten erwachsenen Japanerinnen waren krebsschützende Wirkungen durch Sojakonsum nicht sehr ausgeprägt.

Offensichtlich ist ein gewisses Mindestquantum an Sojaisoflavonen nötig (mindestens 25 g pro Tag), um vom deutlich reduzierten Brustkrebsrisiko zu profitieren. Daraus lässt sich die Empfehlung ableiten, dass sojahaltige Lebensmittel bereits in früher Jugend, noch vor der Pubertät, in den Speiseplan integriert werden sollten, damit Frauen besser vor Brustkrebs geschützt sind. Tierexperimentelle und große epidemiologische Studien zeigten, dass sojahaltige Lebensmittel auch gegen Prostatakrebs vorbeugend wirken: Täglicher Genuss von Tofu oder Sojamilch senkte das Krebsrisiko der Männer um bis zu 70 Prozent.

Essen Sie ruhig häufiger Tofu und Misosuppe oder probieren Sie Sojamilch. Wer die krebshemmende Wirkung von Soja nutzen möchte, sollte täglich etwa 50 Gramm des ganzen Nahrungsmittels (rohe oder geröstete Sojabohnen) aufnehmen. Nahrungsergänzungsmittel mit Sojakonzentrat sind keine Alternative, bergen Risiken und werden nicht empfohlen.

Hülsenfrüchte

Art/Gattung	Sorten/Unterarten
Bohnen	Adzukibohnen, braune Bohnen, Borlottibohnen, Favabohnen (Saubohnen), Gartenbohnen (Kidneybohnen), Mungbohnen, Schwarzaugenbohnen, schwarze Bohnen, Sojabohnen, Wachtelbohnen (Pintobohnen), weiße Bohnen
Erbsen	Ackererbsen, Gartenerbsen, Kichererbsen, Palerbsen, Zuckererbsen
Linsen	Berglinsen, gelbe/rote Linsen, Puy-Linsen (grün), Munglinsen, Tellerlinsen (braun)

Küchentipps

- Geschälte rote Linsen sind uneingeweicht innerhalb von 15 Minuten gar. 100 g Linsen haben 303 Kilokalorien. Linsen schmecken typisch „erdig".
- Das schwäbische Nationalgericht ist ein herzhafter Klassiker: Linsen mit Spätzle und Saitenwürstle.
- Bohnen kochen: 1 kg Gartenbohnen über Nacht einweichen, dann Einweichwasser abgießen, mit frischem Wasser und Würzung nach Geschmack (Salz, Rosmarin, Sternanis, Lorbeerblätter, Knoblauchzehen u.a.) kochen. Kräuterzugabe macht Bohnen bekömmlicher.
- Gekochte Bohnen eignen sich als kalte Vorspeise, für Eintöpfe und Soßen, Suppen und Salate. Gekochte Bohnen können tiefgefroren werden.
- Mungbohnen sind leichter verdaulich als Gartenbohnen und verursachen keine Blähungen, haben aber weniger Eigengeschmack. Bohnensprossen, frische Hülsen oder getrocknete Bohnen sind verwendbar. Mungbohnen lassen sich zu Hause leicht zum Keimen bringen.
- Mungbohnenkeimlinge („Sojasprossen") sind klassisches Wok-Gemüse, machen sich auch gut in Salatmischungen oder als Snackbeilagen.
- Mungbohnen-Snack: Getrocknete Bohnen in Wasser einweichen, trocknen lassen, anschließend in heißem Öl frittieren (Fettgehalt etwa 20 %).
- Tofu kann in jeder Küche sehr vielseitig eingesetzt werden, denn er nimmt den Geschmack der jeweiligen Zutat oder Würzung an.
- Misosuppen (mit Tofu) bekommen Sie als Fertigmischung im Supermarkt oder Asialaden.
- Tiefgefrorene ganze Sojaschoten gibt es in manchen Asialäden tiefgefroren. Nach leichtem Kochen werden die Bohnen direkt aus der Schote gegessen: Die köstlichste und gesündeste Art, Hülsenfrüchte zu essen.
- Achten Sie auf die Qualität, Konzentration und Inhaltsstoffe, wenn Sie Sojasoße einkaufen. Zahlreiche Soßenmischungen unterschiedlicher Geschmacksrichtungen sind erhältlich.
- Hülsenfrüchte sind sehr gesund, bieten viele Zubereitungsmöglichkeiten in der Küche und sind äußerst preiswert.

Erbsensuppe

Die Erbsensuppe war ein klassisches Gericht im 19. Jahrhundert, verlor aber später zu Unrecht seine Bedeutung als gesundes und schmackhaftes Lebensmittel („Arme-Leute-Essen"). Probieren Sie die folgende köstliche Suppenzubereitung:
200 g getrocknete grüne Erbsen über Nacht in ausreichend Wasser einweichen, am nächsten Tag in einen Topf geben und weich kochen, dann sämig pürieren und mit Salz, Pfeffer, einer zerdrückten Knoblauchzehe und etwas Olivenöl abschmecken, mit Möhrenraspeln und einem Petersilienblatt garnieren und mit dunklem Brot servieren.
Guten Appetit!

Isoflavonoide in Sojaprodukten

Lebensmittel	Isoflavonoide (mg/100 g)
Sojamehl	199
Geröstete Sojabohnen	128
Gekochte grüne Sojabohnen	55
Miso	43
Tofu	28
Sojamilch	9
Sojasoße	1,7
Sojaöl	0

Quelle: USDA database for isoflavone content (2001)

Tomaten

Das Herkunftsgebiet der Tomate ist Mittel- und Südamerika. Die Azteken nannten das Nachtschattengewächs „fleischige Frucht" (*tomalt*). Nach der Eroberung Mexikos brachten die Konquistadoren im 16. Jahrhundert Tomaten nach Spanien und Italien mit. Man betrachtete Tomaten später als Frucht und als Gemüse: Im 18. Jahrhundert war die Tomate hauptsächlich Zierpflanze, seit 1900 auch ein in Deutschland geschätztes Lebensmittel. Im Durchschnitt isst der Deutsche von heute rund 22 kg Tomaten pro Jahr.

Das Carotinoid Lycopin kommt besonders reichlich in Tomaten, auch in rosa Grapefruits vor. Tomaten sind sehr wasserhaltig (95 %), enthalten zudem Vitamine (A, B1, B2, C, E, Niacin), Mineralstoffe (Kalium) und Spurenelemente. Antioxidatives Lycopin findet sich vor allem in der Tomatenschale und gibt ihr die rote Farbe. Am gesündesten sind sonnengereifte Cocktailtomaten, die vergleichsweise viel Schale aufweisen. Die besten Lycopinquellen sind gekochte Tomaten oder Tomatenmark, da Lycopin aus rohen Tomaten nur in geringer Menge aufgenommen wird. Wenn Tomaten in Verbindung mit Fett, etwa Olivenöl, gegessen werden, kommen die Schutzwirkungen von Lycopin maximal zur Geltung.

Seit man beobachtet hat, dass Männer im Mittelmeerraum und in Südamerika, die viel Tomaten essen, verglichen mit Männern aus den USA, seltener an Prostatakrebs erkranken, erforscht die Wissenschaft die krebshemmenden Eigenschaften des Tomatenstoffs Lycopin. Lycopin senkt auch das Risiko für Herz-Kreislauf-Erkrankungen. Dies beruht auf der antioxidativen Wirkung von Lycopin, die den Cholesterinstoffwechsel günstig beeinflusst. Ein gesunder Erwachsener benötigt mindestens 4 mg Lycopin pro Tag.

Bunte Tomatenwelt

Es gibt mehr als 5.000 Tomatensorten, die sich in vielen Merkmalen unterscheiden können:

- Form: rund und glatt (normale Tomate), flachrund und glatt (Fleischtomate), flachrund und faltig (Ochsenherztomate), oval oder pflaumenförmig (Eiertomate), birnen- oder kirschförmig (Kirsch-, Cocktailtomate), länglich (San Marzano), aus Einzelteilen bestehend (Reisetomate)
- Größe: Kirschtomate, normale Tomate, Ochsenherztomate (cuore di bue), San Marzano, Riesentomate (bis 1 kg)
- Farbe: weiß, gelb, orange, rosa, violett, grün, braun, schwarz, gestreift, marmoriert
- Wuchs: unbegrenzt, begrenzt, Busch-, Stabtomate
- Reife: früh-, mittel-, spätreifend, lose Tomaten oder Trosstomaten (Rispenparadeiser)

Krebsschutz

Lycopin zeigte Schutzwirkungen gegen Krebserkrankungen der Lunge, des Magens und vor allem der Prostata. Schweizer Forscher beobachteten im tierexperimentellen Prostatakrebsmodell, dass Lycopin kombiniert mit Vitamin E in niedriger Dosierung Tumorwachstum signifikant hemmen und Plasmakonzentrationen des Krebsmarkers PSA absenken kann. Die Lycopin-Vitamin-E-Kombination verringerte die Krebszellenvermehrung um 73 Prozent.

Eine US-Studie fand heraus, dass Männer, die mindestens einmal täglich Tomatenprodukte essen, ihr Prostatakrebsrisiko halbieren können. Bei über 65-jährigen Männern mit hohem Lycopinkonsum sank das Prostatakrebsrisiko um ein Drittel. Tierversuche zeigten, dass Lycopin krebshemmend auf Gewebe der Brust, der Lunge und der Gebärmutterschleimhaut wirkt. Man nimmt an, dass Lycopin die Wirkung des männlichen Sexualhormons Testosteron in diesen Geweben günstig beeinflusst.

Obwohl das letzte Wort über krebsschützende Lycopinwirkungen in der Wissenschaft noch nicht gesprochen ist, so viel ist klar: Wer sich pro Woche zwei Tomatengerichte gönnt, kann sein Prostatakrebsrisiko um 25 Prozent senken. Vergessen Sie nicht den Knoblauch und Olivenöl!

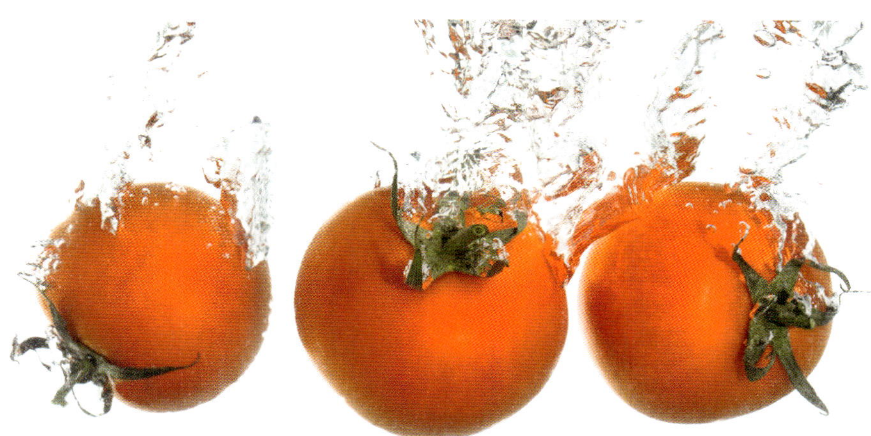

Der Tomatennährstoff Lycopin gilt als wirksames Mittel zum Schutz vor Prostatakrebs.

Tomaten

Küchentipps

- Bevorzugen Sie Tomaten aus biologischem Anbau. Ihr Antioxidantiengehalt ist fast doppelt so hoch wie bei traditionell produzierten Tomaten.
- Der Gehalt an Vitaminen und sekundären Pflanzenstoffen in Konserventomaten ist meist höher als bei frischer Ware. Im Winter sind Tomaten in Dosen eine gesunde Alternative.
- Je kleiner die Tomate, desto mehr gesunde Schalenstoffe sind enthalten.
- Wenn man Tomaten auspresst oder erhitzt, werden Lycopin und Beta-Carotin vom Körper besser aufgenommen.
- Der Krebsschutz durch Lycopin ist nur dann maximal wirksam, wenn man Tomaten zusammen mit Fett (z. B. Olivenöl) zubereitet und isst. Klassiker: Tomaten, Mozzarella, frischer Basilikum, Olivenöl, Salz und Pfeffer.
- Grüne Tomaten enthalten giftiges Solanin, Vorsicht! Solanin-Beschwerden sind Kopfschmerz, Übelkeit und Magen-Darm-Probleme.
- Tomaten-Ketchup: 100 g passierte Tomaten aus der Dose, 2 Teelöffel Apfelessig, 1 bis 2 Teelöffel Honig, eine Prise Salz. Nach Bedarf und Geschmack mit Kräutern (Pfeffer, Oregano u. a.), Chili oder Knoblauch würzen.
- Tomaten-Antipasto: Getrocknete Tomaten in Wasser einweichen, abgießen, in Marinade (Olivenöl, Knoblauch, Pfeffer, Basilikum) einlegen, im Kühlschrank wochenlang haltbar.
- Tomaten-Basiszubereitung: Tomaten zerkleinern oder würfeln, mit Zwiebeln und Knoblauch in Olivenöl andünsten, frische oder getrocknete Kräuter zugeben. Diese Zubereitung bietet unbegrenzte Einsatzmöglichkeiten für leckere Pastasoßen, Eintöpfe und Suppen.
- Tomatensalat: Tomaten zerkleinern oder in Scheiben schneiden, Zwiebelringe und Gewürze (Pfeffer, Salz) zugeben, mit Balsamico- oder Apfelessig und Olivenöl anmachen. Der Frischegeschmack dieses schlichten und gesunden Tomatenklassikers ist unschlagbar.

Lycopin in Lebensmitteln

Lebensmittel	Lycopin (mg/100 g)
Tomatenmark	29,3
Spaghettisoße	17,5
Hagebutte	12,9–35,2
Tomatensuppe (kondensiert)	10,9
Tomaten-Ketchup	9,9–13,4
Tomaten in Dosen	9,7
Guave	5,4
Tomatensoße	5,3–7,3
Tomatensaft	5,0–11,6
Papaya	2,3–5,3
Wassermelone	2,3–7,2
Grapefruit (rosa)	1,5
Tomate (roh)	0,9–4,2

Quelle: USDA database for the carotenoid content (1998), Stahl (2004)

Vollkorngetreide

Samenkörner verschiedener Gras- und Getreidearten sind seit Urzeiten bekannte Lebensmittel. Weizen, Roggen, Gerste, Buchweizen, Mais und Reis liefern der Menschheit die Hälfte der lebensnotwendigen Nahrungsenergie. Mindestens seit der industriellen Revolution führte der Standesdünkel von Oberschichten in Europa dazu, dass man Weißmehlprodukte und polierten Reis statt gesundes Vollkorn favorisierte: „fortschrittliches“ Baguette statt „rückständiger“ Pumpernickel. Größere Krankheitsanfälligkeit durch überwiegend ausgemahlene Getreideprodukte war die Folge: Mangelerkrankungen, Fettleibigkeit, Diabetes, Herz-Kreislauf-Erkrankungen und erhöhtes Krebsrisiko. Heute wissen wir es besser: Vollkornprodukte liefern Nahrungsenergie und wertvolle pflanzliche Schutzstoffe.

Was ist Vollkorn? Das EU-Forschungsprojekt HealthGrain propagiert den Gesundheitswert von Vollkorn und erarbeitete eine aktuelle, wissenschaftlich fundierte Definition: „Vollkorn soll aus den ganzen, gemahlenen, geschroteten oder flockierten Körnern bestehen, nachdem die nicht essbaren Teile, wie Spelzen und Hülsen entfernt wurden. Die Hauptkomponenten des anatomischen Aufbaus, das stärkehaltige Endosperm, der Keimling und die Schale, sind im gleichen Verhältnis vorhanden wie im ganzen Korn.“

Vollkorn enthält im Gegensatz zu raffinierten Getreideprodukten alle wichtigen Nährstoffe: Fett, Kohlenhydrate, Eiweiß, Vitamine (z. B. B-Vitamine), Mineralstoffe (z. B. Magnesium, Zink) und unzählige bioaktive Stoffe, insbesondere Ballaststoffe, Phytoöstrogene (Lignane), antioxidative Phenolsäuren (Ferulasäure) und Phytosterine. In ausgemahlenen Kornmehlen sind bis zu 90 Prozent der pflanzlichen Schutzstoffe nicht mehr vorhanden!

Bringen Sie ruhig mehr Abwechslung in Ihren Brotkorb. Die Auswahl an schmackhaften Vollkornbackwaren ist groß. Schrot und Korn ist je nach Geschmack auch für das Frühstücksmüsli sehr zu empfehlen. Achten Sie bewusster auf die Möglichkeiten, die Ihnen Vollkornprodukte für die kreative Küche bieten. Bevorzugen Sie Getreideprodukte aus ökologischem Anbau.

Vollkorngetreide

Lebensmittel

Buchweizen, Dinkel, Gerstenbier, Gerstengraupen, Grünkern, Haferflocken, Hirse, Knäckebrot, Müsli-Mischungen, Naturreis, Roggenbrot, Schwarzbrot, Vollkornnudeln, Weizenkeime

Gesund, aber nicht ganz Vollkorn

Nicht alle Getreidearten sind als Vollkorngetreide genießbar:

- Bei „Vollkornreis“ wurden die Spelzen entfernt, nur das Silberhäutchen ist noch enthalten.
- Gerste und Dinkel sind Spelzgetreide. Die Spelzen sind mit dem Mehlkörper verwachsen, müssen vor der Weiterverarbeitung entspelzt werden. Gerste-Vollkornprodukte: Graupen, Grütze und Flocken.
- Grünkern ist vorzeitig geernteter Dinkel, der getrocknet (geräuchert) und als volles Korn verarbeitet wird. Wie Buchweizen ist Grünkern als Beilage und Suppenfrucht, aber nicht für die Brotherstellung geeignet.

Krebsschutz

Seit den 1960er Jahren ist bekannt, dass bei bevorzugt ballaststoffreicher Kost, etwa in Afrika, Dickdarmkrebs seltener vorkommt als in Europa und den USA. Ballaststoffe sind ein wichtiger Krebsschutzfaktor: Die Darmpassage des Nahrungsbreis wird beschleunigt, krebserregende Stoffe verlassen schneller den Körper, Schadstoffe (Schwermetalle) und Fettabbauprodukte (Gallensäuren) werden gebunden, die Darmflora aktiviert. Die EPIC-Studie bestätigte die Schutzwirkung: Je mehr Ballaststoffe, desto besser die Darmkrebsprävention.

Phenolsäuren (Ferulasäure) im Vollkorn verhindern, dass krebsauslösende Stoffe (Prokanzerogene) aktiviert werden. Ferulasäure ist stärker antioxidativ wirksam als Vitamin C und E, beeinflusst zudem den LDL-Cholesterinspiegel günstig. Der Schutzmechanismus durch Ferulasäure im Darm wird derzeit wissenschaftlich untersucht.

Das Phytoöstrogen Lignan in der Schicht um den Mehlkern erwies sich im Tierexperiment als krebshemmend bei hormonabhängigen Tumoren der Brust, der Gebärmutter und der Prostata. In der Randschicht des Weizenkorns finden sich gesundheitsfördende Phytinsäuren und Phytosterine.

Gewürze und Kräuter

Einst wurden sie mit Gold aufgewogen. Der Handel mit Gewürzen und Kräutern begründete so manches Vermögen und verursachte manch blutigen Konflikt. Dass Gewürzkräuter, insbesondere aus dem Orient, früher schwer zu beschaffen waren und einen gewissen Seltenheitswert hatten, machte sie kostspielig und begehrt. Safran und Vanille sind noch heute teure Gewürze. Meist benutzt man nicht die Blätter, sondern Samen, Rinde, Stängel, Knospen oder Wurzel zur Gewürzherstellung.

Gewürzkräuter wurden anfangs dazu eingesetzt, Fleischnahrung besser bekömmlich zu machen. Unumstritten ist, dass Kresse auf dem Grillsteak, Tafelspitz mit Meerrettich und Rosmarin am Brathuhn krebserregende Stoffe neutralisieren können und die Gerichte sehr schmackhaft machen. Mediterrane Gewürze wie Thymian, Oregano, Salbei oder Minze haben antioxidatives Potenzial und tragen durchaus zur besseren Versorgung mit gesunden bioaktiven Stoffen bei. Küchenkräuter wie Schnittlauch, Petersilie, Salbei, Kerbel, Minze, Melisse oder Basilikum kann man als Topfpflanzen zum Hausgebrauch bevorraten. Auch tiefgefrorene Kräuter enthalten noch jede Menge gesunde Aromastoffe.

Ein Großteil der bekannten Gewürze und Kräuter sind nicht nur bewährte Würzmittel, appetitanregend und verdauungsregulierend, sondern werden seit Jahrhunderten auch als Heilkräuter eingesetzt. Wenn Nahrungsmittel auch Heilmittel sind, trifft dies auf die Gewürzkräuterküche ganz besonders zu. Vor allem die in Kräutern konzentrierten sekundären Pflanzenstoffe wie ätherische Öle, Glucosinolate oder Sulfide tragen zu solchen Wirkungen bei. Die Bewohner von Kreta und Okinawa, wo Kräuter täglich auf den Tisch kommen, erfreuen sich außergewöhnlicher Langlebigkeit!

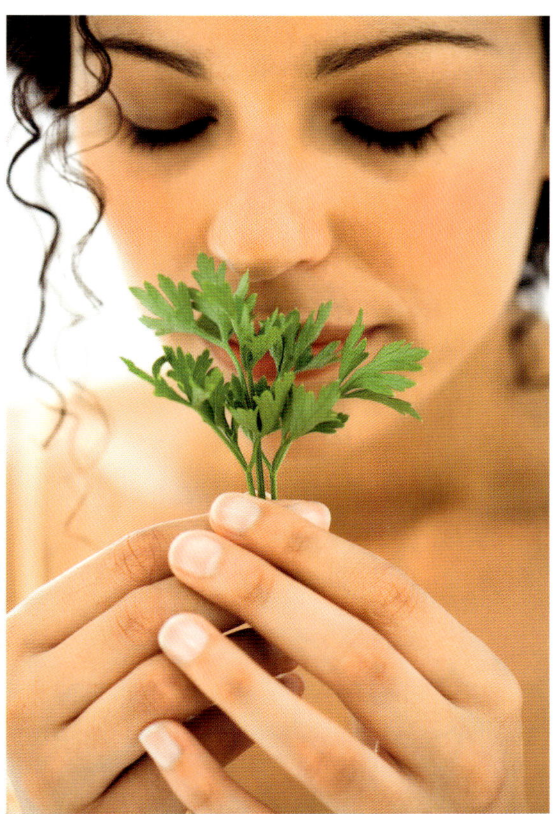

Aromatisch duftend und dekorativ: Küchenkräuter

Ein bemerkenswertes Küchen- und Heilkraut ist das Ingwergewächs Kurkuma (*Curcuma longa*), dessen Wurzel frisch oder getrocknet benutzt wird. Kurkuma gilt im ältesten bekannten Heilsystem des Ayurveda als Nahrungsmittel mit reinigenden Eigenschaften und als Heilmittel bei Verdauungsproblemen, Fieber, Infektionen und Lebererkrankungen. Kurkuma ist nicht zu verwechseln mit Curry, einer in Indien allgegenwärtigen Gewürzmischung für traditionelle Gerichte. Curry enthält in der Regel 30 Prozent Kurkuma sowie Kreuzkümmel, Koriander, Kardamom und verschiedene Pfeffersorten (roter, schwarzer, Cayenne-Pfeffer). Man muss erwähnen, dass der Pfefferwirkstoff Piperin den schwach bioverfügbaren Wirkstoff Curcumin mehr als tausendfach besser verwertbar macht. In getrockneten Wurzeln sind etwa 5 Prozent Curcuminoide enthalten, die das Gewürz gelb färben und gesundheitsfördernd wirken. Curcumin verbessertert die Durchblutung, senkt die Blutfettwerte, ist antioxidativ und krebshemmend.

Krebsschutz

Vergleicht man die Krebsraten (alle Organe) in Indien und den USA fällt auf, dass die Krebshäufigkeit in den USA dreifach erhöht ist (2001). Man vermutete, dass das Grundnahrungsmittel Kurkuma, das Inder täglich konsumieren (1,5 bis 2 Gramm), zum Krebsschutzeffekt beiträgt. Tierversuche zeigten, dass Curcumin verschiedenen Krebsarten vorbeugen könnte: Magen-, Darm-, Haut-, Brust-, Blut-, Eierstock- und Leberkrebs. Curcumin kann offensichtlich sowohl inaktive Krebszellen ausschalten als auch das Wachstum von Tumorzellen hemmen, durch Beschleunigung des programmierten Zelltods (Apoptose) oder Blockade der Blutgefäßneubildung (Angiogenese). Darüber hinaus wurden auch antientzündliche Eigenschaften (COX-2-Hemmung) von Curcumin entdeckt. Vieles spricht dafür, dass Sie mit einem Teelöffel Kurkuma täglich, als Zugabe zu Suppen, Salaten, Nudel- oder Reisgerichten, einen wohlschmeckenden Beitrag zum Krebsschutz leisten.

Gewürze und Kräuter von A bis Z

Gewürz/Kraut	Speisen/Zubereitung	Gesundheitswirkungen
Anis (Sternanis)	Süßspeisen, Aperitif, Backwaren, Tee	verdauungsregulierend (Blähungen, Krämpfe, Koliken), schleimlösend, antibakteriell
Basilikum	Salat, Gemüse, Pilz-, Tomatengerichte	appetitanregend, verdauungsregulierend bei Blähungen und Völlegefühl
Bohnenkraut	Bohnen-, Pilzgerichte, Gemüse	verdauungsregulierend bei Blähungen und Krämpfen
Chili	Fleisch-, Tomatengerichte, Soßen, Gemüse	appetitanregend, durchblutungsfördernd
Curry	Fleisch-, Fisch-, Reisgerichte	verdauungsregulierend, antioxidativ
Dill	Salat, Fisch-, Fleischgerichte, Gurkenkonserven	verdauungsregulierend bei Blähungen und Krämpfen
Estragon	Geflügel-, Fisch-, Reisgerichte, Gurken-, Essig-, Senfgewürz	verdauungs-, gallenflussfördernd, harntreibend
Fenchel	Fischgerichte, Suppen, Salate, Soßen	verdauungsregulierend bei Blähungen und Krämpfen, antibakteriell, Munderfrischer
Ingwer	Obst, Getränke, Suppen, Soßen, Geflügel-, Lamm-, Fischgerichte	appetitanregend, verdauungsregulierend
Kardamom (grün/schwarz)	Süßspeisen, Würzmischungen, Tee, Fleischgerichte	verdauungsregulierend bei Blähungen und Krämpfen
Kerbel	Butter, Suppen, Salate, Soßen	appetitanregend
Knoblauch	fast alle Gerichte und Zubereitungen	verdauungsregulierend, durchblutungsfördernd, antibakteriell

Gewürze und Kräuter von A bis Z

Gewürz/Kraut	Speisen/Zubereitung	Gesundheitswirkungen
Koriander	Wild, Soßen, Gemüse, Tee, Backwaren, Würzmischungen	appetitanregend, verdauungsregulierend bei Blähungen und Krämpfen
Kresse	Käse, Quark, Salate, Suppen, Grillfleisch, Eiergerichte	antibakteriell, antioxidativ
Kreuzkümmel	Würzmischungen, Falafel, Fleischgerichte, Käse	verdauungsregulierend
Kümmel	Backwaren, Gemüse, Kohl, Käse	appetitanregend, verdauungsregulierend bei Blähungen und Krämpfen
Kurkuma	Würzmischungen, asiatische Gerichte, Reis, Fisch, Fleisch, Gemüse	verdauungs-, gallenflussfördernd, magensaftstimulierend, appetitanregend, antioxidativ
Liebstöckel	Eintöpfe, Braten, Brot	verdauungsregulierend
Lorbeer	Suppen, Eintöpfe, Fleischgerichte, Fisch, saure Gurken	appetitanregend
Majoran	Kartoffel-, Tomatengerichte, Suppen, Soßen	verdauungsregulierend
Meerrettich	Fleisch-, Fischgerichte, Soßen	magensaftstimulierend, antibakteriell
Minze	Fleisch-, Fischgerichte, Soßen, Salate, Suppen, Desserts	gallenflussfördernd, appetitanregend, krampflösend, antimikrobiell, antioxidativ
Muskat	Kartoffel-, Kohlgerichte, Suppen, Eintopf, Feingebäck, Fleischgerichte	verdauungsregulierend
Nelken	Marinaden, Soßen, Fleisch- und Fischgerichte, Lebkuchen	verdauungsregulierend, absorbiert Mundgeruch
Oregano	Eier-, Tomatengerichte, Gemüse, Pizza	verdauungsregulierend, antioxidativ
Paprika	fast alle Gerichte	appetitanregend, verdauungs-, durchblutungsfördernd
Pfeffer	fast alle Gerichte	appetitanregend, magensaftstimulierend
Rosmarin	Grillgewürz, Fisch-, Fleisch-, Geflügelgerichte, Zucchini, Kartoffeln, Teigwaren	appetitanregend, magensaftstimulierend, durchblutungsfördernd, antioxidativ
Safran	Backwaren, Soßen, Reisgerichte	appetitanregend
Salbei	Eier-, Fleisch-, Fisch-, Pastagerichte	antioxidativ, antimikrobiell, darmregulierend
Senf	Fleisch-, Fisch-, Gemüsegerichte, Soßen, Salate	verdauungsregulierend, durchblutungsfördernd
Thymian	Tomaten-, Fischgerichte, Soßen	appetitanregend, antibiotisch, antioxidativ
Vanille	Süßspeisen, Desserts	appetitanregend
Wacholder	Kohl-, Fleischgerichte	verdauungsregulierend
Zimt	Süßspeisen, Gebäck	Fettstoffwechsel wird günstig beeinflusst
Zitronengras	Suppen	appetitanregend
Zitronenmelisse	Salate, Suppen, Desserts	darmregulierend, tonisierend, antiviral

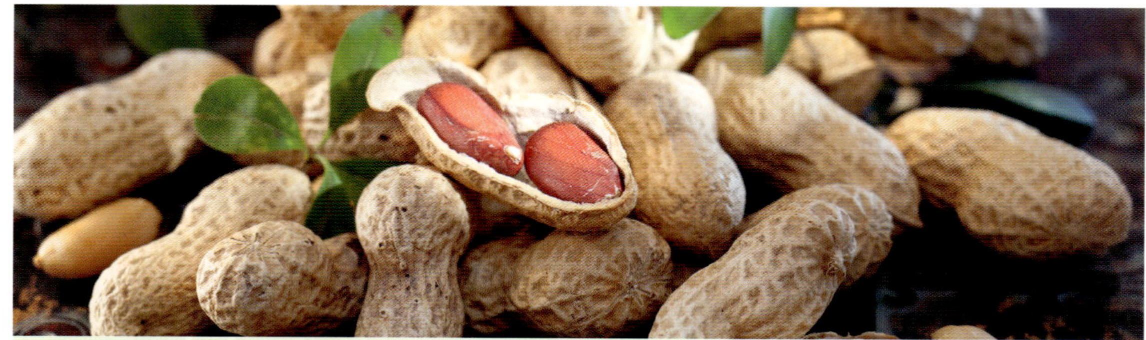
Erdnüsse enthalten sehr viel Magnesium, hochwertige Fettsäuren und antioxidatives Vitamin E.

Nüsse, Ölsaaten und Öle

Nüsse gelten als Symbol der Fruchtbarkeit. Walnüsse wurden bei römischen Hochzeiten unter Gäste und Zuschauer geworfen. Die Germanen weihten Nüsse der Göttin der Liebe und des Erntesegens. Und im Christentum symbolisiert der Walnusskern sowohl das süße Fleisch Christi als auch Wollust und Sünde. In jedem Fall sind Nüsse als delikate Zutat zu vielen Gerichten oder als Snack das i-Tüpfelchen der gesundheitsbewussten Ernährung.

Mit Ausnahme von Erdnüssen, die botanisch zu den Hülsenfrüchten gehören, zählen Nüsse zum Schalenobst. Nüsse sind sehr fetthaltig und kalorienreich. Darüber hinaus sind sie eiweiß- und mineralstoffhaltig (Magnesium, Eisen), liefern B-Vitamine und gesunde sekundäre Pflanzenstoffe. Man braucht also nur wenig Nüsse oder Ölsaaten wie Sonnenblumenkerne oder Leinsamen in Gerichten, Salaten, im Müsli oder in Brot und Gebäck, um von Schutzwirkungen zu profitieren. Aus Ölsaaten wie Raps, Sonnenblumenkernen, Leinsamen, Sesam oder Oliven werden meist hochwertige Öle hergestellt. Ölsaaten werden auch roh gegessen, sind nähr- und ballaststoffreich, enthalten viel Eiweiß sowie einfach und mehrfach ungesättigte Fettsäuren.

Die Olive ist eine mediterrane Steinfrucht. Allein in Italien gibt es 80 verschiedene Sorten. Roh ist sie bitter und ungenießbar. Durch mehrmaliges Wässern in Salzlake werden die Bitterstoffe ausgeschwemmt. Echte Schwarze Oliven sind voll ausgereifte grüne (olivgrüne) Oliven, die es auch mit Eisengluconyl (unecht) schwarz gefärbt gibt. Wegen des hohen Anteils an einfach ungesättigten Fettsäuren beeinflusst Olivenöl das Herz-Kreislauf-System und den Fettstoffwechsel, wirkt vorbeugend gegen Diabetes oder Krebs. Extra natives Olivenöl hat entzündungshemmende Wirkung (Wirkstoff Oleocanthal). Olivenöl gilt als gesundheitsfördernder Hauptfaktor der „Kreta-Diät".

Reife Erdnüsse werden roh, geröstet oder gekocht verzehrt, haben hohen Nährwert und den höchsten Magnesiumgehalt pflanzlicher Lebensmittel: 100 g Erdnüsse enthalten 180 mg Magnesium und 3 mg Zink. Erdnussöl enthält viel ungesättigte Fettsäuren (Öl-, Linolsäure) sowie antioxidatives Vitamin E.

Pecanüsse liefern reichlich Eiweiß und ungesättigte Fettsäuren (Omega-6-Fettsäuren), halb so viel wie Walnüsse. Pecanüsse enthalten zudem Antioxidantien und Phytosterine, die den Cholesterinspiegel günstig beeinflussen, das Gallensteinrisiko bei Frauen senken und gesund für Herz, Kreislauf und Gehirn sind.

Walnusskerne enthalten 42 bis 60 Prozent hochwertige Fette (Omega-3-Fettsäuren), Eiweiß und Kohlenhydrate sowie gesunde Spurenelemente (Zink, Magnesium u. a.) und Vitamine (A, B1, B2, B3, C, E). Walnussöl ist blass bis hellgelb gefärbt, relativ dünnflüssig und enthält besonders viel ungesättigte Fettsäuren.

Sonnenblumenkerne sind ein sehr gesundes Lebensmittel, das mehr als 90 Prozent ungesättigte Fettsäuren sowie Vitamine (A, B, D, E, F, K), Carotinoide und Mineralstoffe enthält (Kalzium, Iod, Magnesium).

Leinsamen (mit brauner oder gelber Schale) schmecken leicht nussig und enthalten wertvolle Fette, Ballaststoffe und zahlreiche sehr gesunde Nähr- und Sekundärstoffe. Sie gelten als natürliches darmregulierendes Mittel bei Verstopfung, da Quellstoffe enthalten sind, die den Stuhlgang aktivieren. Leinsamen enthalten auch Phytoöstrogene (Lignane), die hormonabhängigen Tumoren vorbeugen. Leinöl ist ernährungsphysiologisch betrachtet ein sehr wertvolles Speiseöl, mit mehr als 90 Prozent ungesättigten Fettsäuren und das einzige pflanzliche Lebensmittel, das Alpha-Linolensäure enthält.

Krebsschutz

Gesunde Pflanzenstoffe in Nüssen, Ölsaaten und Ölen sind antioxidative Polyphenole und der Radikalenfänger Vitamin E, krebshemmende Phytoöstrogene (Lignane), entzündungshemmende Omega-3-Fettsäuren und Ballaststoffe. Olivenöl beugt wahrscheinlich Brustkrebs vor: Griechinnen erkranken deutlich seltener als US-Amerikanerinnen. Walnüsse schützen einer Studie zufolge nicht nur vor Herzproblemen, sondern können auch Prostatakrebs hemmen. Es gibt Hinweise, dass auch Leinsamen Prostatakrebs vorbeugt. Kürbiskernöl beeinflusste in einer tierexperimentellen Studie durch Testosteron stimuliertes übermäßiges Prostatawachstum günstig.

Nüsse, Ölsaaten und Öle

Nüsse: Cashewnuss, Erdnuss, Haselnuss, Kokosnuss, Macadamianuss, Mandel, Marone, Paranuss, Pecanuss, Pistazie, Walnuss
Ölsaaten: Baumwollsaat, Kürbiskern, Leinsamen, Oliven, Raps, Sesamsamen, Sonnenblumenkerne

Küchentipps

- Achten Sie beim Einkauf von Nüssen unbedingt auf gute Qualität und untersuchen Sie die Ware auf Schimmel, der definitiv gesundheitsschädlich ist. Am besten, Sie bevorzugen frische Ware vom Markt oder sammeln saisonal selbst. Gesalzene Nüsse werden nicht empfohlen.
- Natives kaltgepresstes Olivenöl, die Grundlage der Mittelmeerküche, ist als Speiseöl für fast jede Zubereitungsart vorbehaltlos zu empfehlen: roh oder zum Braten und Frittieren (Rauchpunkt 190°C).
- Erdnüsse (frisch und ungesalzen) sind für Vegetarier wegen des hohen Magnesiumgehalts sehr empfehlenswert.
- Sonnenblumenöl sollte man nicht zum Frittieren benutzen (Ausnahme: high-oleic-Varianten), ist aber sehr gut für Salate geeignet.
- Kaltgepresstes Erdnussöl hat einen milden Geschmack und Geruch und ist gelblich gefärbt. Raffiniertes Öl ist eher geruchsneutral, farblos-transparent und mehrere Monate ungekühlt haltbar (mit Kühlung bis zu einem Jahr).
- Helles blassgelbes Sesamöl ist geruchs- und geschmacksneutral und dient als Speiseöl. Dunkles Sesamöl ist in kleiner Menge Würzmittel und schmeckt angenehm nussig.
- Walnussöl ist auch gekühlt nur begrenzt haltbar. Man sollte es nicht erhitzen oder zum Frittieren benutzen.
- Heißer Leinsamenschleim wirkt wohltuend bei Magen-Darm-Reizung.
- Kaltgepresstes Rapsöl enthält Vitamine, Carotinoide und besonders wertvolle Fettsäuren (Omega-3/-6), ist für Salate gut geeignet, darf aber im Gegensatz zum raffinierten Öl nicht hoch erhitzt werden.

Kalorien aus Nüssen und Ölsaaten

Lebensmittel	Kcal je 50 g
Pecanüsse	360
Walnüsse	330
Erdnüsse	300
Sesamsamen	290
Sonnenblumenkerne	290
Leinsamen	200
Kokosnuss	190

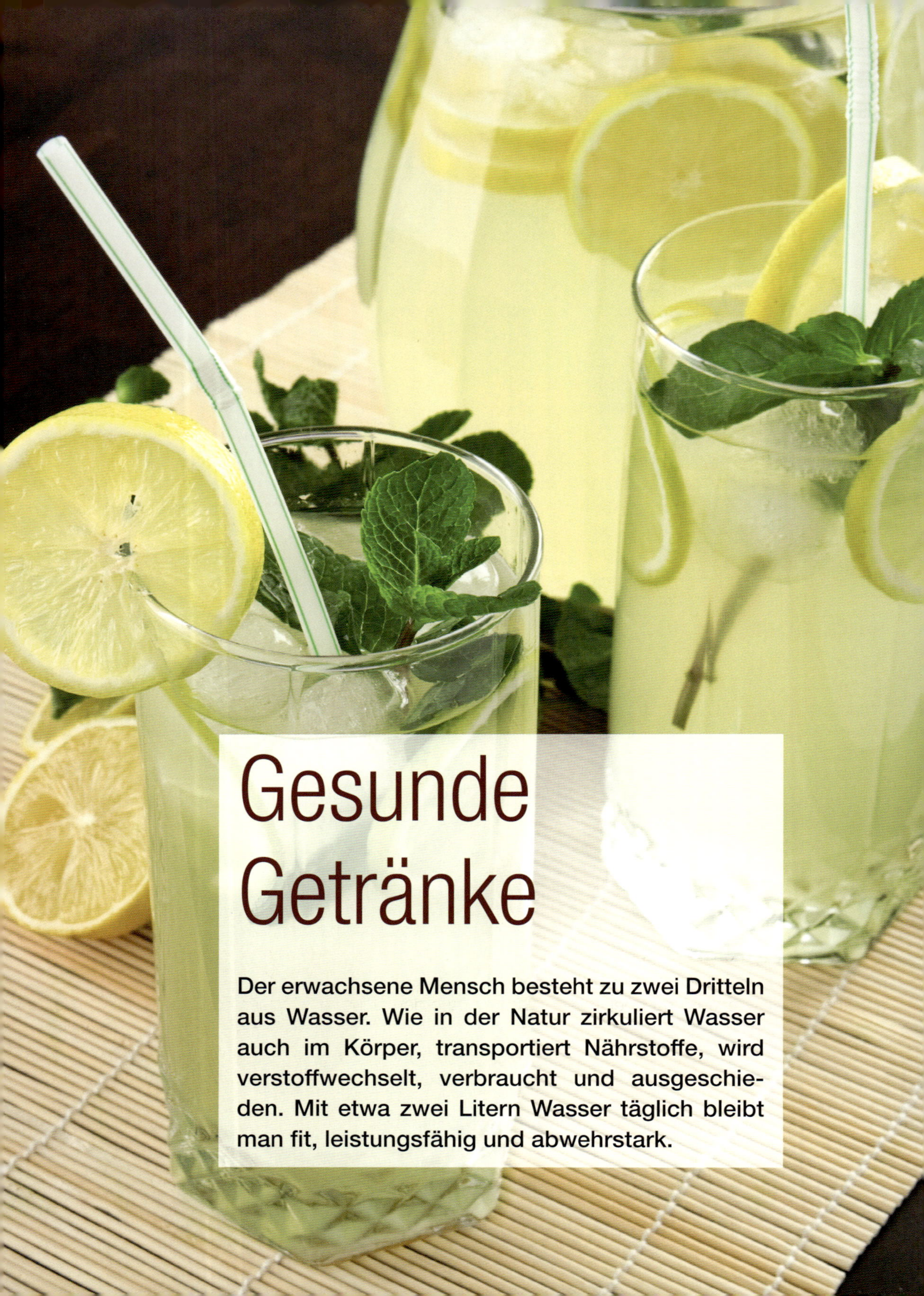

Gesunde Getränke

Der erwachsene Mensch besteht zu zwei Dritteln aus Wasser. Wie in der Natur zirkuliert Wasser auch im Körper, transportiert Nährstoffe, wird verstoffwechselt, verbraucht und ausgeschieden. Mit etwa zwei Litern Wasser täglich bleibt man fit, leistungsfähig und abwehrstark.

Das gesündeste Getränk ist reines freies Wasser, Leitungs- oder Mineralwasser in Flaschen. Gebundenes Wasser in Obst und Gemüse sowie Tee, Kakao, Kaffee oder Wein in Maßen versorgt uns zusätzlich mit Nähr- und Schutzstoffen.

Wasser pur

Trinkwasser ist das wichtigste Lebensmittel, ohne Wasser kein Leben. In Mitteleuropa und Deutschland ist die Wasserversorgung und -qualität fast überall ausgezeichnet. Das deutsche Leitungswasser gehört zu den besten Wässern der Welt. Auch abgefülltes Mineralwasser erfreut sich zunehmender Beliebtheit. Mineralwasser mit oder ohne Kohlensäure ist vergleichbar gesund, reine Geschmacksfrage. Sprudel kann aber nicht in großen Zügen getrunken werden, verursacht gelegentlich Aufstoßen oder Blähungen. Sprudel ist länger haltbar, da Kohlensäure desinfizierend wirkt. Stille Wässer haben ein kürzeres Verfallsdatum.

Es hat viele Vorteile, wenn man sich angewöhnt, täglich 1,5 bis 2 Liter reines natürliches Wasser zu trinken: Trinkwasser ist der beste Durstlöscher; wer reichlich Wasser trinkt, sorgt für eine rasche Ausscheidung von schädlichen und krebserregenden Stoffen, das schützt vor allem die Blase und den Darm; ein hoher Wasserdurchsatz unterstützt das Immunsystem, da Viren und Bakterien schneller eliminiert werden; Wasser schützt vor Schäden am Erbgut (DNA) und vor krebsauslösender Zellentartung; Wasser unterstützt die Reparatur geschädigter Zellen; gute Wasserversorgung beeinflusst Organfunktionen günstig (Haut, Knochen, Gelenke, Blut, Leber, Nieren, Darm); alle Stoffwechselvorgänge sind wasserabhängig.

Mit Zitronen-, Limettensaft oder frischen Minzblättern können Sie stilles Mineralwasser oder Trinkwasser aus der Wasserleitung geschmacklich verfeinern. Reines Wasser ist geschmacksneutral, enthält keine unnötigen Kalorien oder fragwürdigen Zusatzstoffe und passt zu jedem Gericht. Wasser ist einfach nur gesund. Das beste Getränk, das wir haben, Lebensmittel und Heilmittel zugleich.

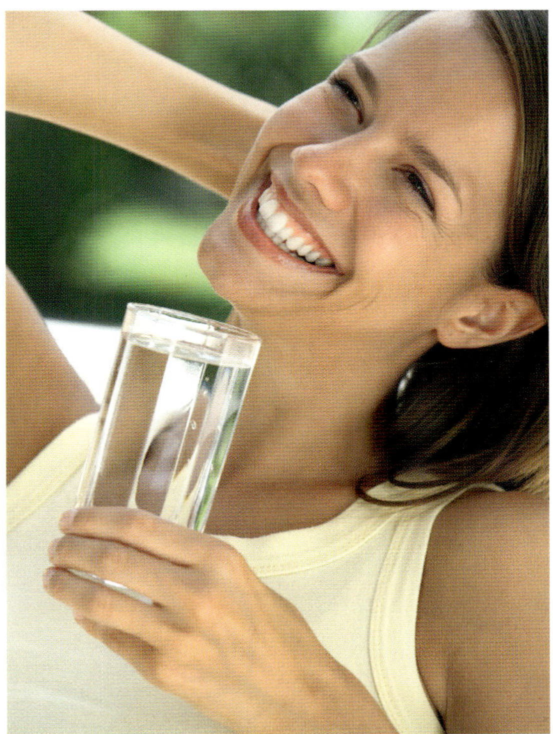

Reines Wasser ist ein wahres Lebenselixier.

Saft mit Kraft

Obst- und Gemüsesäfte, in kleiner Menge und ungezuckert getrunken, können durchaus ein Beitrag zum Krebsschutz sein. Krebshemmende Stoffe in Tomaten, Möhren oder Zitrusfrüchten werden dann in flüssiger Form aufgenommen. Als Durstlöscher sind Obstsäfte aber keinesfalls geeignet, da sie zu viele Kalorien enthalten und der Blutzuckerspiegel nach oben schnellt. Ein kleines Gläschen frisch gepresster Saft von Zitrusfrüchten, am besten täglich zum Frühstück, kann ein wirksamer Beitrag zum Krebsschutz sein. Mit reinem Wasser verdünnte Fruchtsäfte (1:4) verbessern zusätzlich die Wasserbilanz und aktivieren den Stoffwechsel.

Tee für Genießer

Wasser ist gesund, Tee auch, vor allem Grüntee. Tee ist das zweitpopulärste Getränk weltweit: In jeder Sekunde werden 15.000 Tassen Tee getrunken. Wer reines Wasser weniger schätzt, kann sich mit Kräuter- und Früchtetees gut mit Wasser versorgen. Teewasser wird leicht resorbiert, wirkt günstig (stark wässernd) und ist ein guter Durstlöscher, wenn der Tee ungezuckert ist. Zudem hat auch die Teepflanze Heilkraft.

Warum drei Viertel der Weltbevölkerung Schwarztee trinken, obwohl die Gesundheitsvorteile von Grüntee lange bekannt sind, hat viele Gründe (historisch politische, ökonomische, praktische). 95 Prozent der Menschen im Westen und in Indien bevorzugen Schwarztee. In der japanischen Kultur ist Grüntee fest verankert, in der englischen Teekultur weitgehend unbekannt.

Teearten

Tee wird aus jungen Trieben des tropischen Strauchs *Camellia sinensis* gewonnen. Die Teepflanze war ursprünglich in Indien heimisch und kam später über die Seidenstraße nach China. Zunächst galt Tee als Heilmittel. Um 800 entwickelte sich Tee dann in China auch zum Genussmittel und Alltagsgetränk.

Ursprünglich bereitete man Teegetränke aus frischen Blättern, die in heißes Wasser gelegt wurden. Mit zunehmender Nachfrage weltweit erwies sich aber die leichte Verderblichkeit frischer Teeblätter als Nachteil und man erfand Methoden zur Trocknung und gezielten Fermentation. Vier klassische Teearten sind bekannt:

- Grüner Tee: Frisch geerntete Blätter werden kurz geröstet oder gedämpft, nach Abkühlung zu kleinen Kugeln gerollt und anschließend getrocknet. Grüntee ist kaum fermentiert. Als beste Sorten mit dem höchsten Polyphenolgehalt gelten die japanischen Sorten Gyokuro und Sencha-Uchiyama.
- Weißer Tee: Junge Teetriebe werden geerntet und wie Heu getrocknet. Die Farbe kommt von den weiß-silbernen Härchen an der Blattunterseite. Weißtee ist kaum fermentiert.
- Oolong: Frisch geerntete Teeblätter werden in Weidenkörben geschüttelt. Austretender Pflanzensaft reagiert mit Luftsauerstoff und löst einen Fermentationsprozess aus, der durch Erhitzen in Eisenpfannen gestoppt wird. Oolong-Tee ist teilweise fermentiert.
- Schwarzer Tee: Man lässt Teeblätter unter Hitzeeinwirkung welken, wobei Wasser verdunstet und das Enzym Polyphenoloxidase freigesetzt wird. Dann werden die Blätter gerollt und die Fermentation beginnt. Polyphenole verwandeln sich in schwarze Pigmente. Abschließende Röstung stoppt diesen Prozess. Die Teesorte Darjeeling enthält im Vergleich zu anderen Schwarztees noch nennenswerte Mengen an gesunden Polyphenolen.

Grüntee

Grüner Tee enthält hunderte Pflanzenwirkstoffe, ein Drittel davon sind antioxidative Flavonoide und Polyphenole, insbesondere das krebshemmende Epigallocatechingallat (EGCG). Mit Polyphenolen schützt sich die Pflanze unter anderem vor Pilz- und Bakterienbefall. Man hat herausgefunden, dass Grüntee die Wirksamkeit von Antibiotika messbar verstärken kann. Die Rotterdam-Langzeitstudie zeigte, dass Tee-Flavonoide dazu beitragen, das Herzinfarktrisiko um bis zu 70 Prozent zu verringern.

Krebsschützende Wirkungen von Grüntee sind allerdings von der Qualität der Teesorte und der Zubereitung abhängig: Japanischer Grüntee enthält mehr Polyphenole als chinesischer; je länger der Tee zieht, desto gesünder ist er. Grundsätzlich gilt: Ein kurzer Aufguss (30–90 Sekunden) macht den Tee anregend, da die Koffeinwirkung dominiert; ein langer Aufguss (3–8 Minuten) macht den Tee bitterer und gehaltvoller an Polyphenolen.

Grüntee werden viele Gesundheitswirkungen nachgesagt: Stoffwechselaktivierung, Senkung des Blutzuckerspiegels, Stressminderung, Konzentrationsförderung, Anti-Aging-Effekte und Krebsschutz. Tatsächlich weisen Studiener-

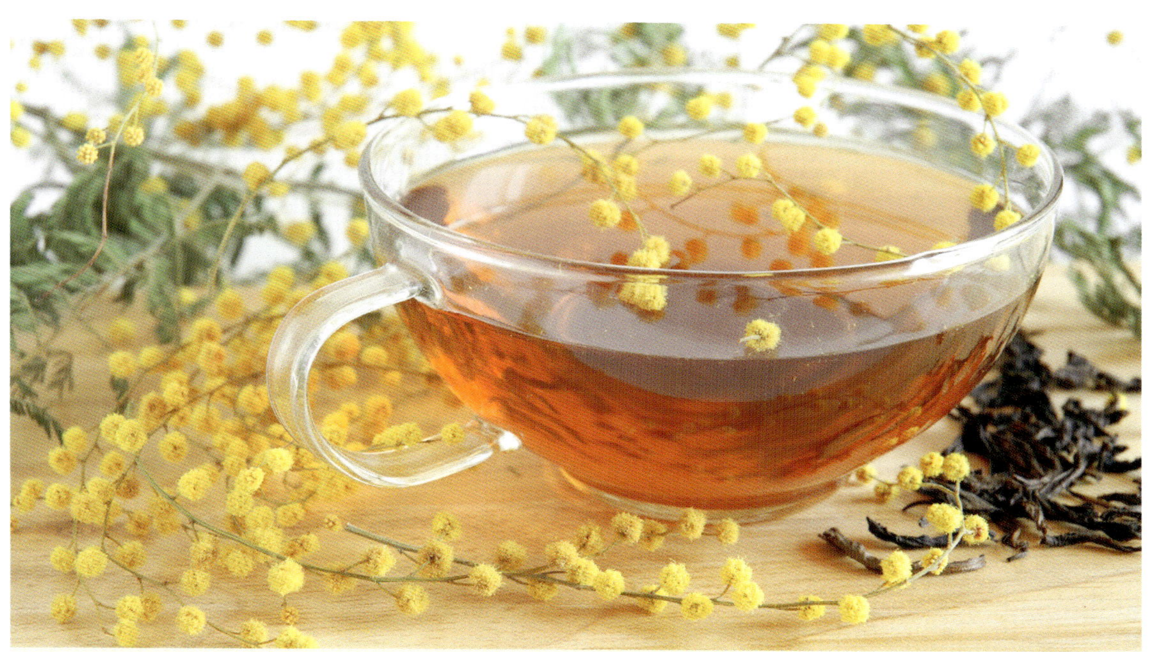

Kultivierte Teetrinker schätzen den gesunden Genuss: Grün- und Schwarztee oder die Kräutermischung.

gebnisse darauf hin, dass Grüntee Tumorzellen im Darm, in der Leber, Brust und der Prostata unschädlich machen oder Tumorwachstum verlangsamen kann. Im Labor beobachtete man, dass ECCG in Grüntee die Gefäßneubildung (Angiogenese) von Tumoren hemmt und krebserregende Nitrosamine (in Bratfleisch und Wurst) neutralisiert. Tierexperimente wiesen nach, dass Grüntee-Polyphenole vor krebserregender UV-Strahlung auf der Haut schützen. Epidemiologische Untersuchungen in China und Japan haben gezeigt, dass Grünteetrinker seltener an bestimmten Krebserkrankungen leiden.

In jedem Fall enthält Grüntee im Vergleich zu Schwarztee große Mengen krebsschützender Polyphenole. Es wird empfohlen, japanischen Grüntee zu bevorzugen, den Tee 3 bis 8 Minuten ziehen zu lassen sowie drei Tassen frisch gebrühten Tee über den Tag verteilt zu trinken. Am besten, Sie halten sich an die Empfehlung von Zen-Meister Yôjôki (13. Jh.: „Tee ist ein ausgezeichnetes Heilmittel, das das Leben des Menschen verlängern kann").

Milchgetränke

Milch ist in erster Linie ein Nahrungsmittel für Säuglinge, kein Getränk für Erwachsene, da es schlecht verdaulich ist. Fermentierte, mit Milchsäurebakterien versetzte flüssige und halbflüssige Lebensmittel gelten aber als gut verträglich, da die blähenden Substanzen der Milch abgebaut wurden. Fermentierte Produkte wie Joghurt, Kefir, Dickmilch sowie Sauerkrautsaft und milchsauer vergorene Getränke wie Karotten- und Rote-Bete-Saft oder Brottrunk enthalten Milchsäurebakterien und wirken krebshemmend, wenn sie regelmäßig getrunken werden. Bevorzugen Sie in jedem Fall Naturjoghurts ohne Zucker oder andere Zusatzstoffe („Fruchtjoghurt"). Natürlich ist der selbst gemachte Fruchtjoghurt, aus Naturjoghurt und frischen Früchten, sehr lecker, gesund und empfehlenswert.

Joghurt, Kefir und Milch enthalten besonders viel knochenstärkendes Kalzium sowie Mineralstoffe (Phosphor, Selen, Kalium) und Vitamine (A, B). Zudem unterstützen probiotische Lebensmit-

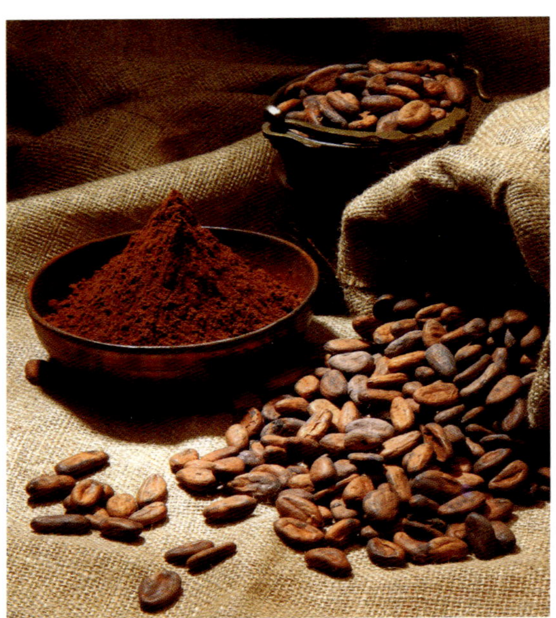
Kakao enthält mehr als 300 Nährstoffe.

Krebsschützende Polyphenole

Lebensmittel	Polyphenole (mg)
Dunkle Schokolade (50 g)	300
Grüner Tee (Tasse)	250
Kakao (2 Teelöffel)	200
Rotwein (125 ml)	150
Milchschokolade (50 g)	100

Milchschokolade

Milchschokolade wird aus Kakaobutter, Zucker und Milch oder Milchprodukten hergestellt (Vollmilch-, Alpenmilchschokolade). 1839 passte ein Dresdener Erfinder erstmals dunklen und bitteren Kakao europäischen Geschmacksvorstellungen an: Durch Zuckerzugabe und Milchfett bekam die Schokolade Süße und Schmelz – und verlor den Großteil gesunder Antioxidantien. Zudem verstärken zuckerhaltige Kakaozubereitungen die stimmungsaufhellenden Wirkungen von Theobromin und Glückshormonen, mit Suchtpotenzial! In jedem Fall schießt der Blutzucker rasch in die Höhe, wenn kalorienreiche Milchschokolade (Zucker und Fett) gegessen wird. Das ist auf Dauer ungesund.

tel die körpereigene Magen-Darm-Flora und das Immunsystem. Joghurt ist meist auch für Menschen mit Laktoseunverträglichkeit bekömmlich.

Die Befunde der Wissenschaft zu krebshemmenden Wirkungen von Milchgetränken sind uneinheitlich. Ergebnisse zweier epidemiologischer Studien weisen darauf hin, dass durch fettarme/-freie Milch das Prostatakrebsrisiko ansteigen kann (400.000 Männer, 1993–2002, 6 und 8 Jahre Nachbeobachtung); auf Vollmilch traf dies nicht zu. Eine EPIC-Substudie zeigte, dass durch Kalzium, Phosphat und Vitamin D in der Nahrung sowie Milchprodukte das Risiko für Darmtumore günstig beeinflusst wird: Je mehr Kalzium desto besser.

Kakao

Der Schlangengott Quetzcoatl schenkte den Azteken den Kakaobaum, dessen Bohnen geröstet und gemahlen zu schwarzer Kakaomasse verarbeitet wurden. Der unglückliche Aztekenherrscher Montezuma soll 50 Becher würzigen Kakaos (mit Mais, Vanille, Pfeffer gemischt) täglich getrunken haben. Man behauptet, er hätte 600 Konkubinen gehabt. Der Konquistador Cortés zerstörte Tenochtitlan und raubte die Reichtümer Mexikos. So kam die Schokolade 1582 nach Europa.

Schokolade macht glücklich und ist sehr gesund. Dies trifft aber nur auf dunkle Schokolade mit einem Kakaoanteil von mindestens 70 Prozent zu, auch auf reines Kakaopulver. 50 g dunkle Schokolade enthalten so viele Antioxidantien wie 15 Gläser Orangensaft oder sechs reife Äpfel!

Kakao enthält mindestens 300 äußerst gesunde Pflanzen- und Nährstoffe (etwa 50 Prozent gesättigte und einfach ungesättigte Fettsäuren), darunter durchblutungsfördernde und entzündungshemmende Substanzen, die Herz-Kreislauf-Erkrankungen vorbeugen, sowie antioxidative Polyphenole (Epicatechin) und Flavonoide. Studien zufolge schützen Kakao-Antioxidantien vor den häufigsten Erkrankungen (Schlaganfall,

Herzinfarkt, Krebs, Diabetes). Nicht zuletzt steigt die Stimmung, da Kakao Theobromin („Speise der Götter“) und die körpereigenen Glückshormone (Dopamin, Serotonin) ansteigen lässt.

Wie einige andere Lebensmittel galt dunkle Schokolade sowohl als Genussmittel als auch als Heilmittel. Erst die zucker- und fettreiche Milchschokolade brachte den Kakao als Dickmacher in Verruf. Untersuchungen in Mittelamerika zeigten, dass fünf Tassen Kakao sehr gesund für Herz und Kreislauf sind und Arteriosklerose vorbeugen. Das krebsschützende Potenzial von dunkler Schokolade ist noch nicht gut untersucht. Es spricht aber Vieles dafür, dass Kakao-Polyphenole die Blutgefäßneubildung von Tumoren und die Vermehrung von Krebszellen hemmen.

Reines Kakaopulver mit heißer Milch, oder einem Hafer-, Soja-, Reisgetränk gemischt, ergibt heiße Trinkschokolade (ohne oder mit ganz wenig Zucker). Die antioxidative Potenz einer Tasse heißer Schokolade ist fünfmal stärker als einer Tasse Schwarztee, dreimal stärker als einer Tasse Grüntee und doppelt so stark wie ein Glas Rotwein!

Kaffee

Kaffee hat positive und negative Eigenschaften, je nachdem wer wann wie viel davon trinkt oder was untersucht wird. Jedenfalls wird seit langem darüber gestritten, ob das Lieblingsgetränk der Deutschen nun gesund oder ungesund ist. Vieles spricht heute dafür, dass Kaffee zu den gesunden Getränken zählt – nicht nur deshalb, weil er die Konzentration schärft.

In den vergangenen Jahrzehnten wurde in Wissenschaftskreisen der Nutzen oder mögliche Schaden durch Kaffeegenuss durchaus kontrovers diskutiert. Man empfahl Kaffee als gesundheitsfördernd oder riet davon als bedenklich ab. Neue Studienergebnisse haben das braune Lieblingsgetränk nun offensichtlich als wirksames antioxidatives Schutzmittel, auch gegen Krebs rehabilitiert.

Kaffeesäure ist neben der Ferulasäure (beide sind Hydroxyzimtsäuren) der am häufigsten vorkommende sekundäre Pflanzenstoff in pflanzlichen Nahrungsmitteln. Kaffee enthält reichlich Kaffeesäure, etwa 25 bis 75 Milligramm in einer Tasse. Viele positive Wirkungen des Kaffees werden auf die darin enthaltenen Antioxidantien zurückgeführt.

Kaffeesäure erwies sich im Tierversuch als Hemmstoff der Entstehung von induziertem Magenkrebs. Kaffeesäure spielt auch als Hemmstoff der endogenen (krebserregenden) Nitrosaminbildung im menschlichen Organismus eine wesentliche Rolle.

Grünes Kreuz 2009: Kaffee-Statement

- Der regelmäßige Genuss von drei, vier oder mehr Tassen Kaffee wirkt sich positiv auf zahlreiche Organe und Körperfunktionen aus.
- Bei manchen Erkrankungen hat Kaffee einen deutlich vorbeugenden oder schützenden Effekt.
- Grundsätzlich muss in den meisten Fällen aus medizinischen Gründen nicht auf Kaffee verzichtet werden.

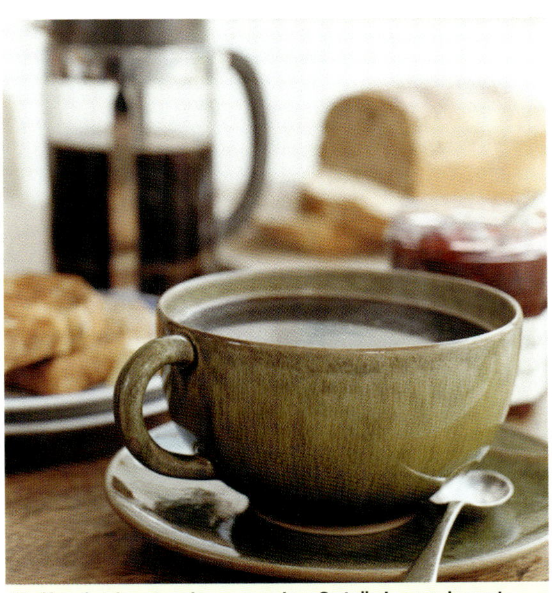

Kaffee ist heute als gesundes Getränk anerkannt.

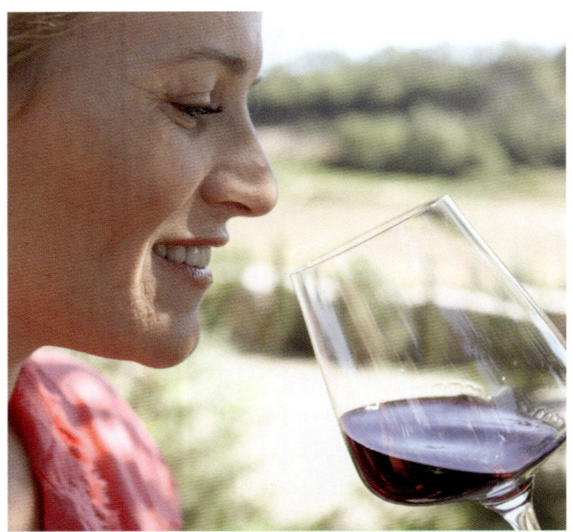

Rotwein in Maßen: Genuss mit Gesundheitsvorteil

Wein

Bereits die Bibel mutmaßt die Zuträglichkeit des gelegentlichen Weingenusses und mahnt: „Wie Lebenswasser ist der Wein dem Menschen, wenn er ihn trinkt mit Maß." Wilder Wein wuchert seit 65 Millionen Jahren und wurde frühestens 7000 v. Chr. im Kaukasus vom Menschen domestiziert. Heute sind die edelsten mediterranen Tropfen ein Vermögen wert. Und der Blick in die Medizingeschichte zeigt, dass Wein wie Wasser und Tee als Lebens- und Heilmittel hoch geschätzt wurde. Dabei verdient Rotwein ganz besondere Aufmerksamkeit, da er das krebshemmende Polyphenol Resveratrol enthält.

Küchentipps

- Frauen sollten höchstens ein halbes Glas, Männer ein ganzes Glas Rotwein täglich trinken, am besten die Rebsorten Cabernet Sauvignon, Pinot Noir, Syrah, Merlot oder Sangiovese.
- Man kann umso mehr mit gesunden Polyphenolen rechnen, je intensiver der Wein gefärbt ist.
- Bevorzugen Sie Wein aus ökologischem Anbau.
- Frauen mit Brustkrebsrisiko sollten möglichst auf alkoholische Getränke verzichten, wenn sie sich optimal schützen wollen.
- Saft von blauen Trauben ist eine empfehlenswerte gesunde Alternative, um von krebsschützenden Resveratroleffekten zu profitieren.

Jeder Wein verfügt über fünf Komponenten: Wasser, Säure und Zucker, Phenolsäuren, Alkohol sowie Aromastoffe. Zucker verwandelt sich bei der Gärung in Alkohol (8–14 Prozent), Säure hält den Wein frisch und geschmackvoll. Hunderte Phenolsäuren (Anthocyanidine, Proanthocyanidine, Phenolsäuren) beeinflussen Farbe, Geruch und Geschmack, fast 1.000 Aromastoffe das Bukett der Rebsorte. 1940 entdeckte man erstmals Resveratrol, einen Abwehrstoff gegen Schädlinge, vor allem im Rotwein, da die sekundären Pflanzenstoffe überwiegend in der Schale und den Kernen vorkommen. Die beste Quelle für krebsschützendes Resveratrol ist deshalb Rotwein, der davon bis zu 1 mg pro Glas (125 ml) enthält. Auch Traubensaft und Cranberrys enthalten Resveratrol, allerdings deutlich weniger.

Unbestritten ist, dass Wein in Maßen als Bestandteil einer ausgewogenen Ernährung im Sinne der Mittelmeerdiät (mit viel Obst und Gemüse) höchstwahrscheinlich Herz-Kreislauf-Erkrankungen vorbeugt. Unbestritten ist gleichfalls, dass Alkohol ein Zellgift und vermehrter Alkoholgenuss ein Risikofaktor für Krebs ist.

Seitdem man im Labor entdeckte, dass Resveratrol alle Phasen der Krebsentstehung wirksam hemmt, wird dieser sekundäre Pflanzenstoff intensiv erforscht. Allerdings ist bis heute die krebshemmende Wirkung von Rotwein beim Menschen noch nicht überzeugend nachgewiesen.

Dass Rotwein dennoch Teil einer gesunden Ernährung sein kann, zeigen Studien zur lebensverlängernden Wirkung von Resveratrol und die Beobachtung, dass Weintrinker häufig gesünder leben als Anhänger harter Drinks. Traditionell mäßiger Weingenuss wie im Mittelmeerraum trägt somit zum vergleichsweise niedrigeren Sterberisiko bei. Man sollte Wein, vor allem Rotwein, als möglichen Anti-Aging-Faktor nicht unterschätzen.

Gesunde Zubereitung

Das Geheimnis der gesunden und schmackhaften Küche ist die schonende Zubereitung. Um ein exzellentes Menü mit reichlich pflanzlichen Schutzstoffen auf den Tisch zu bringen, ist weniger nötig als Sie glauben.

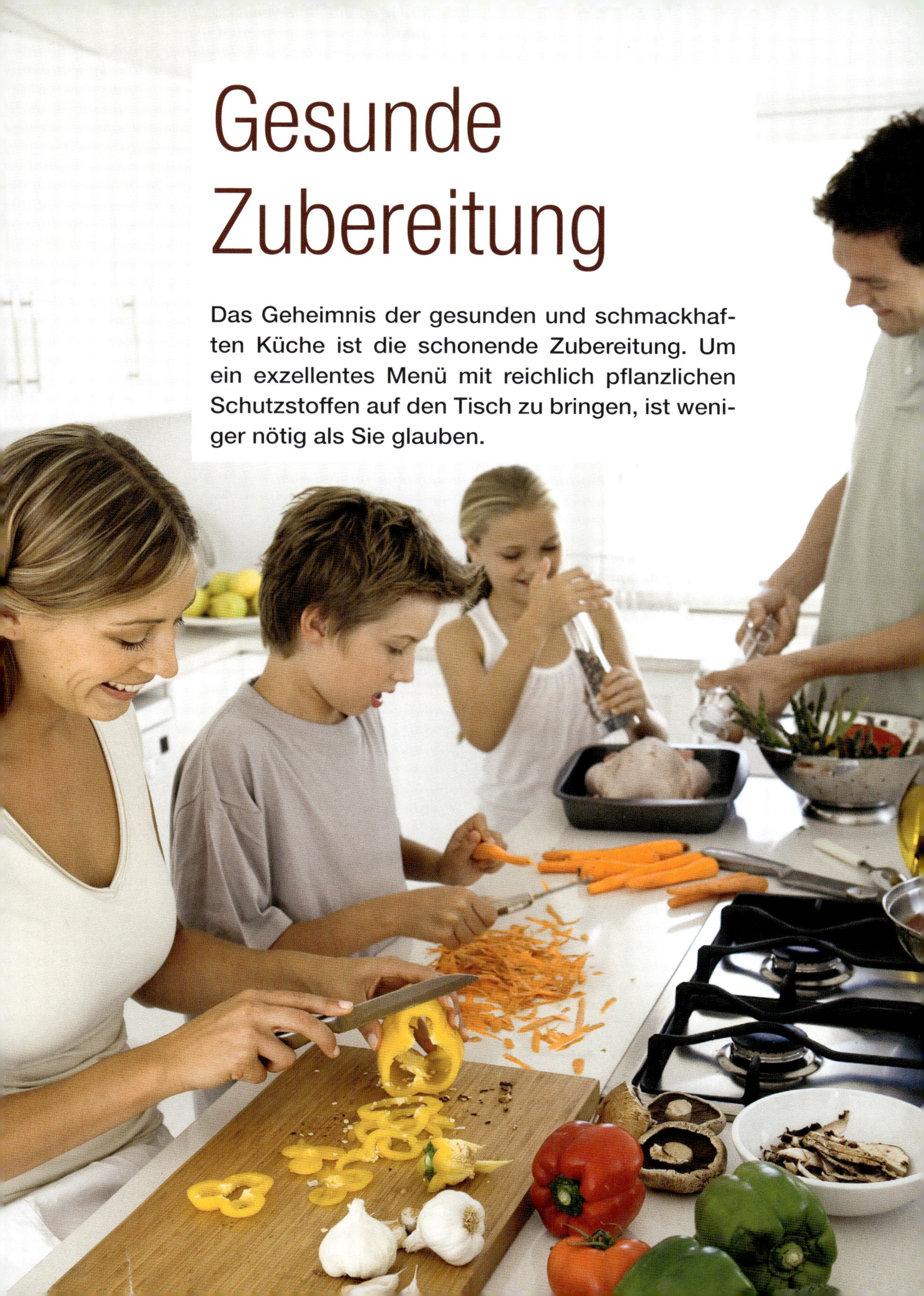

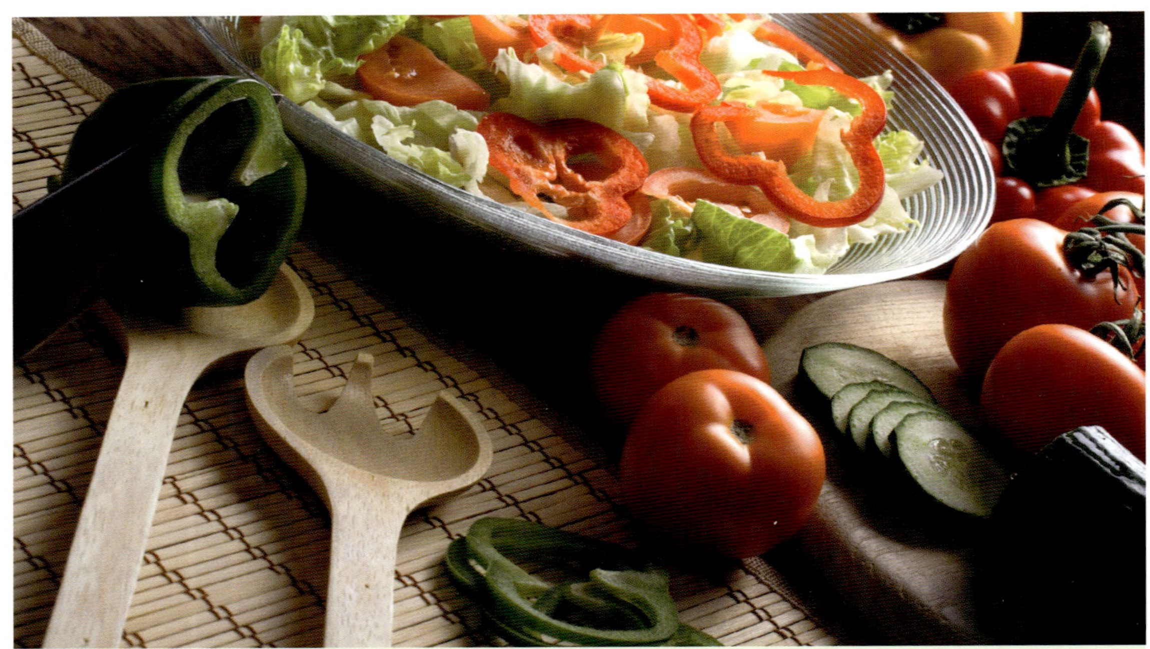

Salate sind als nährstoffreiche und schmackhafte Rohkost immer empfehlenswert.

Die Mittelmeerküche macht es vor: Olivenöl, frisches Gemüse, frische Kräuter, frischer Fisch, dazu Kartoffeln oder Pasta und frisches Obst zum Dessert. Meist benötigen Gemüse und Fisch nur wenige Minuten Garzeit. Nachsalzen entfällt in der Regel. Darüber hinaus ist es gut zu wissen, wie man bei der Zubereitung die Bildung krebserregender Stoffe vermeiden kann. Das gilt insbesondere für die Grillparty.

Rohkost

Bei Salaten und Obst ist die Sache klar: Frisch und roh schmeckt am besten und ist am gesündesten. Da Glucosinolate in Kohlgewächsen hitzeempfindlich sind, kann man Rot- oder Weißkohl zur Abwechslung auch roh genießen. Auberginen, Mais und Spargel eignen sich nicht als Rohkost. Und für Hülsenfrüchte gilt: Vor dem Garen einweichen, giftige Lektine werden durch Erhitzen zerstört. Das Einweichwasser können Sie beim Kochen mitverwenden. Durch Zugabe von Knoblauch, Kümmel oder Ingwer verlieren Hülsenfrüchte ihre blähenden Eigenschaften. Auch sulfidhaltige Lebensmittel wie Knoblauch, Zwiebeln, Schalotten oder Frühlingszwiebeln sind gesünder, wenn man sie roh isst.

Schonend garen

Die beste Nährstoffversorgung ist durch Rohkost erreichbar. Meist sinkt der Nährwert, wenn Gemüse erhitzt wird. Wer aber bei der Zubereitung achtsam ist, Gemüse so kurz wie möglich dämpft oder in Öl anbrät, profitiert noch von hohem Nährwert. Empfehlenswert ist die Zubereitung im nicht zu heißen Wok, in der Mikrowelle mit ein wenig Wasser und im heißen Wasserdampf. Zerkleinern Sie Ihr Gemüse vor der Zubereitung in nicht zu kleine Stücke. Die Garflüssigkeit lässt sich gut für Soßen oder Suppen benutzen.

Um den Acrylamidgehalt in Kartoffeln zu verringern, lassen Sie die Kartoffelscheiben kurz in Wasser aufkochen. Wenn Sie das Wasser abgießen und die Kartoffeln mit Zugabe von Rosmarin im Ofen fertig backen, sollte deutlich weniger Acrylamid enthalten sein.

In konventionell produzierten Blattsalaten und Kohlsorten wie Rot-, Weiß- und Grünkohl, Blumenkohl, Wirsing und Chinakohl sowie Spinat, Rote Bete, Rettich, Radieschen, Fenchel, Sellerie, Mangold kann mehr Nitrat enthalten sein als in ökologischem Gemüse und Obst. Strunk und Außenblätter sollte man grundsätzlich nicht mitessen, da dort besonders viel Nitrat gespeichert wird. Nitratarme Gemüsesorten sind Rosenkohl, Hülsenfrüchte, Lauch, Paprika und Gurken.

Bei manchen Gemüsesorten (Musterbeispiel Tomaten), steigt der Nährstoffgehalt durch Garen sogar an. Um die Verfügbarkeit von Beta-Carotin zu vervielfachen, wird kurzes Garen von Tomaten oder Möhren in Olivenöl empfohlen. Dann kann krebshemmendes Lycopin sehr gut aufgenommen werden.

Fast immer reichen 3 bis 5 Minuten vollkommen aus (maximal 10 Minuten), um bissfest und nährstoffreich zu garen. Matschiges Gemüse schmeckt nicht besonders und sieht auch nicht appetitlich aus. Es enthält zudem kaum gesunde Nährstoffe.

Konservieren

Viele Gemüse- und Obstsorten können problemlos ohne nennenswerte Verluste an gesunden Inhaltsstoffen eingefroren werden. Blanchieren Sie das Gemüse, bevor Sie es einfrieren. Das Gefriergut wird in Plastikbehältern oder Kunststoffbeuteln gut verpackt, luftdicht verschlossen und bei mindestens –25 °C tiefgefroren (Portionen von 300 bis 500, maximal 1.000 g).

In Tomatenmark ist beispielsweise zehnmal mehr Lycopin enthalten als in frischen Tomaten. Auch Tomatenkonserven sind eine empfehlenswerte Lycopinquelle. Wer Tomatensoßen mit Tomatenmark oder Dosentomaten zubereitet, versorgt sich sehr gut mit Lycopin.

Obst und Gemüse richtig konservieren

Obst/Gemüse	Vorbereitung	Haltbarkeit in Monaten
Aprikosen	waschen, entsteinen, Hälften einfrieren	9
Auberginen	putzen, in Scheiben schneiden, mit etwas Zitronensaft kurz blanchieren	8–10
Beeren	putzen, waschen, einzeln auf Tablett vorfrieren, dann abgepackt einfrieren	10–12
Blumenkohl	putzen, in Röschen teilen, evtl. mit etwas Zitronensaft kurz blanchieren	8
Brokkoli	putzen, in Röschen teilen, mit etwas Zitronensaft kurz blanchieren	9–11
Grüne Bohnen	putzen, blanchieren	8–10
Grünkohl	putzen, blanchieren	10
Kräuter	putzen, hacken	8
Lauch	putzen, in Scheiben schneiden, kurz blanchieren	8–10
Möhren	putzen, schälen, in Stücke schneiden	10
Pflaumen	putzen, waschen, entsteinen, Hälften einfrieren	12
Pilze	putzen, klein schneiden, evtl. mit etwas Zitronensaft dünsten	8
Rhabarber	putzen, evtl. abziehen, klein schneiden	12
Spargel	schälen und einfrieren	12
Süßkirschen	ganz oder entkernt einzeln auf Tablett vorfrieren, dann abgepackt einfrieren	10–12
Tomaten	können püriert eingefroren werden	8–10
Zucchini	putzen, in Scheiben schneiden, kurz blanchieren	5–7

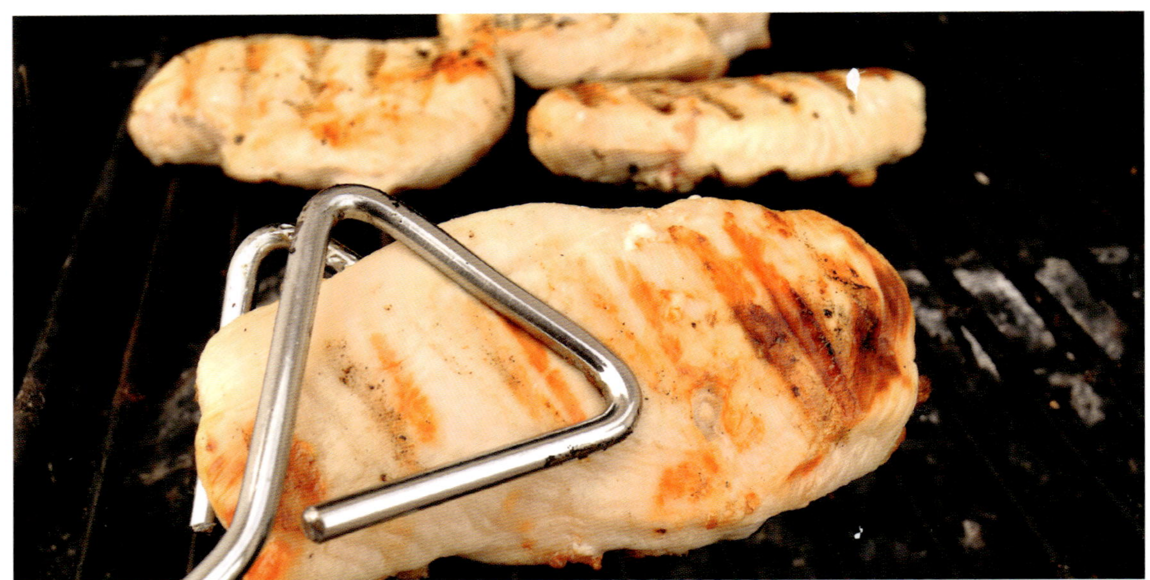

Wer auf fettarmes Fleisch und kurze Grillzeiten achtet, vermeidet risikoreiche Nitrosaminbildung.

Fleisch oder Fisch durch Räuchern oder Einsalzen zu konservieren, ist nicht zu empfehlen. Früher konsumierte man häufiger salzkonservierte Lebensmittel, was zum erhöhten Risiko für Magenprobleme oder Magenkrebs führte. Auch beim Räuchern entstehen krebserregende Substanzen. Zusatz anderer Konservierungsmittel wird gleichfalls als gesundheitsgefährdend eingestuft. Mit frischen Lebensmitteln sind Sie immer auf der sicheren Seite.

Grillen

Grillpartys sind ein beliebter sommerlicher Volkssport. Gesundheitsexperten betrachten Grillfleisch aber mit großer Skepsis. Grundsätzlich muss bei Grillfleisch und -fisch mit der Entstehung krebserregender herterozyklischer Amine (HCA) gerechnet werden, ein Nebenprodukt der Eiweißgarung. Je kürzer die Zubereitungszeit und je niedriger die Gartemperatur desto weniger Schadstoffe bilden sich. Tropft Fett vom Grill, bilden sich krebserregende polizyklische aromatische Kohlenwasserstoffe (PAK), die auch im Tabakrauch enthalten sind.

Obst und Gemüse zu grillen, ist unbedenklich, da nur durch Eiweiß in Fleisch und Fisch Schadstoffe entstehen. Man sollte in jedem Fall sichtbares Fett vom Grillgut entfernen, damit kein Fett in die Glut tropfen kann. Wenn Grillgut in kleine Stücke zerteilt und dann mariniert wird, verkürzt sich die Grillzeit. Legen Sie Fisch und Fleisch eine Stunde lang in eine Gewürzmarinade mit Rosmarin, Thymian, Salbei und Lavendel ein, bevor Sie es auf den Grill legen. Tupfen Sie überflüssige Marinade ab.

Achten Sie darauf, dass die Grilltemperatur nicht zu hoch ist, um Anbrennen zu vermeiden. Drehen Sie Grillfleisch häufig um. Gutes Fleisch benötigt höchstens 3 bis 5 Minuten Garzeit. Gießen Sie roten Fleischsaft weg, er kann Bakterien enthalten. Wenn Sie grüne Salate, Tomaten und Zwiebeln zu Gegrilltem essen, versorgen Sie sich gut mit reichlich krebsschützenden Antioxidantien. Guten Appetit!

Sparsam salzen

Gegen ein Prise Salz auf den Speisen ist nichts einzuwenden. Nicht empfehlenswert ist gewohnheitsmäßiges, übermäßiges und unkontrolliertes Nachsalzen. In China und Japan, wo sehr salzhaltig gegessen wird, kommt Magenkrebs überdurchschnittlich häufig vor. Auch in Deutschland wird nach wie vor viel zu viel gesalzen, teilweise mehr als 10 g Salz pro Tag aufgenommen. Vor allem in Fertigprodukten und Backwaren versteckt sich viel Salz. Die WHO empfiehlt nicht mehr als 5 g Salz täglich (1 Teelöffel). Hoher Salzkonsum ist ein anerkannter Risikofaktor für zahlreiche Erkrankungen, insbesondere für Bluthochdruck, der Schlaganfall und Herzinfarkt begünstigt. Wer auf eine bewusst sparsame Salzzufuhr in der Ernährung achtet, trägt wesentlich zur eigenen Gesundheit bei.

Achten Sie darauf, Ihr Essen nicht nachzusalzen. In vorverarbeiteten Lebensmittel und Wurstprodukten kann besonders viel Salz stecken. Beachten Sie die Angaben auf dem Lebensmitteletikett bei solchen Produkten. In Backwaren, Brot und Cornflakes sollten reichlich Ballaststoffe, aber wenig Salz, Fett und Zucker enthalten sein. Wenn Sie mit Rosmarin, Thymian, Knoblauch, Pfeffer, Zitrone, Limette, Lorbeerblättern würzen, können Sie Salz einsparen oder sogar ganz weglassen.

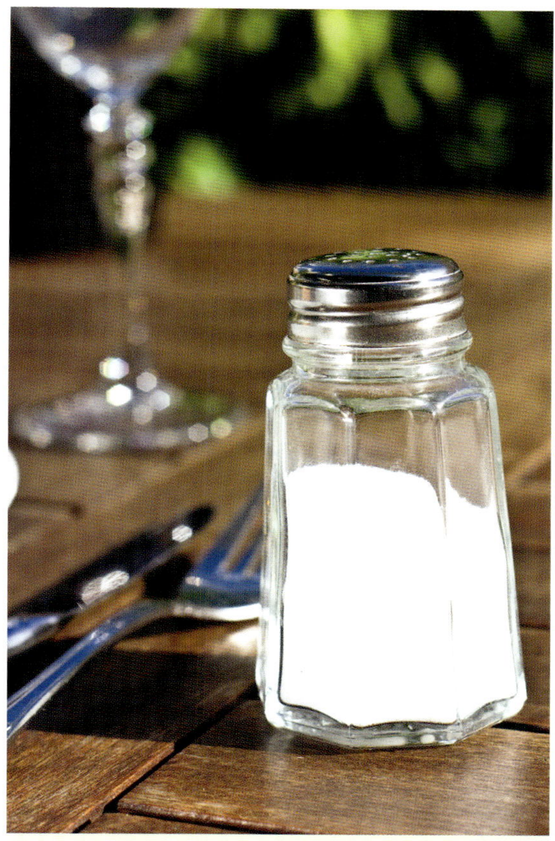

Gesunde Küche kommt ohne Salzstreuer aus.

Küchentipps

- Liegt Gemüse zu lange im Wasser, gehen wertvolle Nährstoffe verloren.
- Blanchieren (maximal 3 Minuten in kochendem Wasser) verringert den Nitratgehalt in Gemüse um bis zu 50 Prozent.
- Werfen Sie Gemüse oder Getreideprodukte mit Schimmel weg. Das Schimmelgift Aflatoxin ist krebserregend. Nüsse, Samen, Trockenfrüchte, Reis und Gewürze sind besonders anfällig für Schimmelpilze.
- Rosenkohl, Brokkoli, Blumenkohl, Weiß- und Rotkohl, Lauch, Radieschen und Bohnen sowie Spargel im feuchten Tuch können einige Tage im Kühlschrank vorrätig gehalten werden, Fenchelgemüse in Papier gewickelt bis zu einer Woche, Möhren, Sellerie, Rote Bete und grüne Paprika bis zu zwei Wochen.
- Lässt man gehackten oder gequetschten Knoblauch 10 bis 20 Minuten an der Luft mit Sauerstoff reagieren, wird die Aktivität und Hitzebeständigkleit der Schutzstoffe verbessert.
- Gehen Sie sparsam mit Salz um. Feinschmecker bevorzugen grobkörnige Natursalze aus Bioläden für die Salzmühle. Für allgemeine Kochzwecke wird jodhaltiges Salz empfohlen.
- Statt Salz können Sie Salbei- oder Rosmarinzweige ins Nudelwasser geben. Mit ein paar Tropfen Öl und einem Spritzer Zitronensaft bekommt die fertige Pasta ein feines Aroma. Die nachträgliche Prise Salz betont den Salzgeschmack deutlicher als bei Pasta, die im Salzwasser gekocht ist.
- Fertigprodukte wie Kartoffelchips, Pommes frites, Kekse, Knäcke- und Röstbrot können viel krebsverdächtiges Acrylamid enthalten. Man entdeckte, dass Wasser den Acrylamidanteil verringert, ebenso Rosmarin oder grüner Tee im Brotteig.

Gesundes Essen genießen

Vollwertige und ausgewogene Ernährung ist neben regelmäßiger körperlicher Bewegung die wichtigste Voraussetzung, um überschüssige Pfunde loszuwerden und das gesunde Wohlfühlgewicht zu halten. Obst, Gemüse und Vollkornprodukte helfen beim Abnehmen, schmecken gut und enthalten jede Menge Schutzstoffe.

Fettbewusst essen

In vielen Lebensmitteln versteckt sich viel zu viel Fett, vor allem tierisches Fett. Gift für jeden, der körperbewusst leben, gesund und schlank bleiben will. Chips, Pommes frites, Wurst und diverse Milch-Sahne-Erzeugnisse enthalten sehr viel ungünstiges Fett. Dabei ist Nahrungsfett nicht von Natur aus „böse", sondern immerhin unser zweitwichtigster Energielieferant. Außerdem enthält Fett Vitamine (A, D, E).

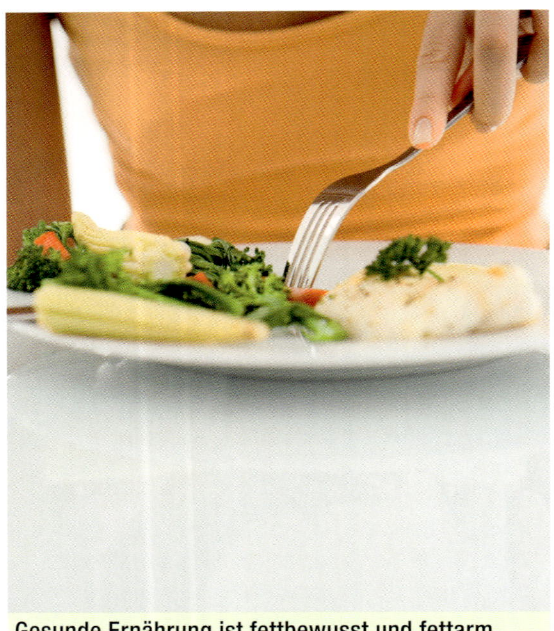

Gesunde Ernährung ist fettbewusst und fettarm.

Alle tierischen Fette enthalten Cholesterin. Dieses kann, wenn zu viel davon im Blut ist, Arteriosklerose und zahlreiche Folgeerkrankungen (Herzinfarkt, Schlaganfall) begünstigen. Pflanzliches Fett in Oliven-, Nuss- und Kernölen ist bekömmlicher. Faustregel: Meiden Sie Fette, die hauptsächlich gesättigte Fettsäuren (tierisches Fett) enthalten. Bevorzugen Sie Fette mit reichlich, vor allem mehrfach ungesättigten Fettsäuren.

Achten Sie beim Einkaufen auf eine gesunde, vollwertige Auswahl der Lebensmittel und gönnen Sie sich beste Qualität. Greifen Sie zu gesunden Kohlenhydraten wie Vollkornnudeln oder Naturreis. Verwenden Sie zum Braten und für Salate Pflanzenöle und nehmen Sie mehr Ballaststoffe auf (Getreide, Gemüse und Obst). Ernährungswissenschaftler betrachten 60 Prozent Ballaststoffe, 15 bis 20 Prozent Eiweiß und 25 Prozent Fett als ausgewogene Mischung. Die Fette sollten aus einem Drittel gesättigter, einem Drittel ungesättigter Fettsäuren sowie einem Drittel mehrfach ungesättigter Fettsäuren bestehen.

Essen Sie nur so viel, wie Ihr Körper an Nährstoffenergie braucht. Die benötigte Energiemenge in Ruhe ist der Grundumsatz. Energiemaß ist die Kalorie (kcal).

- Wenn Sie mehr Energie aufnehmen als Sie verbrauchen, ist Ihre Energiebilanz positiv, und die Kalorien lagern sich in Form von Fett am Bauch, den Hüften und am Po ab. Ihr Körperfettanteil steigt.
- Wenn Sie abspecken wollen, muss Ihre Energiebilanz langfristig negativ sein. In diesem Fall führen Sie weniger Energie mit der Nahrung zu, als Ihr Körper verbraucht. Dann schmilzt das Körperfett langsam ab.

Hauptziel ist eine fettbewusste, möglichst fettarme Ernährung. Von Nulldiäten und „fettfreien" Ernährungsprogrammen raten Ärzte dringend ab, da Sie Ihrem Körper lebenswichtige Nährstoffe entziehen und ein Gesundheitsrisiko eingehen würden! Mischkost setzt sich aus 50 bis 55 Prozent Kohlenhydraten, 30 Prozent Fett und 15 bis 20 Prozent Eiweiß zusammen.

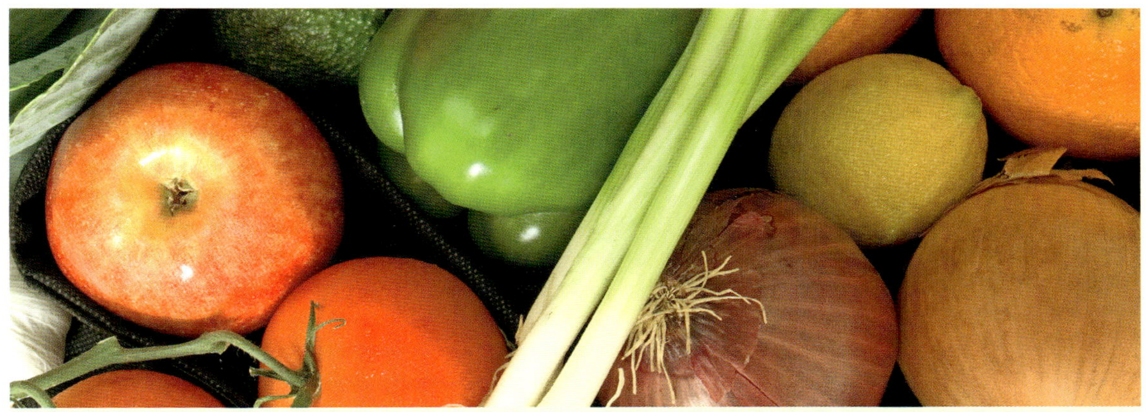

Frisch, abwechslungsreich im Geschmack, würzig und vollwertig sollte es schmecken.

Gesund ernähren

Welche Ernährung ist gesund? Das Ernährungsverhalten kann dazu beitragen, dass man sein Idealgewicht erreicht und behält, dass man mit Appetit und Genuss isst, und dass man chronischen Erkrankungen wirksam vorbeugt. Hier einige Tipps für die gesunde Ernährung:

Vielseitig, aber nicht zu viel

Abwechslungsreiches Essen schmeckt und ist vollwertig. Stellen Sie Ihren Speiseplan vielfältig und sorgfältig zusammen. Täglich reichlich frisches Obst und Gemüse sind empfehlenswert. Bevorzugen Sie mageres Fleisch und Geflügel, Fisch sowie fettreduzierten Käse. Setzen Sie Salz und Zucker (wenn überhaupt) sparsam ein. Genießen Sie Alkohol in Maßen. Essen Sie fettbewusst und fettarm.

Weniger Fett und fettreiche Lebensmittel

Zu viel Fett macht dick. Fett liefert doppelt so viel Energie wie die gleiche Menge Kohlenhydrate oder Eiweiß. Durch fettreiche Ernährung erhöht sich Ihr Risiko für Herz-Kreislauf-Erkrankungen, Stoffwechselleiden wie Diabetes oder Gicht, Bluthochdruck und Tumorerkrankungen. Reduzieren Sie Streichfette (Butter, Streichwurst). Bereiten Sie Speisen fettarm zu. Achten Sie auf sichtbare und versteckte Fette in Nahrungsmitteln.

Würzig, aber nicht salzig

Gewürze verbessern den Geschmack der Speisen. Zu viel Salz im Essen treibt den Blutdruck nach oben. Bevorzugen Sie Kräuter zur Geschmacksverbesserung und ersetzen Sie Salz durch Zitronensaft.

Meiden Sie Süßigkeiten

Überschüssiger Zucker wird im Körper in Fett umgewandelt und macht dick. Besonders ungünstig ist weißer Haushaltszucker. Außerdem führt Zucker wie Alkohol zum Anstieg des Blutfettspiegels, ein Risikofaktor für Arteriosklerose und Herzinfarkt.

Mehr Vollkornprodukte

Vollkornprodukte liefern wichtige Ballaststoffe. Vollkornbrot, Naturreis, Müsli, Haferflocken oder Keimlinge enthalten günstige Kohlenhydrate, Vitamine, Mineralstoffe und Spurenelemente und fördern die Verdauung.

Reichlich frisches Gemüse und Obst

Pflanzliche Lebensmittel sollten den Hauptteil der täglichen Nahrung ausmachen. Essen Sie frisches Obst oder Rohkost, Salate oder Gemüse und Hülsenfrüchte (Erbsen, Bohnen, Linsen). Das hält lange satt. Obst und Gemüse bilden die Basis einer gesunden Ernährung und enthalten zahlreiche Nährstoffe, die Krebszellen unschädlich machen.

Weniger tierisches Eiweiß

Pflanzliches Eiweiß in Kartoffeln, Hülsenfrüchten und Getreide ist günstig für vollwertige Ernährung. Probiotische Milchprodukte und zwei- bis dreimal Fisch pro Woche stärken das Immunsystem, schützen Herz und Kreislauf.

Trinken mit Verstand

Ihr Körper braucht mindestens 1,5 bis 2 Liter Wasser pro Tag oder kalorienarme/-freie Getränke. Wenn Sie schwer arbeiten, sportlich aktiv oder krank sind, müssen Sie sogar noch mehr trinken, um den Flüssigkeitsverlust im Körper auszugleichen. Alkohol hat mit 7 kcal pro Gramm fast den Energiegehalt von Fett, enthält aber keine pflanzlichen Schutzstoffe (Ausnahme: Rotwein). Außerdem wirkt Alkohol appetitanregend und hemmt den Fettabbau.

Öfter kleinere Mahlzeiten

Statt der üblichen drei größeren Hauptmahlzeiten sind drei bis fünf kleinere Mahlzeiten über den Tag verteilt besser dazu geeignet, fit und leistungsfähig zu bleiben.

Schmackhaft und nährstoffschonend zubereiten

Garen Sie Gemüse nur kurz mit wenig Wasser und etwas Öl. Die mediterrane und die asiatische Küche sind gute Vorbilder für gesunde und schmackhafte Zubereitung von Lebensmitteln.

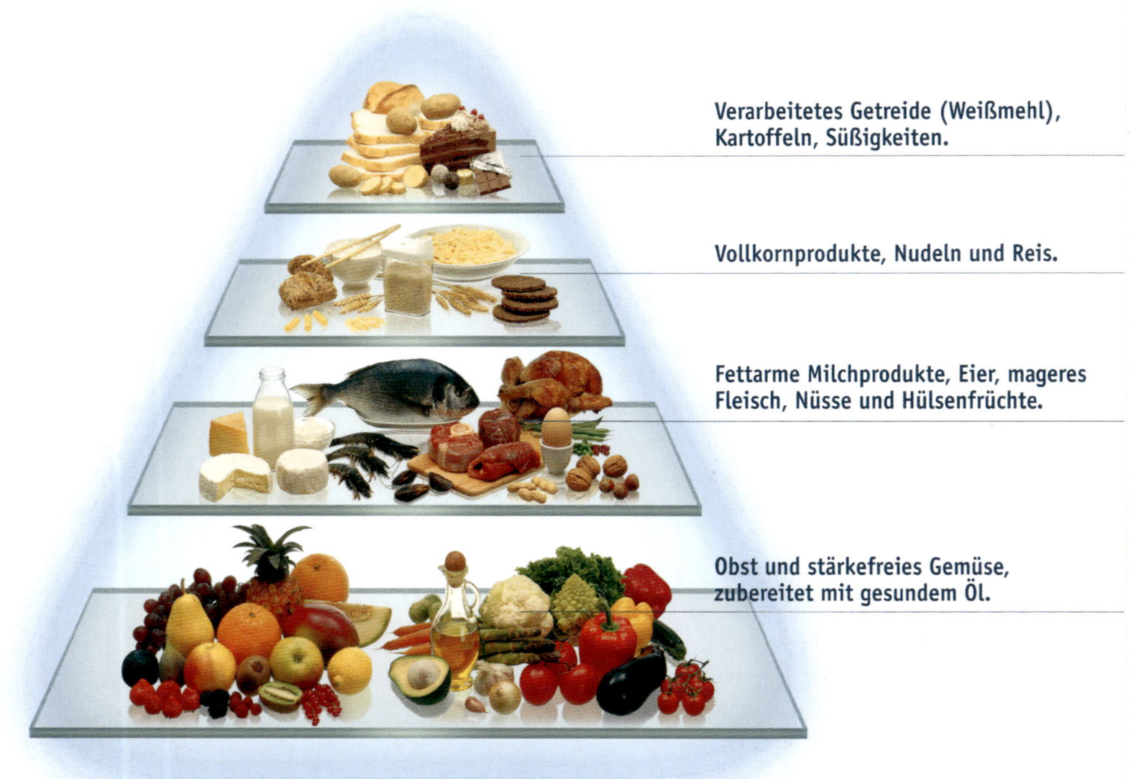

Wenn Sie sich an die LOGI-Ernährungspyramide halten, die aus evolutionsbiologischen Erkenntnissen abgeleitet wurde, machen Sie alles richtig. Das optimale Nahrungsangebot enthält jeweils einen Drittelanteil Obst und Gemüse, hochwertiges Eiweiß und Kohlenhydrate. Die Basis jeder gesunden Ernährung sind Obst und Gemüse.

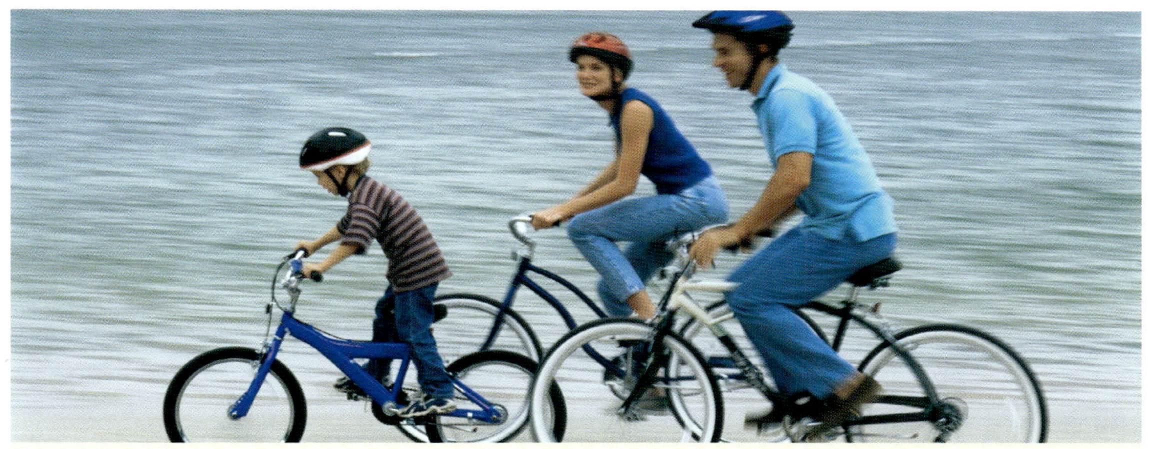

Sportliche Betätigung und Bewegung an der frischen Luft fördern körperliche Fitness und Gesundheit.

Immer in Bewegung

Wenn Sie etwas für Ihre Gesundheit und Fitness tun wollen, sollten Sie immer in Bewegung bleiben. Für Bequemlichkeit und Trägheit, die Verlockungen der bunten Warenwelt, des Konsums und den modernen Lifestyle zahlt man mitunter einen hohen Preis: Übergewicht, Bluthochdruck, Herzkrankheiten, Demenz, Krebs und andere chronische Leiden. Starkes Übergewicht ist ein Risikofaktor für verschiedene Krebserkrankungen. Das sollten Sie vermeiden. Ein optimales Nährstoffangebot wirkt lebensverlängernd, mindert Stressanfälligkeit, stärkt das Immunsystem, beugt Krebs und Herz-Kreislauf-Erkrankungen vor.

Durch Sport und körperliche Bewegung erhöht sich der Energieverbrauch. Der Arbeitsumsatz steigt und der Grundumsatz nimmt durch zunehmende Muskelmasse und Trainingseffekte zu. Sport und regelmäßige Bewegung sind für ein stabiles Körpergewicht und wirksame Krankheitsprävention unverzichtbar.

Kombiniert mit vollwertiger, ausgewogener und fettbewusster Ernährung ist körperliche Bewegung zur langfristigen Gewichtsabnahme und -kontrolle von großer Bedeutung: Regelmäßiges Training verhindert den Abbau von Muskelmasse und stärkt die Muskelkraft. Der Stoffwechsel ist intensiver. Die Energiebilanz verbessert sich, da mehr Energie verbraucht und weniger Fett gespeichert wird. Durch den Zugewinn an Muskelmasse und bessere Fitness verstärkt sich der energieverbrauchende Effekt. So verlieren Sie nach und nach überschüssiges Körperfett. Darüber hinaus schützen starke Muskeln und gute Herz-Kreislauf-Kondition den Stütz- und Bewegungsapparat. Sie wirken jünger, fühlen sich fit und leistungsfähig.

Training nach Programm

Welches Bewegungstraining ist für den gesunden Lebensstil mit Krebsschutzeffekt geeignet?

- Im Grunde ist jede Art von Freizeitsport geeignet. Besonders beliebt sind Nordic Walking, Wandern, Jogging, Radfahren, Skilanglauf, Schwimmen und Gymnastik zur Verbesserung der Ausdauerleistung (Kondition).
- Empfohlene Pulsfrequenz beim Ausdauertraining: 175 minus Lebensalter.
- Beispiel 55-Jähriger: 175 – 55 = 120 Herzschläge pro Minute.
- Gezielter Muskelaufbau durch Gymnastik oder Krafttraining ist empfehlenswert. Die Leistungsfähigkeit der Muskulatur und die Koordination des gesamten Bewegungsapparates verbessern sich. Auch Sehnen, Bänder und Gelenke profitieren.
- Trainieren Sie regelmäßig, zwei- bis dreimal pro Woche.

Krebsprävention global

Krebserkrankungen betreffen Millionen Menschen weltweit. Und nicht nur in den Industrienationen muss mit ansteigenden Erkrankungsraten bei bestimmten Krebsarten gerechnet werden. Da es in absehbarer Zeit kein universales Heilmittel für Krebs geben wird, bemühen sich Medizin, Wissenschaft und Gesundheitsinstitutionen seit einigen Jahrzehnten um die Entwicklung wirksamer Präventivstrategien. Es hat sich gezeigt, dass gesunde Ernährung einer der wichtigsten Stützpfeiler solcher Strategien ist.

Internationale Initiativen und nationale Kampagnen in vielen Ländern propagieren die Krebsprävention auf allen gesellschaftlichen Ebenen. Die bedeutendste Unternehmung zur Verbesserung des Krebsschutzes weltweit ist das globale Welt-Krebsforschungs-Netzwerk (WCRF). Eine aktuelle deutsche Kampagne zur Krebsprävention ist „Fünf am Tag", fünf Portionen Gemüse und Obst täglich.

WCRF-Empfehlungen

Seit der Gründung im Jahre 1982 widmet sich das globale Netzwerk des World Cancer Research Fund (WCRF) der Krebsprävention. Die WCRF selbst und seine gemeinnützigen nationalen Organisationen in den USA, in Großbritannien, den Niederlanden, Frankreich und Hongkong haben alle den gleichen Auftrag: Weltweit vor Krebserkrankungen zu schützen. Das globale Netzwerk des WCRF will vor allem durch landesweite Aufklärungs- und Forschungsprogramme Verhaltensweisen stärken, die zur Bekämpfung von Krebs beitragen.

Seit Mitte der 1990er Jahre ist die wissenschaftliche Literatur im Bereich Ernährung, körperliche Aktivität, Körpergewicht und Krebsrisiko enorm umfangreich geworden. 1997 erschien der erste WCRF-Report „Ernährung und Krebsprävention: Eine globale Perspektive", der zehn Jahre lang die maßgebliche Informationsquelle zum Thema Ernährung und Krebsprävention war. 2007 erschien der zweite Report „Ernährung, körperliche Aktivität und Krebsprävention: Eine globale Perspektive", der sämtliche relevanten Forschungsergebnisse, unter Einsatz der besten Methoden, zusammenfasst, um Empfehlungen für Ernährung und körperliche Aktivität zu geben, um das Krebsrisiko zu senken. Kernstück des Reports sind die folgenden zehn Empfehlungen zum Krebsschutz, die auf einer systematischen Auswertung der internationalen Literatur basieren.

1. Körperfett

Es wird empfohlen, so schlank wie möglich zu bleiben, und zwar innerhalb des normalen Gewichtsbereichs. Der durchschnittliche Körpermassenindex (BMI) sollte bei 21 bis 23 liegen. Eine Zunahme des Körpergewichts und Bauchumfangs ist im Erwachsenenalter zu vermeiden. Übergewicht und Adipositas (Fettleibigkeit) haben sich in vielen Industrienationen seit 1990 bis zum Jahr 2005 verdoppelt. Sogar in den meisten Ländern Asiens und Lateinamerikas sowie in Afrika sind chronische Krankheiten, Übergewicht inklusive, inzwischen häufiger anzutreffen als Mangel- und Infektionskrankheiten. Übergewicht und Adipositas erhöhen das Risiko für einige Krebsarten. Übergewicht und Adipositas können Folgeerkrankungen verursachen, wie Fettstoffwechselstörungen, Bluthochdruck und Schlaganfall, Diabetes mellitus Typ 2 und koronare Herzkrankheit. Übergewicht in der Kindheit birgt die Gefahr lebenslanger Übergewichtigkeit.

2. Körperliche Aktivität

Körperliche Aktivität sollte Teil des täglichen Lebens sein. Es wird empfohlen, mindestens 30 Minuten pro Tag moderat körperlich aktiv zu sein, vergleichbar mit schnellem Gehen. Für eine Verbesserung der Leistungsfähigkeit sind 60 Minuten moderate oder 30 Minuten intensive körperliche Aktivität erforderlich. Sitzende

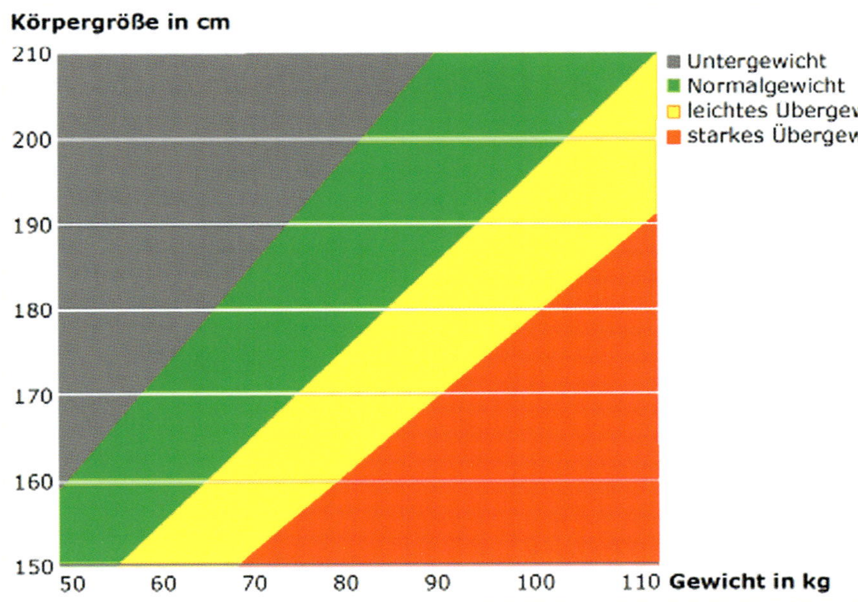

Hier können Sie Ihren aktuellen Body-Mass-Index (BMI) bestimmen. Prüfen Sie mithilfe des nebenstehenden Diagramms, zu welcher Gewichtsklasse Sie gehören. Der BMI wird folgendermaßen berechnet: Body-Mass-Index (BMI) = Körpergewicht (kg) : Körpergröße² (m²).

Aktivitäten wie Fernsehen sind zu begrenzen. Jede Form körperlicher Aktivität schützt sowohl vor bestimmten Krebserkrankungen als auch vor Gewichtszunahme, Übergewicht und Adipositas. Demnach ist der bewegungsarme Lebensstil eine der Ursachen von Krebs, Gewichtszunahme, Übergewicht und Adipositas. Außerdem sind Gewichtszunahme, Übergewicht und Adipositas selbst Risikofaktoren für einige Krebserkrankungen, und zwar unabhängig vom Grad der körperlichen Aktivität.

3. Lebensmittel und Getränke, die Gewichtszunahme fördern

Energiedichte Lebensmittel sollten nur selten, zuckerhaltige Getränke möglichst nicht konsumiert werden. Fastfood (wenn überhaupt) sollte man vermeiden. Der Konsum energiedichter Lebensmittel und gezuckerter Getränke nimmt derzeit weltweit zu und trägt vermutlich zur globalen Adipositasepidemie bei.

Energiedichte bezieht sich auf die Menge an Energie (in kcal oder kJ) pro Gewichtseinheit (meist 100 g) eines Lebensmittels. Kostformen, die überwiegend aus vorverarbeiteten Lebensmitteln bestehen und oft erhebliche Mengen an Fett oder Zucker enthalten, sind in der Regel energiedichter als Kostformen, die viel naturbelassene sowie pflanzliche Lebensmittel enthalten.

Trinkwasser hat eine niedrige Energiedichte. Im Gegensatz dazu liefern zuckerhaltige Getränke Energie, ohne ein Sättigungsgefühl oder angemessene Verringerung der nachfolgenden Energiezufuhr zu bewirken. Sie fördern eher übermäßige Energiezufuhr und damit auch die Gewichtszunahme.

4. Pflanzliche Lebensmittel

Es wird empfohlen, mindestens fünf Portionen (mindestens 400 g) verschiedenes, nicht stärkehaltiges Gemüse und Obst pro Tag zu essen. Der durchschnittliche Verzehr von nicht stärkehaltigem Gemüse und Obst sollte mindestens 600 g pro Tag betragen. Relativ unverarbeitetes Getreide und/oder Hülsenfrüchte sollten zu jeder Mahlzeit gegessen, stark verarbeitete, stärkehaltige Lebensmittel begrenzt konsumiert werden. Die meisten Kostformen, die vor Krebserkrankungen schützen, bestehen überwiegend aus pflanzlicher Nahrung. Wer sich abwechslungreich vegetabilisch ernährt, schützt sich vor einigen Krebsarten.

Unter der vegetabilischen Kost versteht man eine Ernährung, die jene pflanzlichen Lebensmittel in den Mittelpunkt stellt, die sehr viel Nähr- und Ballaststoffe (und wenig Stärke) enthalten sowie eine niedrige Energiedichte aufweisen. Es ist wahrscheinlich, dass nicht stärkehaltiges Gemüse sowie Obst gegen bestimmte Krebserkrankungen schützen. Da diese Lebensmittel typischerweise niedrigkalorisch sind, beugen sie wahrscheinlich auch Gewichtszunahme vor.

5. Lebensmittel tierischer Herkunft

Es wird empfohlen, den Verzehr von rotem Fleisch zu begrenzen und den Verzehr von verarbeitetem Fleisch zu vermeiden. Menschen, die regelmäßig Fleisch essen, sollten sich mit 500 g pro Woche begnügen; davon sollte sehr wenig (wenn überhaupt) vorverarbeitet sein (etwa Wurstwaren). Viele Lebensmittel tierischer Herkunft leisten einen wichtigen Beitrag zur Nährstoffversorgung und sind gesundheitsförderlich, solange man sie nur sporadisch genießt. Vegetabilische und vegetarische Kostformen sind mit einem verminderten Krankheitsrisiko, inklusive Krebs, verbunden. Rotes und verarbeitetes Fleisch hingegen wird als „überzeugende" oder „wahrscheinliche" Ursache einiger Krebserkrankungen eingestuft. Kostformen mit viel tierischen Fetten sind häufig hochenergetisch, was die Wahrscheinlichkeit für Gewichtszunahme erhöht.

6. Alkohol

Es wird empfohlen, den Konsum alkoholischer Getränke zu begrenzen. Wenn Alkoholika getrunken werden, sollten es nicht mehr als zwei Gläser pro Tag für Männer und maximal ein Glas pro Tag für Frauen sein. Die Daten hinsichtlich Krebserkrankungen rechtfertigen die Empfehlung, überhaupt keinen Alkohol zu trinken. Gleichzeitig lässt weiteres Datenmaterial den Schluss zu, dass moderater Alkoholkonsum wahrscheinlich das Risiko für die koronare Herzkrankheit senkt. Daher umfasst diese Empfehlung alle Arten von Alkohol, sei es Bier, Wein, Spirituosen oder andere alkoholische Getränke. Entscheidend ist die aufgenommene Menge an Ethanol. Nach Datenlage sollten sogar geringste Mengen von Alkohol vermieden werden. Dies gilt in jedem Fall für Schwangere und Kinder.

7. Konservierung, Verarbeitung, Zubereitung

Es wird eine Begrenzung des Salzkonsums empfohlen. Der durchschnittliche Salzkonsum aus allen Quellen sollte weniger als 5 g (2 g Natrium) pro Tag betragen. Gepökelte, gesalzene oder salzige Lebensmittel sind nicht zu empfehlen. Lebensmittel sollten ohne Salz haltbar gemacht werden. Salz und mit Salz haltbar gemachte Lebensmittel sind wahrscheinlich eine Ursache für Magenkrebs. Lebensmittel, die mit Aflatoxinen belastet sind, sind eine Ursache für Leberkrebs. Vor Getreide oder Hülsenfrüchten mit Schimmelbefall wird gewarnt.

8. Nahrungsergänzungsmittel

Der Nährstoffbedarf sollte ausschließlich durch Lebensmittel gedeckt werden. Nahrungsergänzungsmittel werden für die Krebsprävention nicht empfohlen. Hochdosierte Nahrungsergänzungsmittel können sowohl vor Krebs schützen als auch Krebs begünstigen. Eine allgemeine Empfehlung, Nahrungsergänzungsmittel zur Prävention von Krebs einzusetzen, könnte unerwartete und nachteilige Wirkungen mit sich bringen. Deshalb wird empfohlen, mehr Nährstoffe aus Obst und Gemüse aufzunehmen.

9. Stillen

Mütter sollten stillen. Säuglinge sollten gestillt werden, möglichst bis zu sechs Monate lang. Anschließend kann mit Beikost begonnen werden. Stillen schützt vor Infektionen im Säuglingsalter, unterstützt die Entwicklung des Immunsystems, schützt vor Kinderkrankheiten und festigt die Beziehung von Mutter und Kind.

10. Krebsbetroffene

Es gelten die Empfehlungen zur Krebsprävention. Krebsbetroffene sollten von ausgebildeten

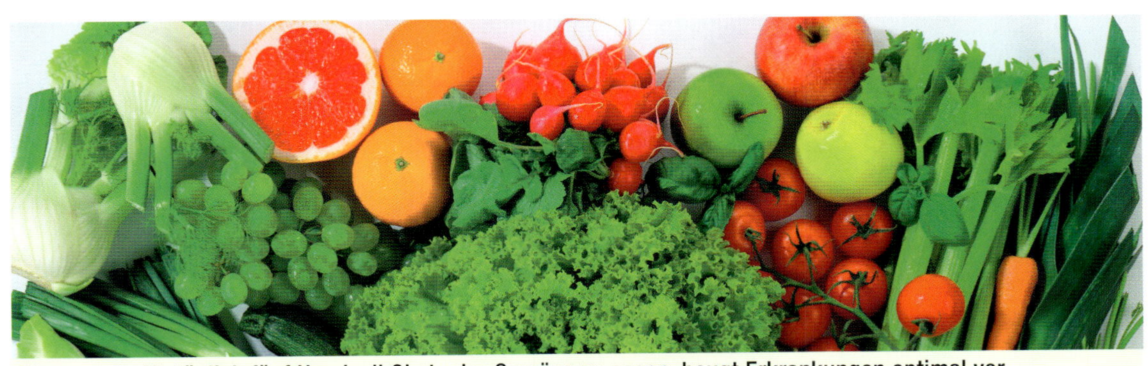

Wer es schafft, täglich fünf Handvoll Obst oder Gemüse zu essen, beugt Erkrankungen optimal vor.

Ernährungsfachkräften betreut werden. Wenn möglich (und wenn es keine anderen Empfehlungen gibt), sollten die Empfehlungen für gesunde Ernährung, gesundes Körpergewicht und körperliche Aktivität beachtet werden.

Fünf am Tag

„Fünf am Tag" ist eine Kampagne, die sich dafür einsetzt, dass die Deutschen mehr Obst und Gemüse essen. Ähnliche Kampagnen gibt es auch in anderen Ländern weltweit. Die einzelnen Länderkampagnen sind unabhängig.

Ziel der 5-am-Tag-Kampagne ist eine Steigerung des Obst- und Gemüseverzehrs auf mindestens 650 g pro Tag. Bei Erwachsenen entspricht das fünf Portionen oder etwa fünfmal eine Handvoll. Für Kinder gilt ebenfalls die Regel 5 Handvoll Obst und Gemüse am Tag, da die Handgröße ein bedürfnisgerechtes Maß ist: große Hände – große Portionen, kleine Hände – kleine Portionen. Von den fünf Portionen sollten drei Portionen Gemüse oder Salate sein. Säfte, Trockenfrüchte und Nüsse (ungesalzen und ungeröstet) gehören ebenfalls zur 5-am-Tag-Regel.

Die deutsche 5-am-Tag-Kampagne wird von einem gemeinnützigen eingetragenen Verein getragen. Zu den Mitgliedern zählen wissenschaftliche Fachgesellschaften wie die Deutsche Gesellschaft für Ernährung und die Deutsche Krebsgesellschaft. Krankenkassen, Ministerien, Stiftungen sowie zahlreiche Partner aus der Wirtschaft unterstützen die Kampagne. Das Netzwerk umfasst inzwischen mehr als 110 Kooperationspartner.

Die Kampagne wird seit 2002 mit Mitteln der Europäischen Union, seit Herbst 2009 auch vom Bundesministerium für Ernährung, Landwirtschaft und Verbraucherschutz gefördert. Die Aussagen der 5-am-Tag-Kampagne werden fortlaufend von einem Expertengremium auf ihre wissenschaftliche Begründung und Richtigkeit überwacht.

Hand aufs Herz, haben Sie heute schon fünf Portionen Obst und Gemüse gegessen? Wer täglich fünf Portionen isst, versorgt seinen Körper mit Vitaminen, Mineral- und Ballaststoffen sowie sekundären Pflanzenstoffen. Dazu zählen Flavonoide, Carotinoide, Senfölglycoside und Sulfide. Diese Stoffe wirken sich positiv auf das Wohlbefinden aus und stärken das Immunsystem. Und darüber hinaus können Obst und Gemüse vor Zivilisationskrankheiten wie Bluthochdruck, Diabetes, Herzinfarkt und Schlaganfall – und vor Krebs schützen.

Fünf Portionen Obst und Gemüse am Tag? Das ist leichter als Sie glauben. Essen Sie zum Frühstück ein Müsli mit frischem Obst. Zwischendurch trinken Sie ein Glas Orangensaft oder knabbern Gemüsesticks. Mittags gibt es eine Portion Gemüse als Beilage und zum Nachtisch genießen Sie einen erfrischenden Obstsalat. Am Abend gönnen Sie sich Pasta mit Tomatensoße und ein Glas Rotwein. Wie viele Portionen Obst und Gemüse haben Sie heute schon gegessen?

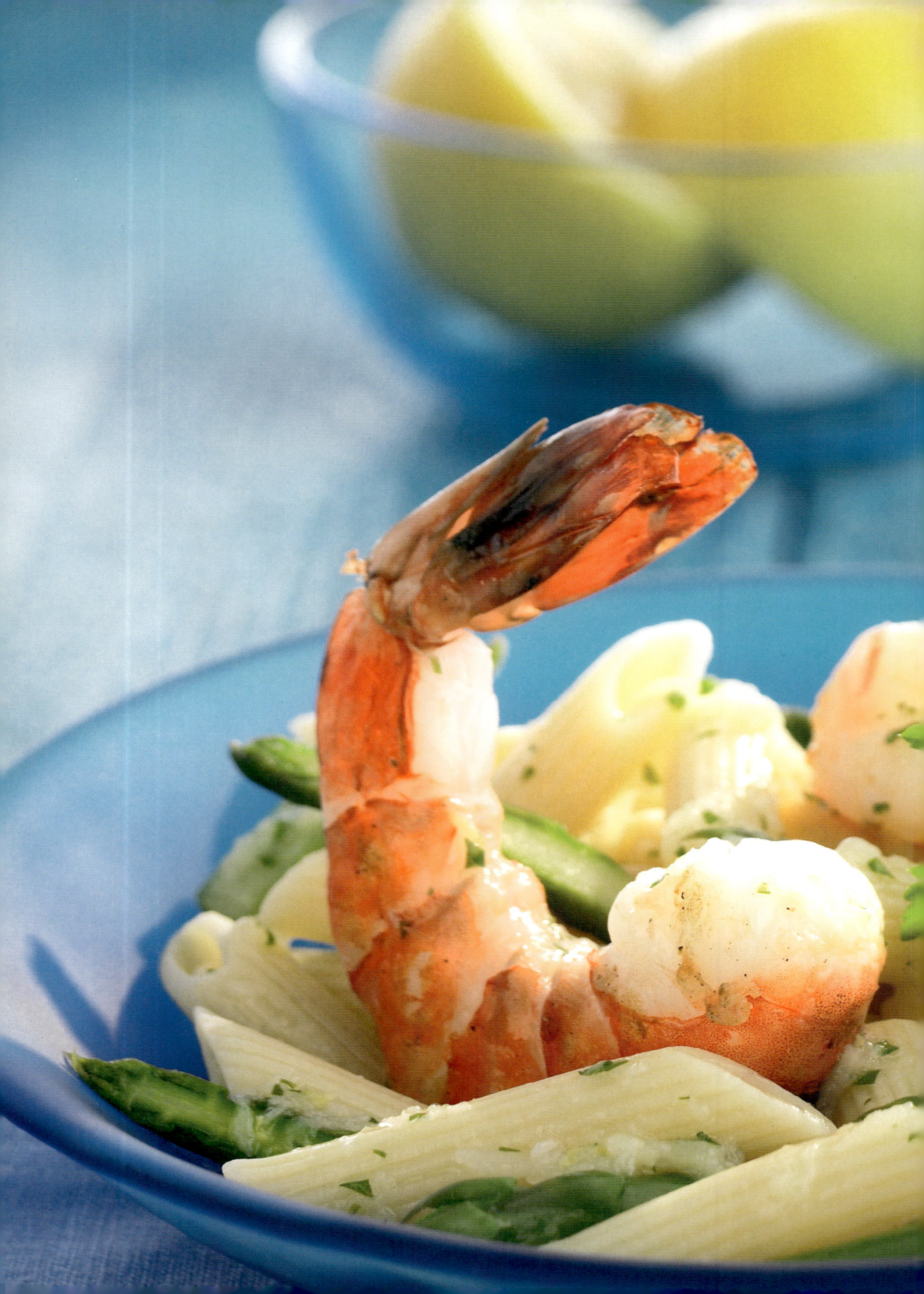

Kochen mit Genuss

Rezepte zur Krebsprävention

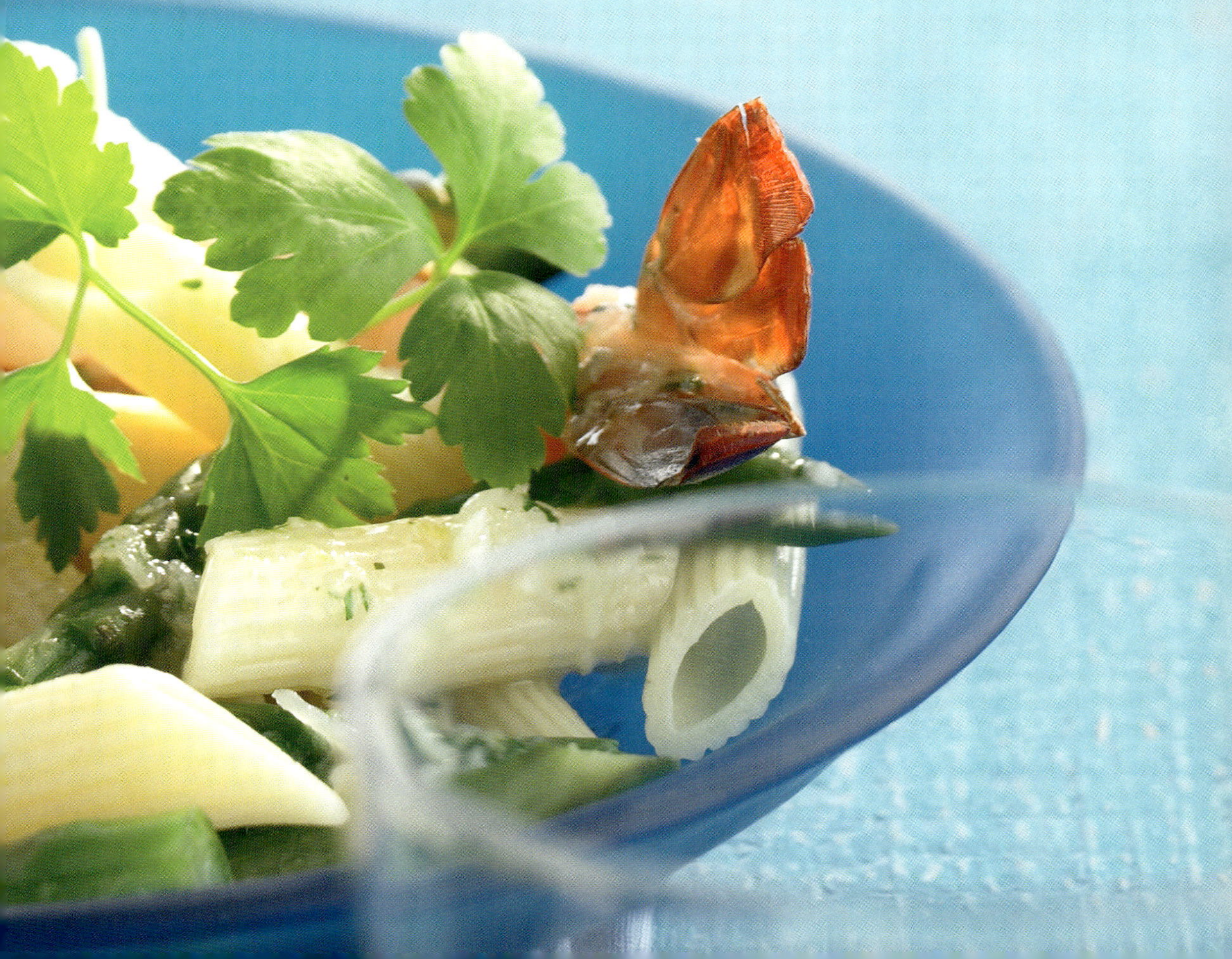

Frühstück und Snacks für Zwischendurch

Frühstücksjoghurt

Zutaten

(für 4 Personen)
200 g Erdbeeren
200 g Honigmelonenfruchtfleisch
2 Orangen
etwas brauner Rohrzucker
400 g Joghurt
4 EL frisch gepresster Orangensaft
4 EL Honig

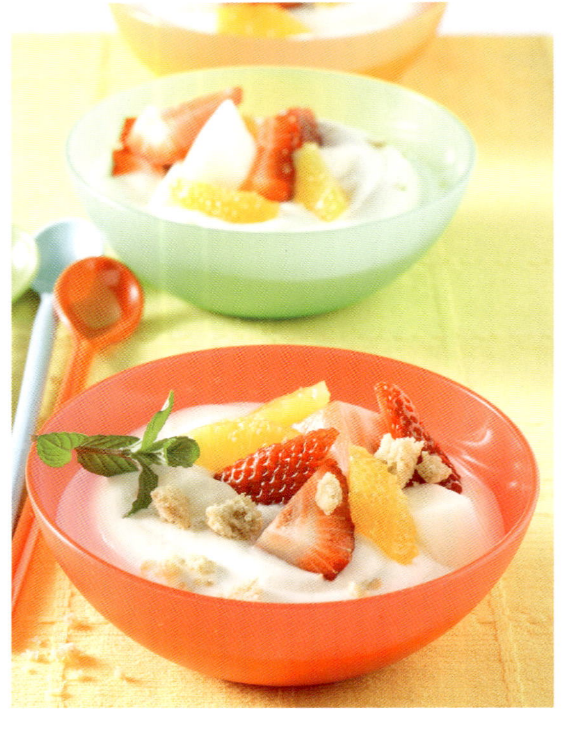

Zubereitung

Die Erdbeeren putzen und je nach Größe halbieren oder vierteln. Das Honigmelonenfruchtfleisch in Würfel schneiden. Die Orangen schälen, filetieren und die Filets halbieren. Das Obst mischen und nach Geschmack mit etwas braunem Rohrzucker süßen. Den Joghurt mit dem Orangensaft verrühren und mit dem Honig süßen. Den angerührten Joghurt auf 4 Frühstücksschüsseln verteilen. Das Obst darauf anrichten und servieren.

Gesundheits-Tipp

Erdbeeren stärken die Immunabwehr und sind der Abwehrspezialist schlechthin. Bereits 100 g Erdbeeren liefern die Hälfte des empfohlenen Tagesbedarfs an Vitamin C. Statt Erdbeeren können auch Himbeeren verwendet werden. Leider haben beide nur kurz Saison, doch Tiefkühlprodukte sind ebenfalls empfehlenswert.
Im Rahmen von Studien bestätigte sich: Erdbeeren und Himbeeren enthalten Ellagsäure-Verbindungen, die nachweislich Pestizidrückstände im Körper unschädlich machen. Dadurch sinkt das Risiko, an Krebs zu erkranken.

Obstmüsli

Zutaten

(für 4 Personen)
100 g kernlose Weintrauben
100 g Birnenfruchtfleisch
4–6 getrocknete Aprikosen
150 g Haferflocken, extra zart
4 EL geraspelte Zartbitterschokolade
250 ml Milch
Bananenchips zum Garnieren

Zubereitung

Die Weintrauben waschen, trocknen und halbieren. Das Birnenfruchtfleisch in Würfel schneiden. Die Aprikosen klein schneiden. Haferflocken und Schokolade vermischen und auf 4 Portionsschälchen verteilen. Mit der Milch übergießen und das Obst dekorativ auf dem Müsli anrichten. Mit Bananenchips garniert servieren.

Gesundheits-Tipp

Bevorzugen Sie jedes Obst der Saison. Nehmen Sie feinblättrige Haferflocken, die sich leicht auflösen lassen. Haferflocken können mit einem Universalzerkleinerer besonders fein gemahlen werden.

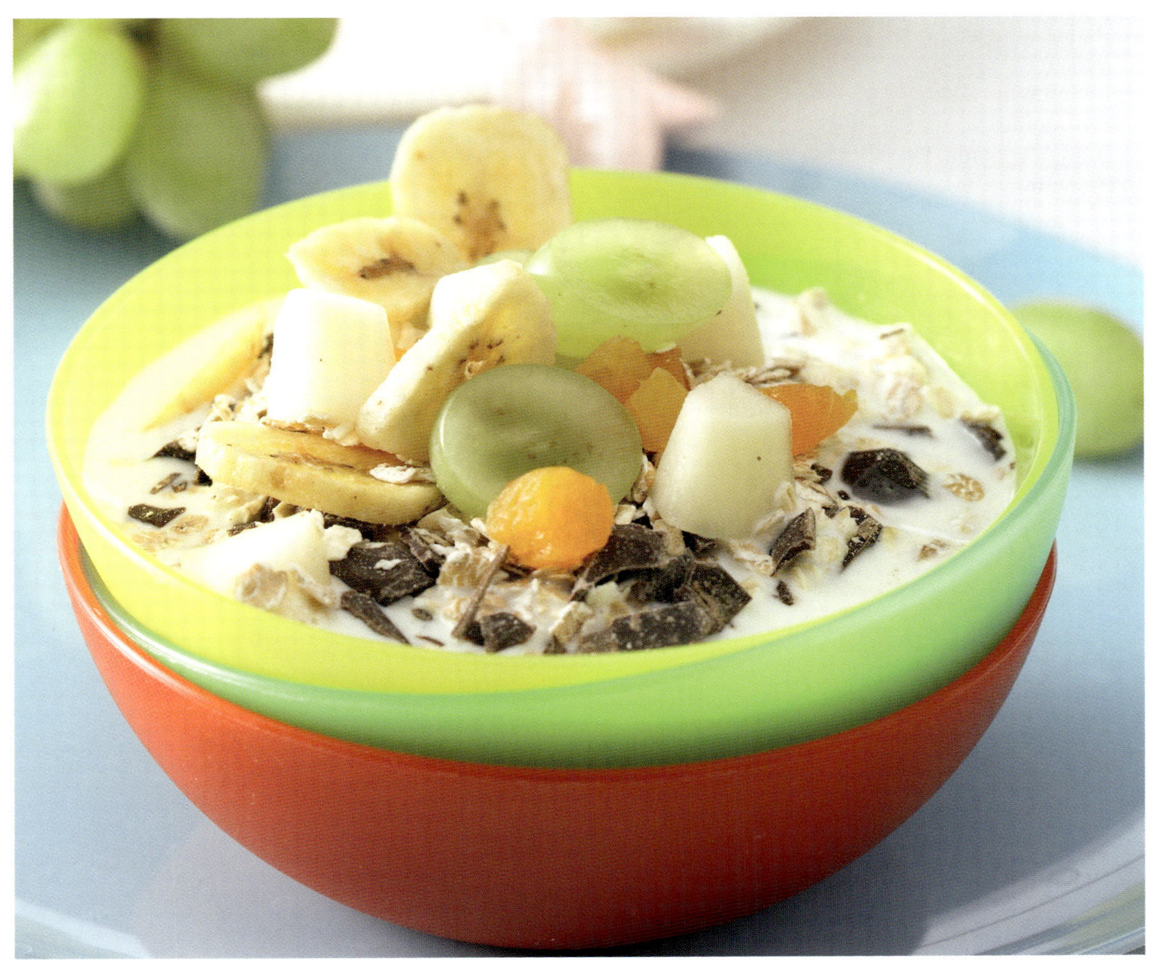

Erdbeer-Porridge

Zutaten

(für 4 Personen)
300 g Erdbeeren
2 Bananen
100 g Haferflocken
250 g Erdbeerjoghurt
2 EL Weizenkleie
2 EL Leinsamen
1–2 EL brauner Rohrzucker

Zubereitung

Die Erdbeeren waschen, putzen und je nach Größe halbieren oder vierteln. Bananen schälen und in Scheiben schneiden. Die Haferflocken in einen Topf mit 500 ml kochendem Wasser einrühren und ca. 10 Minuten köcheln lassen, bis sie aufgequollen sind. Dann vom Herd nehmen und die Haferflocken durch ein Sieb abgießen. Erdbeerjoghurt, Weizenkleie und Leinsamen untermischen, etwas braunen Zucker dazugeben und in Schälchen füllen. Mit den Erdbeeren und Bananenscheiben garnieren und servieren.

Gesundheits-Tipp

Bereits 100 g Erdbeeren liefern die Hälfte des empfohlenen Tagesbedarfs an Vitamin C. Erdbeeren enthalten Ellagsäure-Verbindungen, die nachweislich Giftstoffe im Körper unschädlich machen.
Die Erdbeeren können auch durch anderes Obst der Saison oder Tiefkühlobst ersetzt werden.

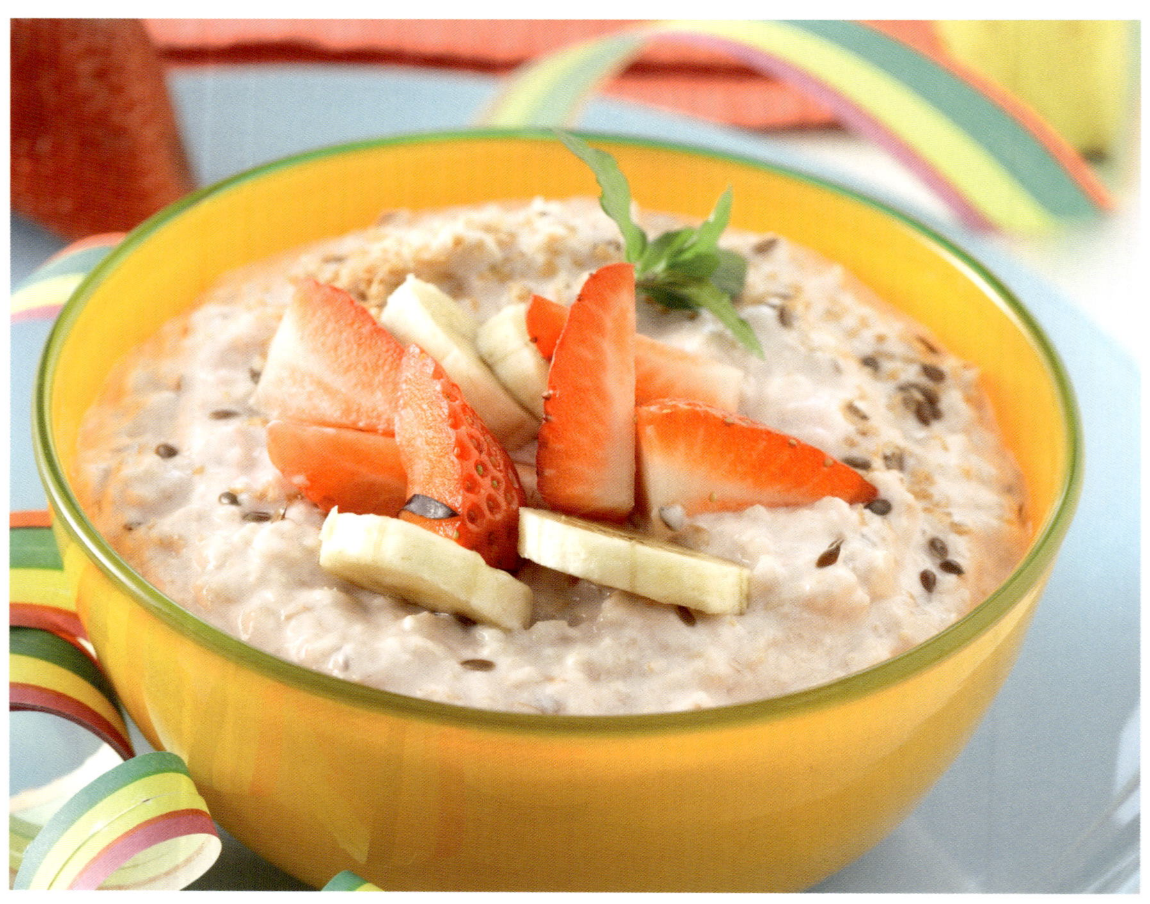

Porridge mit Rosinen und Zimt

Zutaten

(für 4 Personen)
750 ml Milch
125 g kernige Haferflocken
1/2 TL Zimt
100 g Rosinen
2 reife Bananen
1–2 TL Honig nach Geschmack

Zubereitung

Die Milch mit Haferflocken und Zimt auf niedriger Stufe erhitzen und 3 Minuten köcheln lassen. Die Rosinen unterheben und weitere 3–5 Minuten bis zur gewünschten Konsistenz einköcheln. Die Bananen schälen, in kleine Stückchen schneiden oder zerquetschen und unterheben. Den Haferbrei nach Geschmack mit Honig verfeinern und servieren.

Gesundheits-Tipp

Hafer(brei) ist als nahrhafte Alltagskost in Vergessenheit geraten – dabei ist er das eiweissreichste Getreide. Wesentlich sind dabei die enthaltenen sekundären Pflanzenstoffe. Besonders erwähnenswert sind die Phytoöstrogene, die das Krebsrisiko senken können. Dies wurde in den letzten Jahren eingehend untersucht.

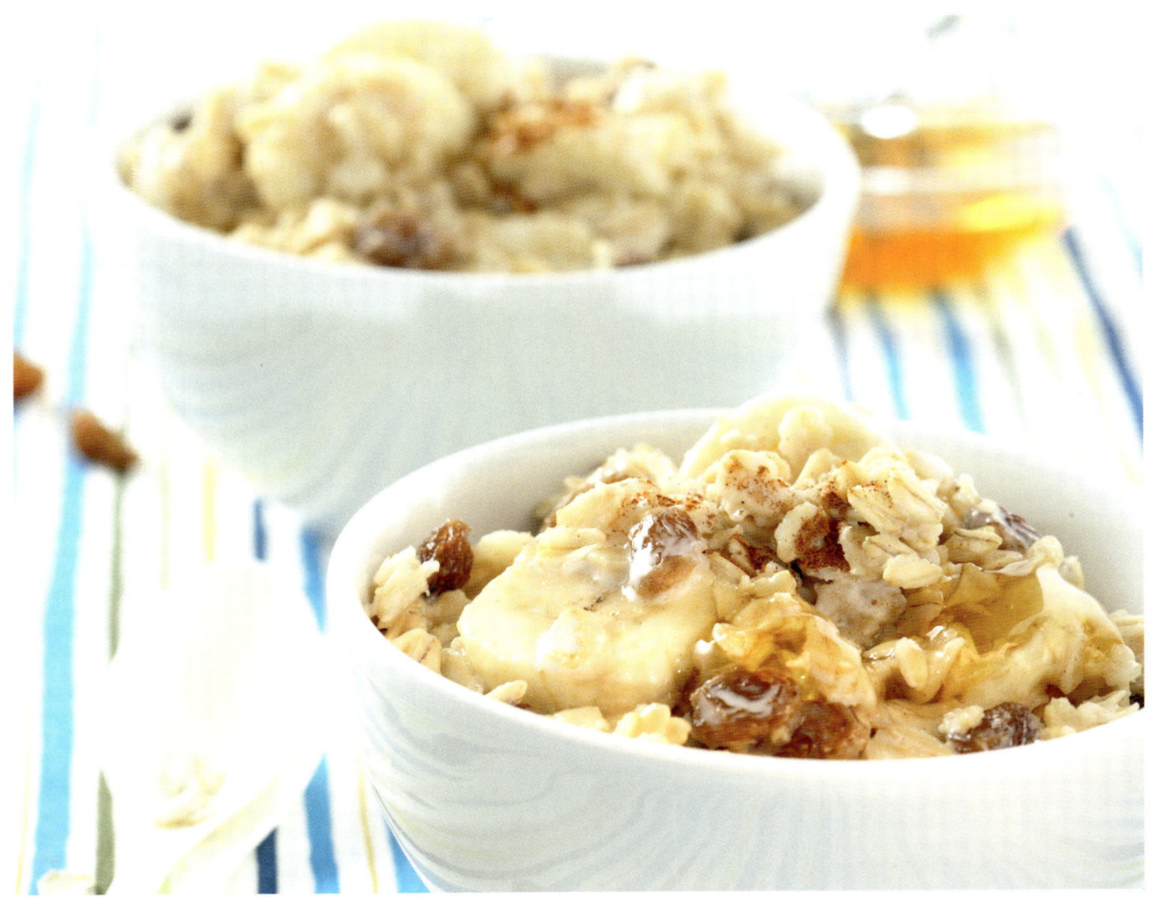

Obstsalat

Zutaten

(für 4 Personen)
500 g frisches oder gemischtes Obst der Saison
1/2 Zitrone
100 g süße Sahne
8 EL Ahornsirup
4 EL gehackte Mandeln oder Krokant

Zubereitung

Das Obst – je nach Art – waschen, ggf. schälen (bei Äpfeln, Birnen, Nektarinen u. ä. besser nur waschen und gut abreiben, damit die Vitamine unter der Schale erhalten bleiben), entkernen und in mundgerechte Stücke schneiden und (vor allem Äpfel und Birnen) mit Zitronensaft beträufeln. Das Obst gut durchmischen und auf Dessertschälchen verteilen. Zum Schluss etwas Sahne und den Ahornsirup über den Obstsalat gießen und mit gehackten Mandeln oder Krokant dekorieren.

Gesundheits-Tipp

Es ist allgemein anerkannt, dass ein enger Zusammenhang zwischen Ernährung und Krebs besteht. Nutzen Sie täglich die Power der Vitamine. Der Knockout von Krebszellen gelingt damit besonders gut. Bevorzugen Sie nährstoffreiches saisonales Obst. Zum Süßen ist Ahornsirup die gesündere Alternative verglichen mit Zucker. Im Ahornsirup sind zahlreiche wertvolle Mineralstoffe enthalten.

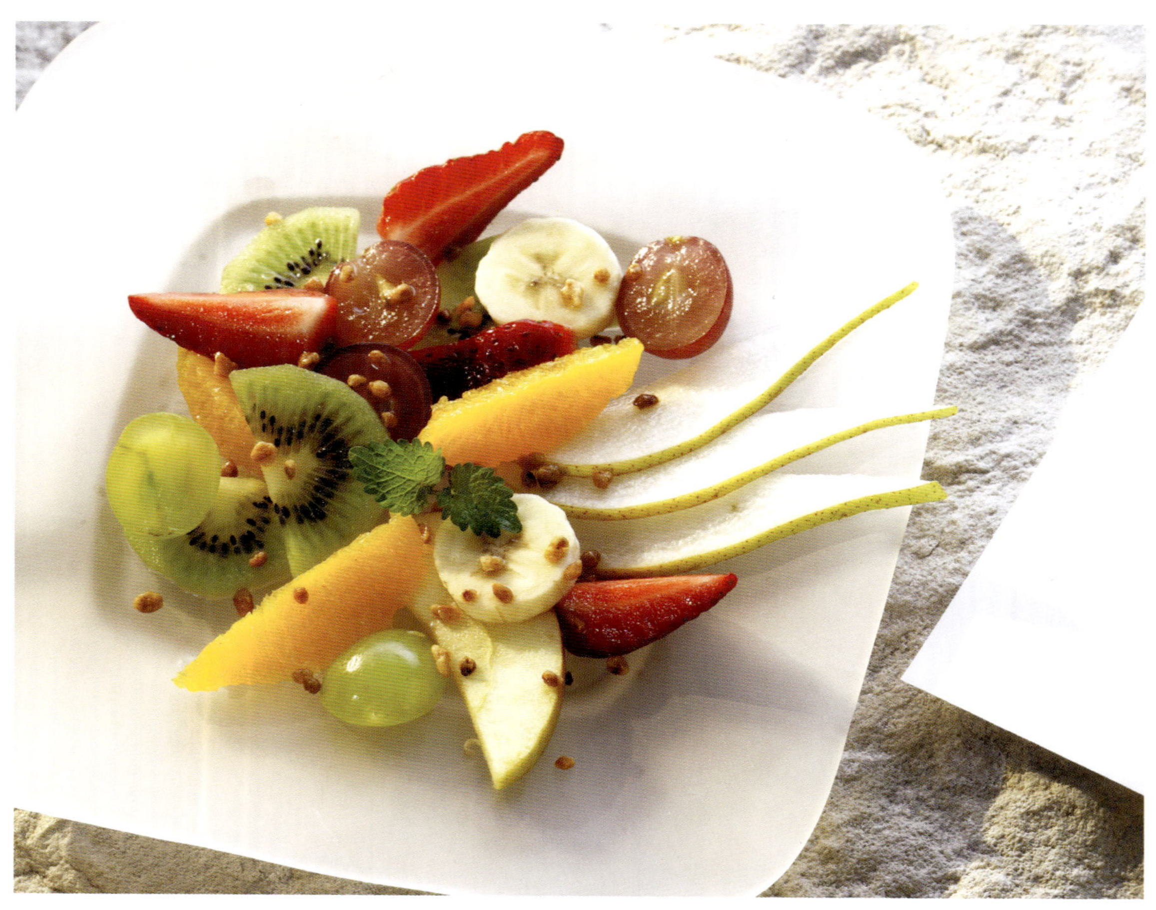

Kalifornischer Bagel

Zutaten

(für 4 Bagels)
1 große Aubergine (ca. 350 g)
2 EL Olivenöl
Salz
Pfeffer
8 Blätter Romanasalat
4 kleine Tomaten
1/2 Salatgurke
1 Knoblauchzehe
1 Avocado
3 EL Zitronensaft
4 Bagels
2 EL frische gehackte glatte Petersilie
60 g Alfalfa- oder Radieschensprossen

Zubereitung

Den Backofen auf 180 Grad vorheizen. Die Aubergine längs halbieren und das Fruchtfleisch mehrfach mit einem Messer einschneiden. Die Hälften mit dem Olivenöl bestreichen und mit Salz und Pfeffer würzen. Im vorgeheizten Backofen auf der zweiten Einschubleiste von unten etwa 45 Minuten garen. In der Zwischenzeit den Romanasalat waschen, trocken schleudern und grob zerpflücken. Die Tomaten waschen, trocknen, entstielen und in Scheiben schneiden. Die Gurke schälen und in Scheiben schneiden. Den Knoblauch schälen und durch die Presse drücken. Die Avocado schälen, entsteinen, das Fruchtfleisch in Scheiben schneiden und mit 1 EL Zitronensaft beträufeln. Die Bagels aufschneiden und leicht antoasten. Aus den gebackenen Auberginen mit einem Löffel das Fruchtfleisch herauskratzen und mit dem restlichen Zitronensaft, dem Knoblauch und der Petersilie vermischen. Mit Salz und Pfeffer abschmecken. Die unteren Bagelhälften mit dem Auberginenmus bestreichen und mit dem Salat belegen. Gurken- und Tomatenscheiben zugeben. Die Avocadoscheiben darauf verteilen. Zum Schluss mit den Sprossen belegen, die zweite Bagelhälfte daraufsetzen und sofort servieren.

Gesundheits-Tipp

In der Aubergine steckt ein ganzes Paket an Ballaststoffen und Bitterstoffen, vor allem in Schale und Kernen. Diese Nährstoffe aktivieren den Darm und können so Darmkrebs vorbeugen.
Die Aubergine ist mit der Paprika und Tomate verwandt. In der indischen Naturmedizin gilt sie als blutbildend und entzündungshemmend.

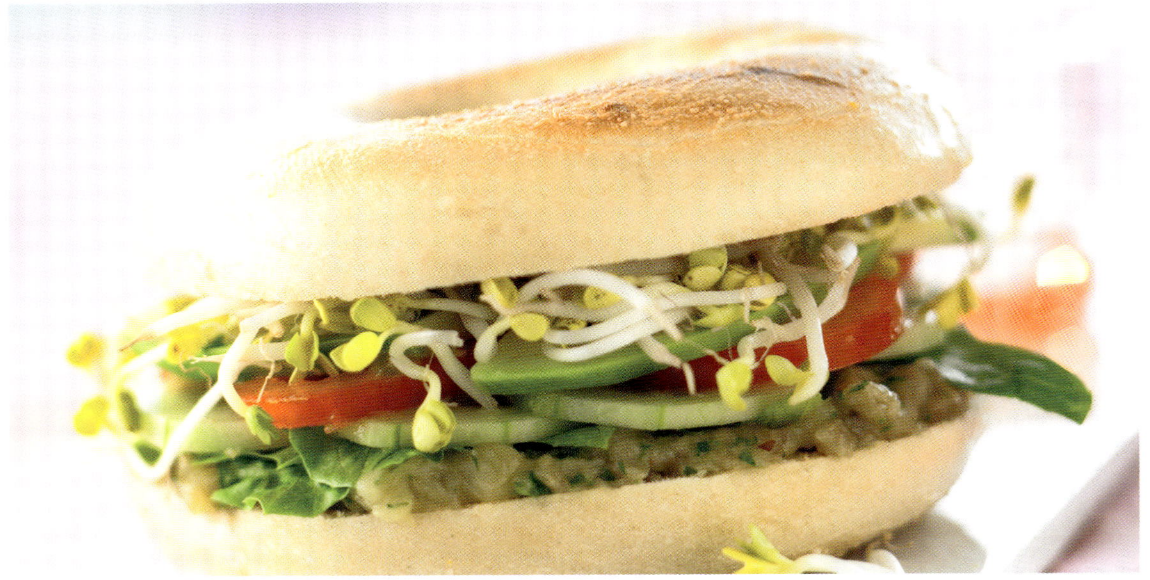

Vollkornbrot

Zutaten

(für 1 Laib)
750 g Vollkornweizenmehl
15 g Weizenkleie
25 g geschroteter Leinsamen
25 g Sonnenblumenkerne
15 g Margarine
12 g frische Hefe
1/2 TL brauner Zucker
2 TL Salz
450 m warmes Wasser
1 EL Malzextrakt

Außerdem
Mehl für die Arbeitsfläche
Tuch zum Abdecken
Fett für die Formen
2 Kastenformen
Milch zum Bestreichen
Weizenkleie zum Bestreuen

Zubereitung

Den Backofen auf 230 Grad vorheizen (Heißluft 210 Grad, Gast Stufe 4–5). Das Mehl mit der Kleie, den Leinsamen und Sonnenblumenkernen vermischen und die Margarine einarbeiten. Die Hefe mit dem Zucker, Salz und 2 EL warmem Wasser verrühren. Zusammen mit dem restlichen Wasser und dem Malzextrakt zum Mehl geben und alles zu einem glatten Teig verarbeiten. Den Teig so lange schlagen und kneten, bis er sich von der Schüssel löst. Den Teig auf einer bemehlten Arbeitsfläche einige Minuten kneten, bis er glatt und geschmeidig ist. In einer Schüssel mit einem Tuch abgedeckt an einem warmen Ort gehen lassen, bis er sich im Volumen verdoppelt hat.

Den Teig noch einmal auf einer bemehlten Arbeitsfläche gut durchkneten und dann in 2 Hälften teilen. Zu ovalen Laiben formen und in die leicht gefetteten Kastenformen legen. Zugedeckt an einem warmen Ort nochmals gehen lassen, bis der Teig bis zum Rand der Formen aufgegangen ist. Mit der Milch bestreichen und mit Weizenkleie bestreuen.

Im vorgeheizten Backofen ca. 10 Minuten backen, dann auf 190 Grad (Heißluft 170 Grad, Gas Stufe 1–2) herunterschalten und weitere 30 Minuten backen. Die Brote aus der Form nehmen und auf einem Gitter abkühlen lassen.

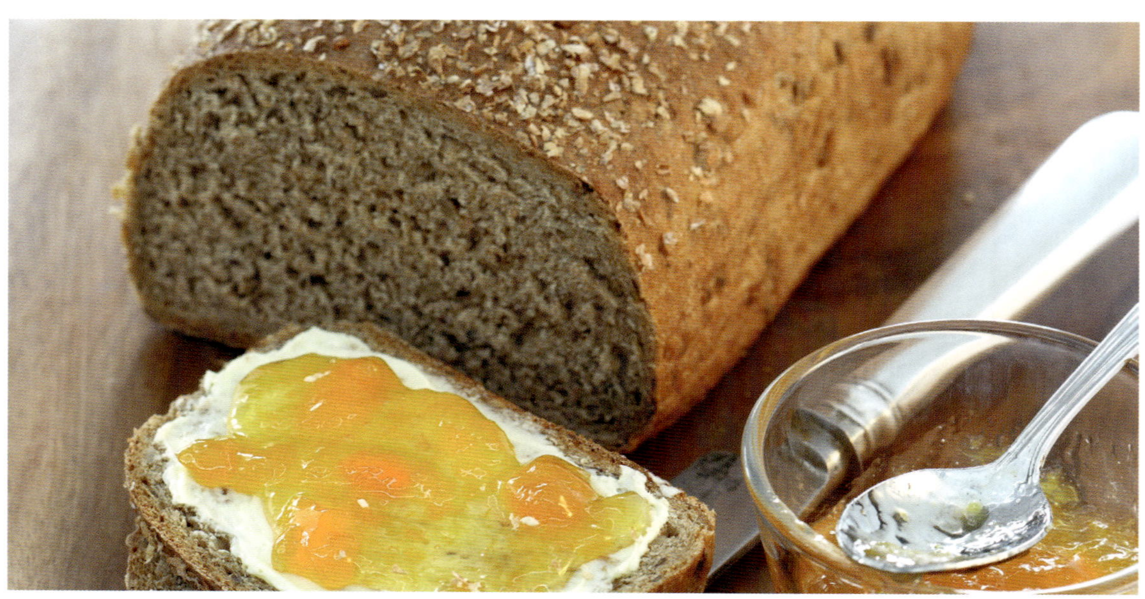

Mehrkornbrötchen

Zutaten

(für 20 Brötchen)
300 g Weizenvollkornmehl
200 g Weizenmehl (Typ 550)
150 g Hafermehl
25 g Leinsamen
25 g geschälte Sesamsamen
25 g Sonnenblumenkerne
25 g Kürbiskerne
25 g Mohnsamen
1 Würfel Hefe (42 g)
550 ml lauwarmes Wasser
3 TL Meersalz
1 EL Olivenöl

Außerdem
Fett für das Blech
Samen und Kerne zum Bestreuen

Zubereitung

Den Backofen auf 200 Grad vorheizen. Für den Teig die Mehlsorten in einer Schüssel mit den Samen und Kernen vermischen. Die Hefe im Wasser auflösen und mit dem Salz und dem Öl in eine Schüssel gießen. Alles zunächst mit einem Löffel verrühren und dann mit den Händen oder in der Küchenmaschine zu einem glatten Teig verkneten. Der Teig darf noch feucht sein, denn Vollkornmehl nimmt beim Gehen noch viel Wasser auf. Die Schüssel mit einem Tuch abdecken und den Teig bei Zimmertemperatur etwa 60 Minuten gehen lassen (eventuell auch länger), bis sich sein Volumen verdoppelt hat. Dann den Teig in 20 Portionen teilen und Brötchen daraus formen. Die Brötchen auf ein gefettetes Backblech legen und nochmals 30 Minuten gehen lassen. Nach Belieben mit Samen und Kernen bestreuen. Dann im vorgeheizten Backofen etwa 30 Minuten backen.

Gesundheits-Tipp

Getreide ist pure Energie. In Vollkornprodukten sind hauptsächlich komplexe Kohlenhydrate enthalten, die großen Nutzen für unsere Gesundheit haben. Verwenden Sie Mehl mit möglichst hohem Ausmahlungsgrad. Wenn Sie Mehl selbst mahlen, sollte es schnellstmöglich verwendet werden. Vollkorn bzw. Mehrkorn ist immer die bessere Alternative zum nährstoffarmen und geschmacklosen Weißbrot – Abwechslung ist alles.

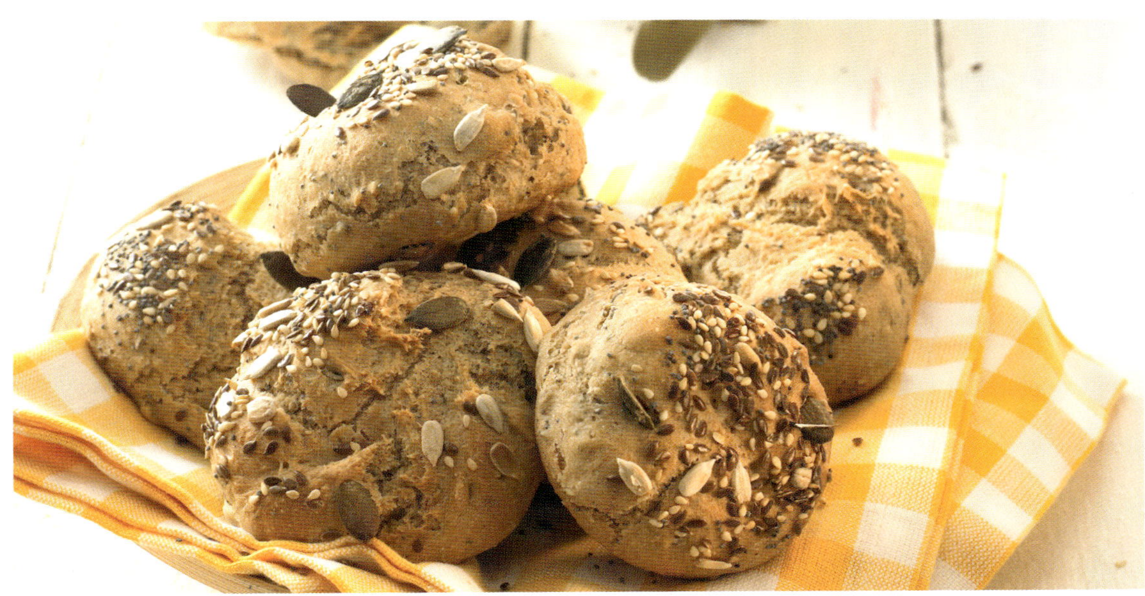

Tramezzini

Zutaten

(für 4 Tramezzini)
200 g Melonenfruchtfleisch
8 Basilikumblätter
2 EL Pinienkerne
100 g Frischkäse
2 EL frisch gehacktes Basilikum
Salz
Pfeffer
1-2 TL Zitronensaft
Honig
4 Scheiben Vollkorn-Sandwichtoast ohne Rinde
100 g Bresaola

Zubereitung

Das Melonenfruchtfleisch in schmale Scheiben schneiden. Die Basilikumblättchen waschen und trocken tupfen. Die Pinienkerne in einer Pfanne ohne Fett anrösten. Den Frischkäse mit dem gehackten Basilikum mischen und mit Salz, Pfeffer, Zitronensaft und etwas Honig würzen. Die Sandwichscheiben toasten und mit der Frischkäsemischung bestreichen. Die unteren Scheiben mit Bresaola belegen. Darauf je vier Basilikumblätter und 1 EL Pinienkerne verteilen und darauf die Melonenscheiben legen. Mit den restlichen Sandwichtoastscheiben abdecken, längs halbieren und einpacken.

Gesundheits-Tipp

Kein Sommer ohne Melone. Neueren Untersuchungen zufolge können Carotinoid-Nährstoffe das Risiko, an verschiedenen Krebsarten zu erkranken, hemmen. Krebszellen mögen keine Melonen.
An heißen Sommertagen ist die Melone der ideale Durstlöscher, der zahlreiche Mineralstoffe und Spurenelemente enthält. Melone kühlt und macht unsere Zellen fit.

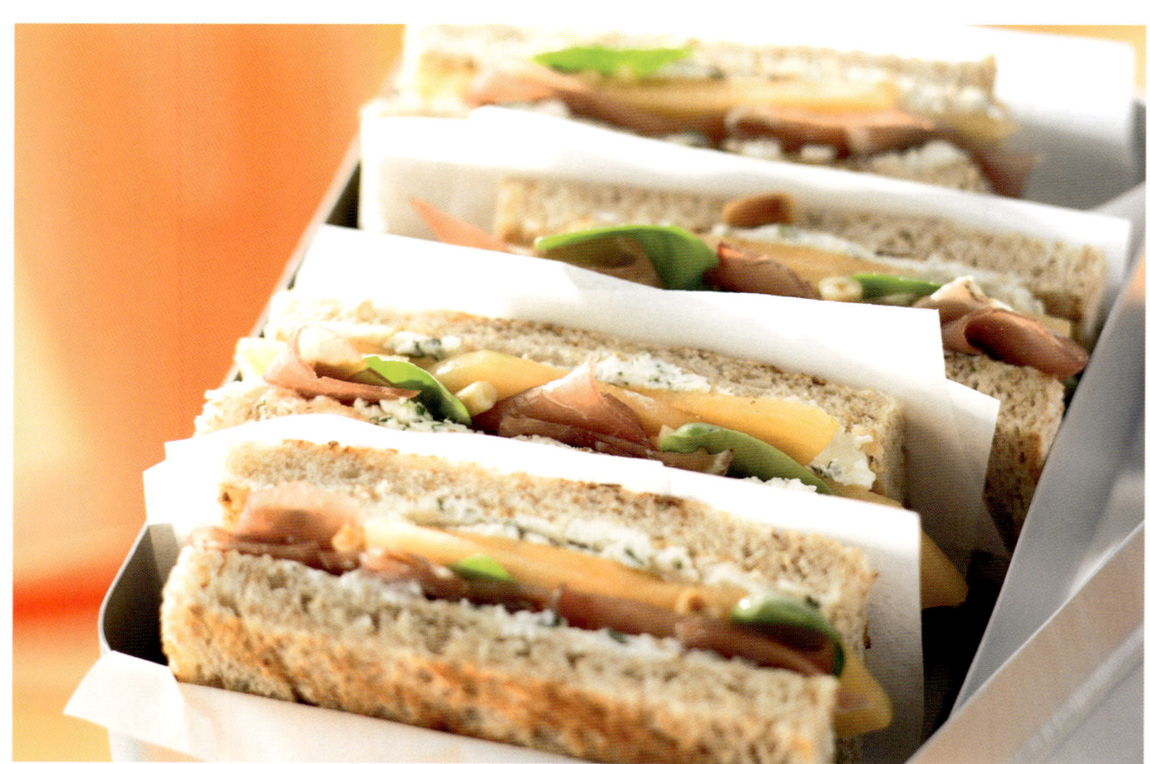

Malibu-Sandwich

Zutaten

(für 2 Sandwiches)
1 Avocado
1 EL Zitronensaft
2 EL Honig
2 EL Senf
4 Scheiben Vollkorn-Sandwichtoast
3 EL Frischkäse
100 g gekochtes Putenbrustfilet in Scheiben
20 g Radieschensprossen

Zubereitung

Die Avocado schälen, entkernen und in ganz feine Scheiben schneiden. Sofort in dem Zitronensaft wenden, damit das Fruchtfleisch nicht braun wird. Den Honig mit dem Senf verrühren. Die Sandwichtoastscheiben mit Frischkäse bestreichen. Zwei von den Toastscheiben mit den Putenbrustscheiben belegen und diese mit der Honig-Senf-Sauce bestreichen. Zuerst die Avocadoscheiben, dann die Radieschensprossen darauf verteilen und mit den zwei restlichen Toastscheiben bedecken. Mit einem scharfen Messer diagonal halbieren.

Gesundheits-Tipp

Die Avocado enthält reichlich mehrfach ungesättigte Fettsäuren, die ausgesprochen gesund und lebensnotwendig sind, da der Körper sie nicht selbst bilden kann. Zudem finden sich viele B-Vitamine und eine nennenswerte Menge an Eisen. Avocados sind ein echter Fitmacher für die Leber, aber ausschließlich zum Rohverzehr geeignet. Sie dürfen nicht gekocht werden, sonst werden sie bitter. Lassen Sie eine harte, nicht ganz ausgereifte Avocado zwei bis drei Tage locker in Zeitungspapier gewickelt liegen. So stellen Sie sicher, dass in der nachgereiften Frucht keine wertvollen Nährstoffe verloren gehen. Täglich eine handvoll Sprossen wirken als natürliches Antibiotikum.

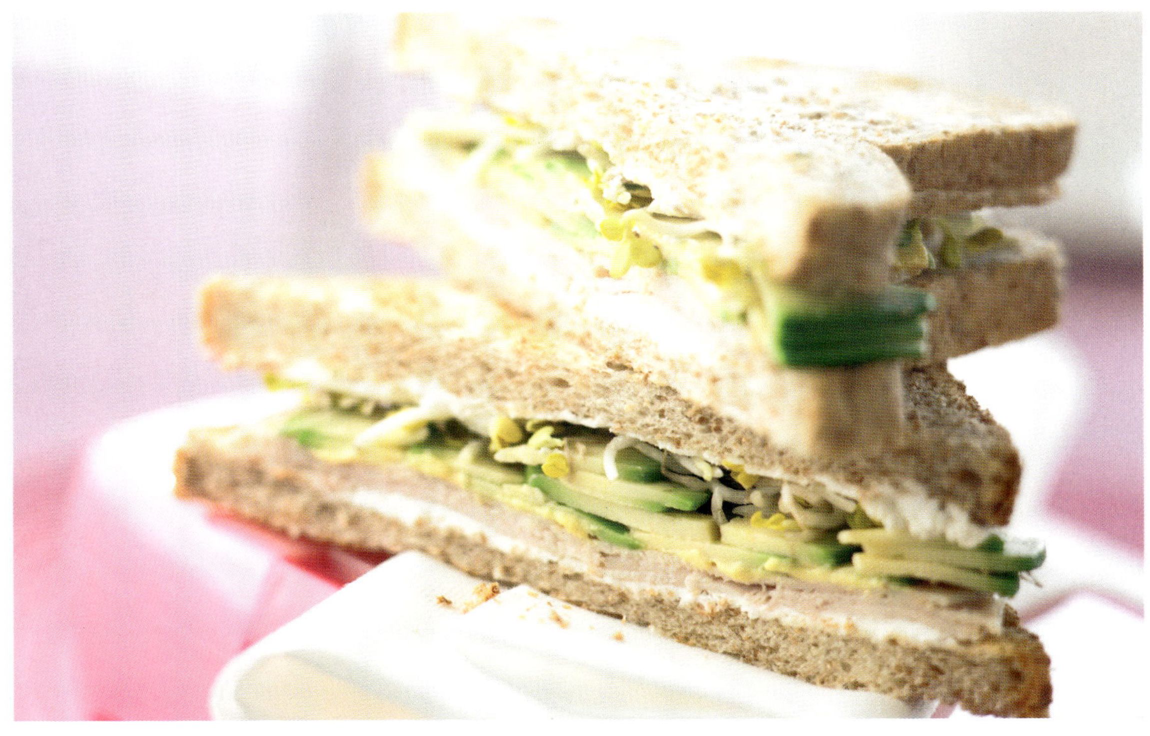

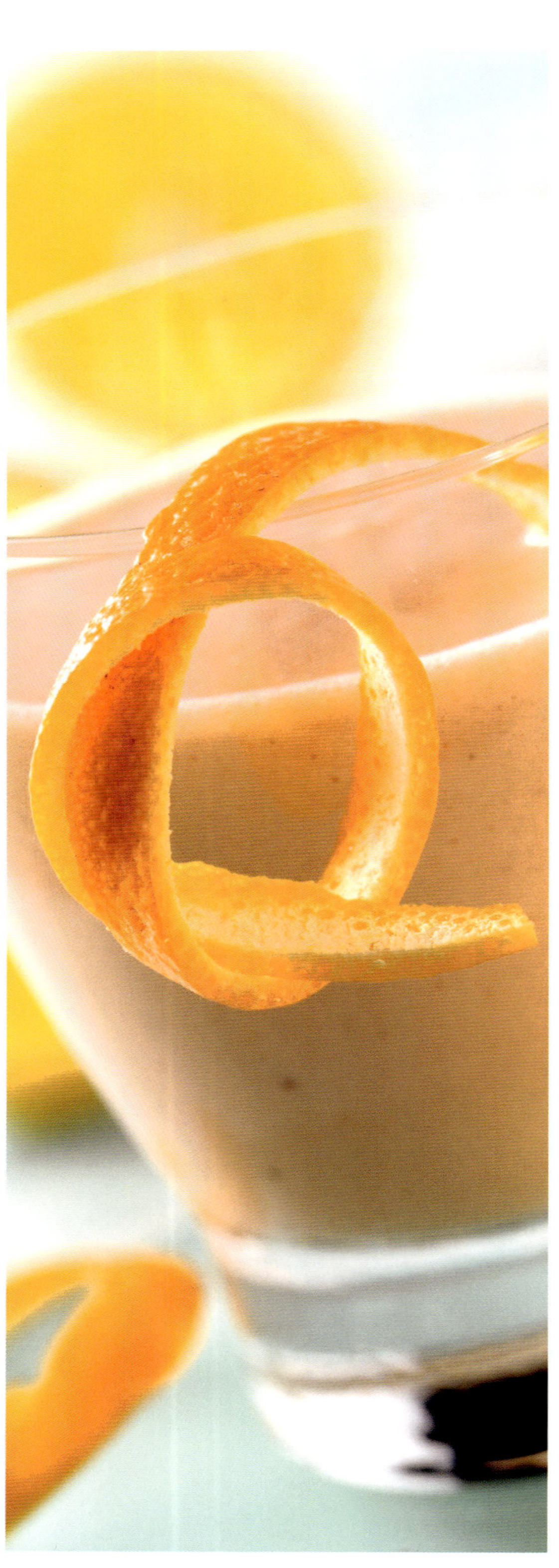

Sanddorn-Orangen-Shake

Zutaten

(für 2 Personen)
300 ml kalte Buttermilch
4 EL Sanddornsaft
2 EL flüssiger Honig
Saft von 1 großen Orange
2 Kugeln Vanilleeis
Ingwerpulver
Orangenschale zum Garnieren

Zubereitung

Die Buttermilch mit dem Sanddornsaft und dem Honig kräftig im Mixer durchrühren. Den Orangensaft und das Vanilleeis dazugeben und schaumig aufschlagen. Nach Geschmack mit Ingwerpulver würzen und in 2 Gläser füllen. Den Sanddorn-Orangen-Shake mit Orangenschalen garniert servieren.

Gesundheits-Tipp

In den sonnendurchfluteten Sanddornbeeren steckt ein natürlicher Mix aus Vitamin A, Beta-Carotin und Flavonoiden. Studienergebnisse zeigen, dass flavonoidreiche Nahrungsmitteln krankheitsvorbeugend wirken können.
Sanddornbeeren sind ideal für Vegetarier, da sie reich an Vitamin B12 sind. Sanddorn kann bei der Wundheilung sowie bei der Linderung von Entzündungen unterstützend wirken.

Himbeer-Joghurt-Smoothie

Zutaten

(für 4 Personen)
400 g Himbeeren
300 g Joghurt
200 ml Milch
2 EL Honig
Himbeeren zum Garnieren

Gesundheits-Tipp

Untersuchungen haben gezeigt, dass Ellagsäure in Himbeeren steckt. Sie ist ein natürlich vorkommendes Pflanzenphenol, dem nachgesagt wird, Krebs vorzubeugen bzw. das Wachstum von genetisch bedingtem Krebs zu stoppen. Ein Grund mehr, warum die Beeren mit ihrem köstlichen Aroma auf unseren Speiseplan gehören. Übrigens: Die kleine Beere muss nicht unbedingt gewaschen werden.

Zubereitung

Die Himbeeren sortieren und säubern. Mit Joghurt und Milch pürieren. Den Smoothie nach Geschmack mit Honig süßen. Den Smoothie in 4 Gläser füllen und mit Himbeeren garniert servieren.

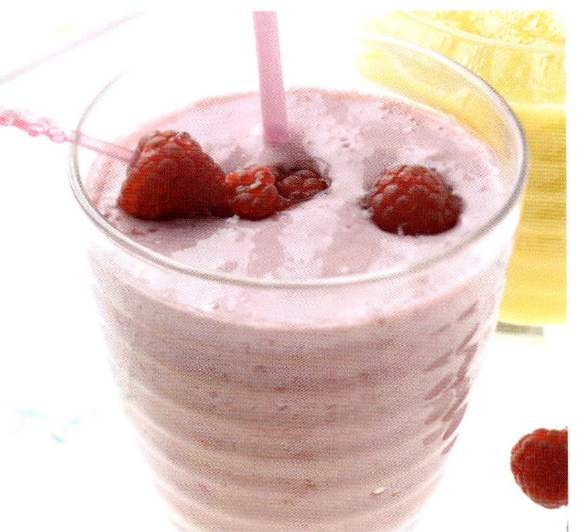

Mango-Orangen-Smoothie

Zutaten

(für 4 Personen)
1 große reife Mango
400 ml frisch gepresster Orangensaft
1–2 EL Honig

Gesundheits-Tipp

Mango ist eine Wohltat für Magen und Darm. Sie enthält Selen, das ist in unseren Breitengraden Mangelware ist. Die antioxidative Wirkung der Mango schützt die Körperzellen vor schädlichen aggressiven Stoffen, verwöhnt den Gaumen und sorgt zugleich für einen schnellen Vitamin- und Energieschub, besonders wenn bei uns das Angebot an heimischen Vitaminspendern dürftig ist.
Achten Sie beim Einkauf auf makellose Früchte. Und: Mango ist kälteempfindlich!

Zubereitung

Die Mango schälen, entkernen und klein schneiden. Zusammen mit dem Orangensaft pürieren und nach Geschmack mit Honig süßen. In 4 Gläser füllen und servieren.

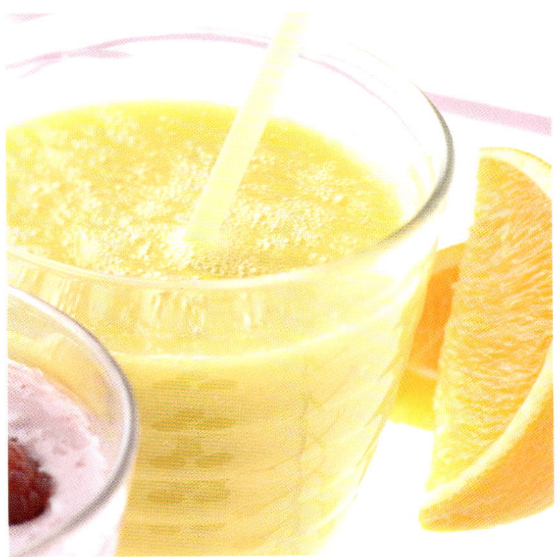

Mittagessen

Grundrezept Hühnerbrühe

Zutaten

(für 4 Personen)
1 kg Hühnerklein (biologische Herkunft)
2 kleine Zwiebeln
1 Bund Suppengemüse
1 Bund Petersilie
Salz
schwarzer Pfeffer

Tipp

Die Brühe kann mit wenig Salz und Pfeffer abgeschmeckt und mit klein geschnittenem Gemüse und Fleisch oder anderen Einlage serviert werden.

Zubereitung

Das Fleisch unter fließendem kalten Wasser abspülen. Die Zwiebeln schälen und halbieren. Das Suppengemüse putzen und in grobe Stücke schneiden. Alle Zutaten in einen großen Topf geben und mit ca. 3 l kaltem Wasser bedecken. Langsam erhitzen und kurz aufkochen lassen. Bei geringer Hitze 2 Stunden leicht köcheln lassen. Dabei immer wieder den aufsteigenden Schaum mit einer Schaumkelle abschöpfen, damit die Brühe klar bleibt. Je länger die Brühe köchelt, desto kräftiger wird sie. Das Fleisch nach ca. 2 Stunden aus der Brühe nehmen. Schließlich die Brühe durch ein feines Sieb gießen und entfetten.

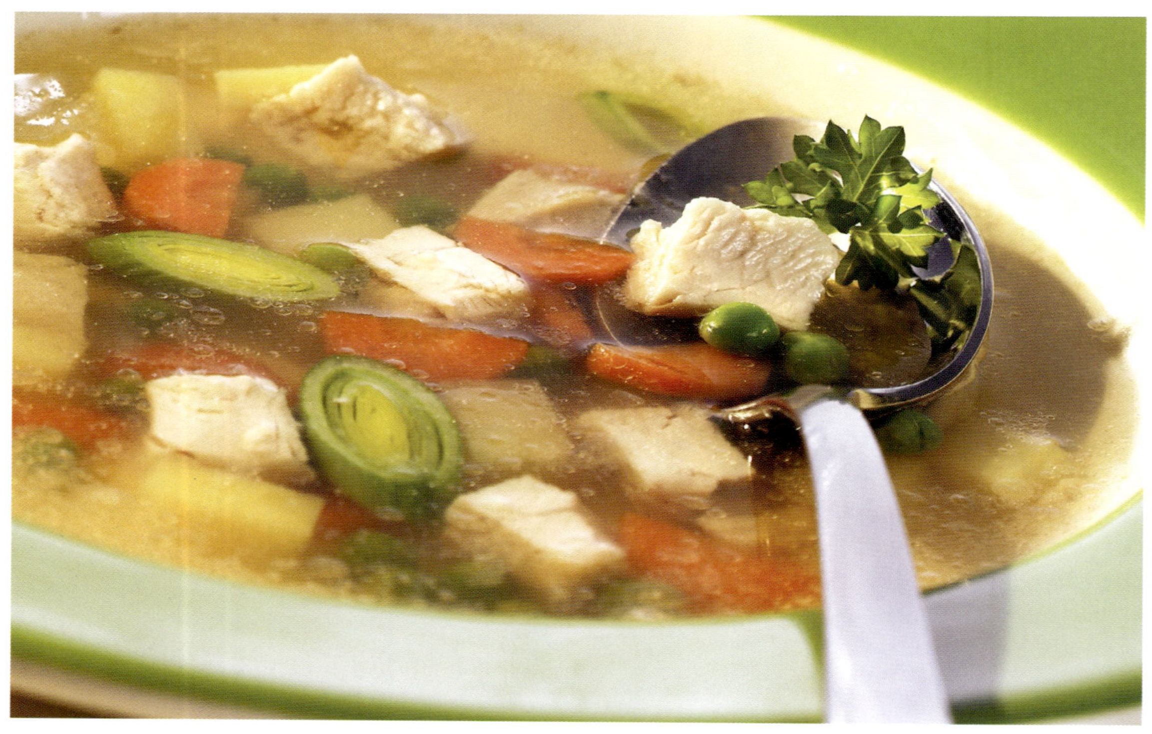

Grundrezept Gemüsebrühe

Zutaten

(für 4 Personen)
2 Zwiebeln
1 Stange Lauch
2 Möhren
1/2 Sellerieknolle
1 Fenchelknolle
3 Tomaten
2 EL Olivenöl
3 Stängel frische Petersilie
1 Zweig frischer Thymian
1 Lorbeerblatt

Zubereitung

Zwiebeln schälen und fein hacken. Lauch putzen, waschen, und in Ringe schneiden. Möhren schälen, in Scheiben schneiden, Sellerie schälen und würfeln. Fenchel und Tomaten waschen und klein schneiden. Das Öl in einem Topf erhitzen, Zwiebeln und Lauch darin bei geringer Hitze 5 Minuten weich dünsten. Das restliche Gemüse hinzufügen und 10 Minuten dünsten. 2,5 l Wasser und die zu einem Sträußchen zusammengebundenen Kräuter dazugeben. Aufkochen und 20 Minuten köcheln lassen. Am Ende der Kochzeit das Kräutersträußchen entfernen. Die fertige Brühe durch ein feines Sieb gießen und abkühlen lassen. Die Einlage nach Wunsch weiterverarbeiten.

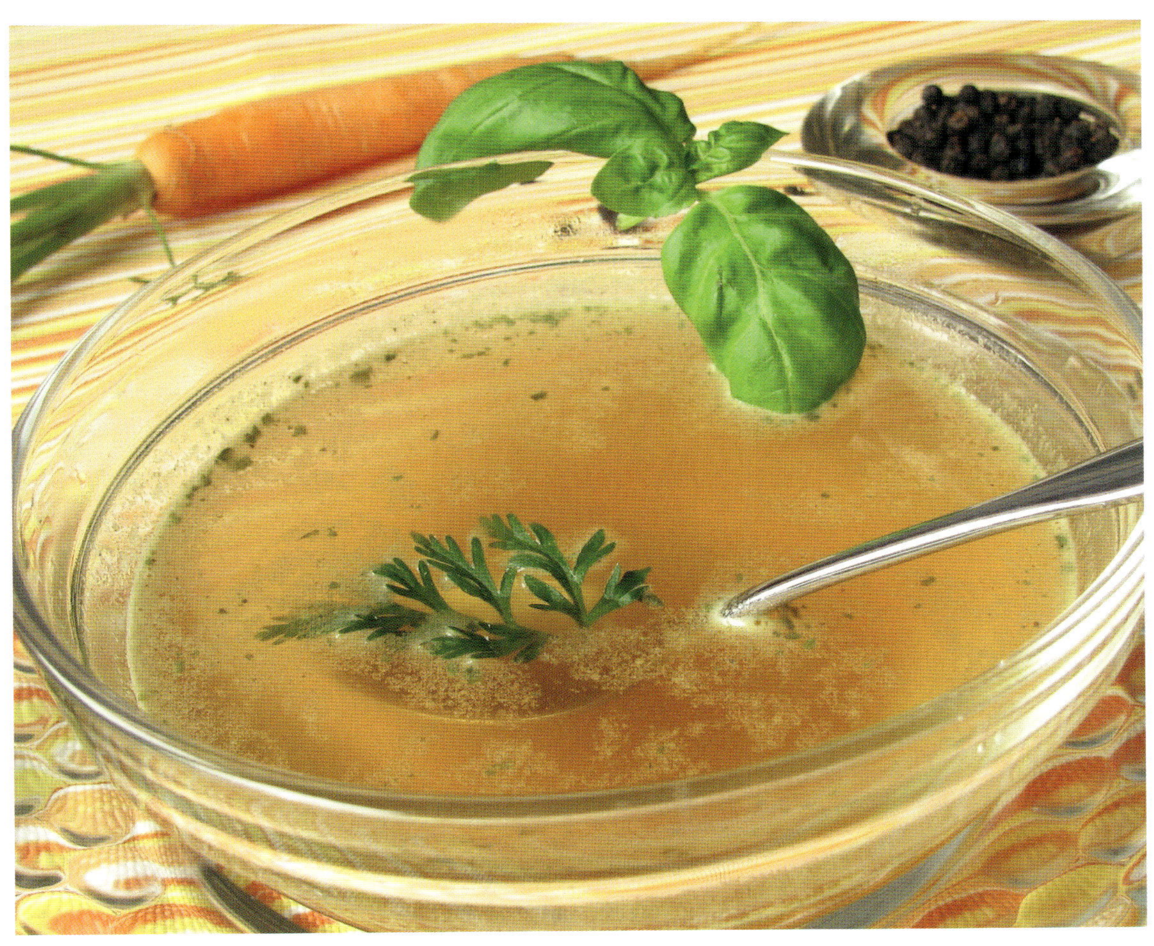

Lauwarmer Gemüsesalat

Zutaten

(für 4 Personen)
1/2 Kopf Brokkoli
1/2 Stange Mangold
3 Möhren
1/2 Bund Radieschen
Salz
Pfeffer
2 EL Obstessig
4 EL kalt gepresstes Olivenöl

Zubereitung

Den Brokkoli waschen und in kleine Röschen zerteilen. Den Mangold putzen und in Streifen schneiden. Möhren schälen und in feine Stifte schneiden. Die Radieschen waschen, halbieren und in Spalten schneiden. 500 ml Salzwasser zum Kochen bringen und das Gemüse darin nacheinander jeweils 4 Minuten kochen lassen. Mit einer Schaumkelle herausnehmen, abtropfen lassen, auf 4 Teller verteilen. Dann den Essig und das Öl darüberträufeln. Mit Pfeffer würzen und lauwarm servieren.

Gesundheits-Tipp

Die im Mangold reichlich vorhandenen sekundären Pflanzenstoffe beeinflussen die Tumorabwehr günstig. Außerdem enthält Mangold zahlreiche, für den Körper wichtige Mineralstoffe.

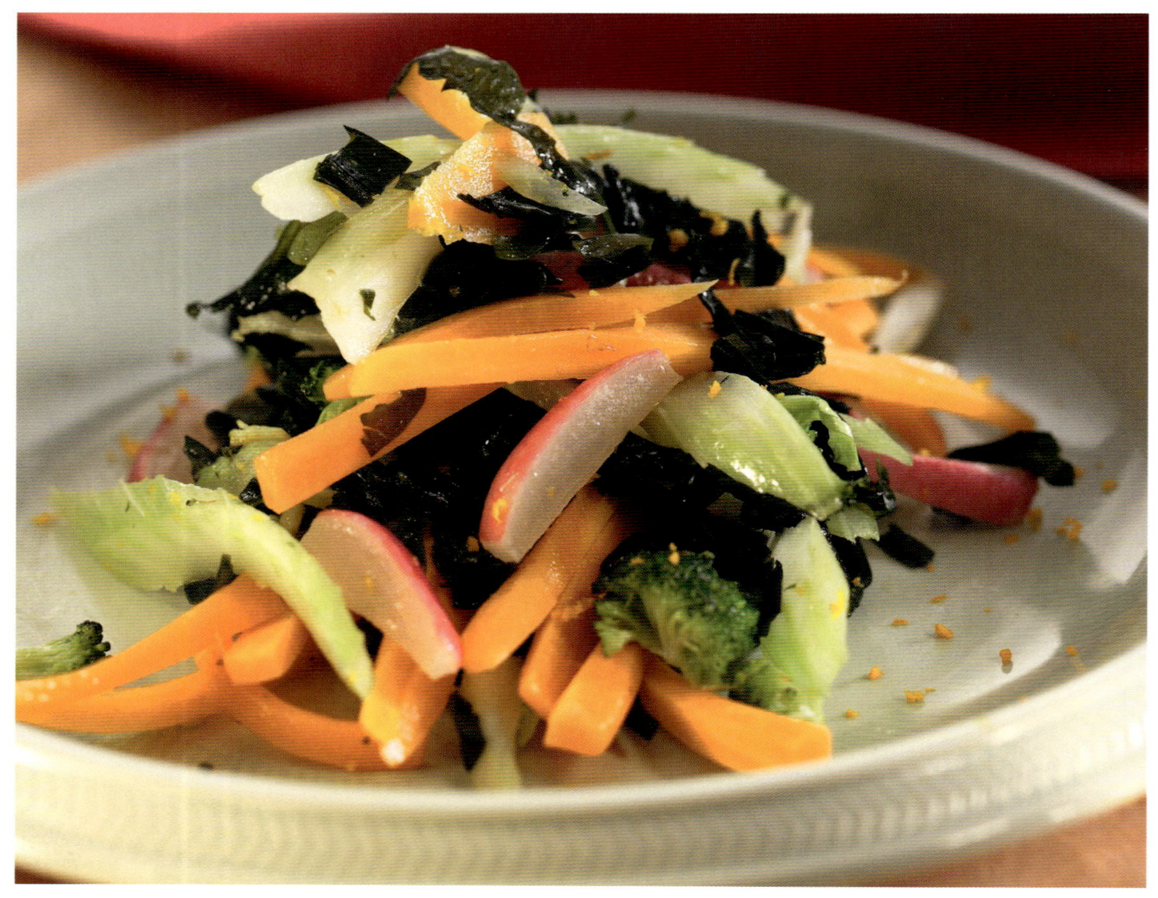

Samtige Tomatensuppe

Zutaten

(für 4 Personen)
800 g reife Tomaten
2 EL Olivenöl
1 EL frische Thymianblätter
2 Knoblauchzehen
600 ml Gemüsebrühe
Salz
1 Prise Zucker
weißer Pfeffer, frisch gemahlen

Außerdem
Mix- oder Pürierstab
3 EL Crème fraîche
Basilikumblätter zum Garnieren

Zubereitung

Die Tomaten mit einem scharfen Messer über Kreuz einritzen und mit kochendem Wasser überbrühen. Häuten und in Stücke schneiden, dabei den Stielansatz entfernen. Das Öl in einem Topf erhitzen und die Thymianblättchen und Tomaten hinzufügen. Den Knoblauch schälen und hineinpressen. Kurz andünsten, dann die Gemüsebrühe angießen, mit Salz und 1 Prise Zucker würzen und aufkochen. Ca. 20 Minuten zugedeckt auf niedriger Stufe köcheln lassen. Anschließend im Mixer oder mit dem Pürierstab gleichmäßig fein pürieren. Erneut langsam erhitzen und mit Salz und Pfeffer abschmecken. Die Suppe in Teller schöpfen und mit je 1 TL Crème fraîche und ein paar Basilikumblättern garnieren.

Gesundheits-Tipp

Tomaten sind eine Quelle natürlicher Antioxidantien, die vor Zellschäden durch freie Radikale schützen kann. Benutzen Sie für die Suppe auch Dosentomaten, die meist mehr Vitamin C enthalten als so manche frische „Supermarkttomate“. Für Konserven vorgesehene Tomaten bleiben länger an den Sträuchern und werden nach der Ernte sofort verarbeitet. In den kleinen Blättern des Basilikum steckt übrigens ebenfalls viel Gutes, nämlich eine Fülle von gesundheitsfördernden sekundären Pflanzenstoffen.

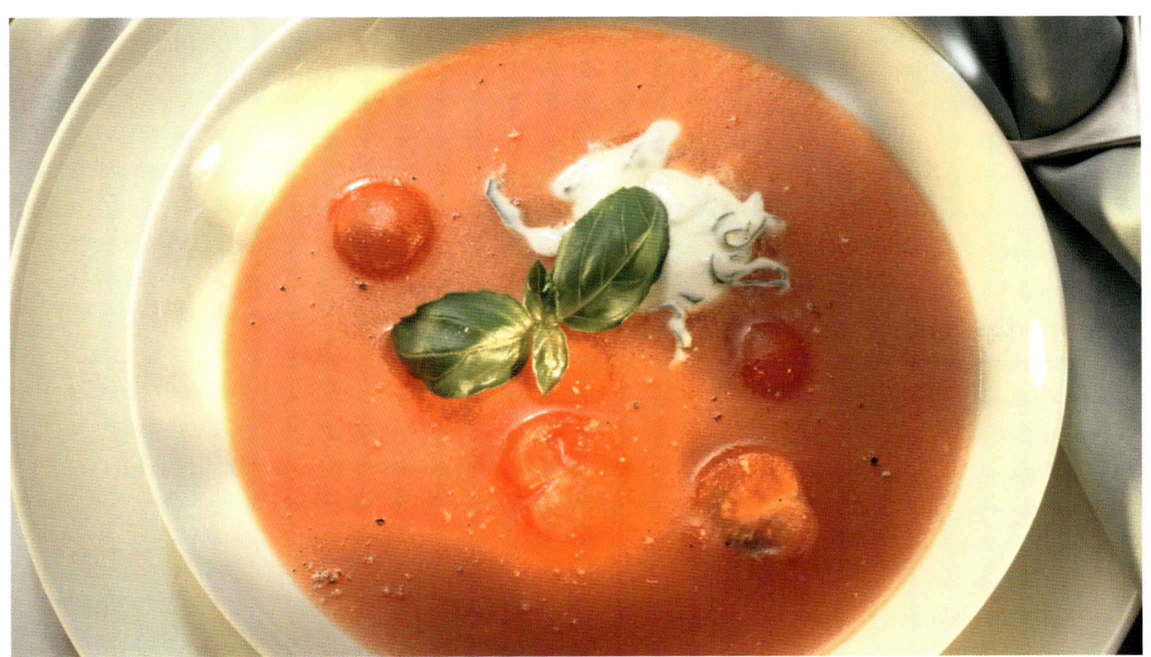

Spargel-Grapefruit-Hühnchen

Zutaten

(für 4 Personen)
4 Hühnchenbrustfilets à ca. 200 g
Salz
Pfeffer
500 g grüner Spargel
200 g Zuckerschoten
200 g frische Soja-/Mungsprossen
1 gelbe Paprikaschote
3 rosa Grapefruits
4 EL Rapsöl
100 ml Gemüsebrühe
2 EL körniger Senf
1–2 EL Honig
4 EL Walnusskerne

Gesundheits-Tipp

Zitrusfrüchte – besonders die Grapefruit – können das Krebsrisiko senken. Ein regelmäßiger Verzehr, am besten täglich, ist sehr empfehlenswert. Soja ist ebenfalls als vielseitiger Gesundmacher und als Lieferant wertvoller Inhaltstoffe bekannt. Seine krebshemmenden Eigenschaften können unsere Gesundheit günstig beeinflussen.

Zubereitung

Die Hühnchenbrustfilets waschen, trocken tupfen, der Länge nach durchschneiden und mit Salz und Pfeffer würzen. Den Spargel waschen, trocknen, von den holzigen Enden befreien und in etwa 4 cm lange Stücke schneiden. Die Zuckerschoten putzen, waschen und trocknen. Die Sprossen kurz abspülen und auf einem Sieb abtropfen lassen. Die Paprika putzen, entkernen, waschen, trocknen und in Streifen schneiden. Eine Grapefruit auspressen, die anderen beiden filetieren, dabei den Saft auffangen und ihn zu dem anderen Saft geben. Das Öl in einer Pfanne erhitzen und die Hühnchenbrustfilets von beiden Seiten knusprig braun und durchbraten. Herausnehmen, in Alufolie wickeln und warmstellen. Spargel, Zuckerschoten und Paprikastreifen in das Bratfett geben und unter mehrfachem Rühren etwa 5 Minuten garen. Die Gemüsebrühe mit dem Senf verrühren und über das Gemüse geben. Die Sprossen unterheben, alles aufkochen lassen und abschmecken. Den Grapefruitsaft mit dem Honig verrühren, die Grapefruitfilets dazugeben und das Ganze leicht erwärmen. Die Walnusskerne dazugeben und leicht glasieren. Die Filets portionsweise mit dem Gemüse auf Tellern anrichten und mit Grapefruitfilets und glasierten Walnüssen garniert servieren.

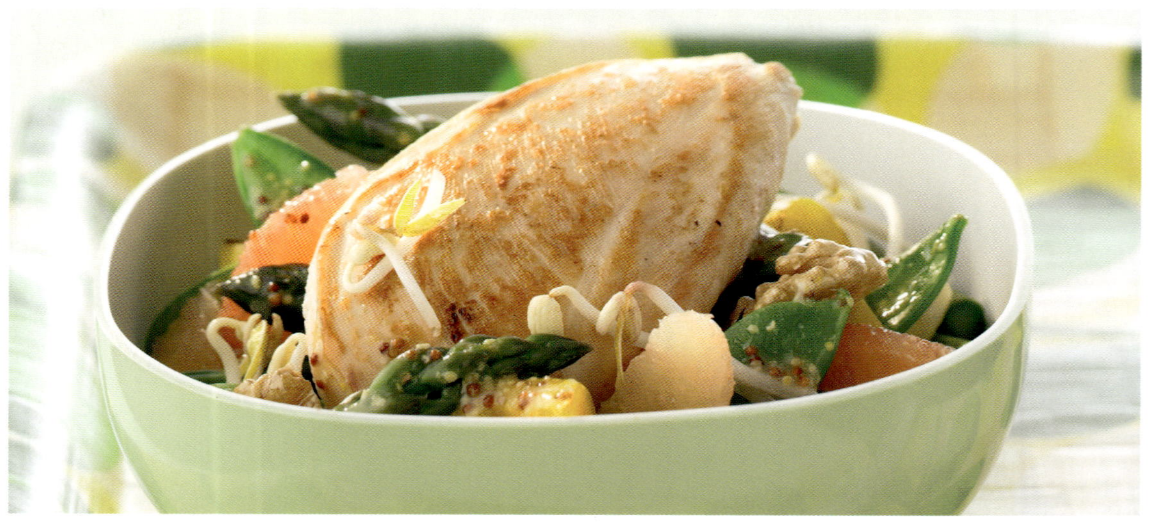

Hirseauflauf

Zutaten

(für 4 Personen)
150 g Hirse
Salz
1 rote Paprikaschote
1 Zucchini
1 Bund Frühlingszwiebeln
2 EL Olivenöl
Pfeffer
150 g milder Gouda
2 Eier
einige frische Rosmarinnadeln

Außerdem
weiche Butter für die Auflaufform

Gesundheits-Tipp

Anstelle von Zucchini kann auch anderes Gemüse der Saison verwendet werden.
Wer auf Fleisch verzichten möchte, für den ist Hirse ein wunderbarer Ersatz. Hirse enthält reichlich Kieselsäure (Silizium), die am Aufbau von Haaren, Haut und Nägeln beteiligt ist und die perfekte Kombination aus blutbildendem Eisen, Magnesium und B-Vitaminen liefert – der perfekte Alleskönner!

Zubereitung

Den Backofen auf 200 Grad vorheizen. Die heiß gewaschene und gut abgetropfte Hirse in 750 ml kochendes Salzwasser geben und bei geringster Hitze etwa 30 Minuten quellen lassen. In der Zwischenzeit die Paprikaschote waschen, vierteln, von den Kernen befreien und in kleine Würfel schneiden. Die Zucchini putzen, waschen und ebenfalls fein würfeln. Die Frühlingszwiebeln putzen, in kleine Ringe schneiden, waschen und gut abtropfen lassen. Paprika zusammen mit Zucchini und Frühlingszwiebeln in 2 EL Olivenöl einige Minuten anbraten. Mit Pfeffer und Salz abschmecken. Den Käse grob reiben, die Eier verquirlen und beides gut mit der Hirse vermischen. Die Masse mit den gewaschenen, trocken getupften und fein gehackten Rosmarinnadeln sowie Pfeffer und Salz würzen. Eine hohe Auflaufform sorgfältig mit weicher Butter fetten und abwechselnd mit einer Schicht Hirse und einer Schicht Gemüse füllen. Die oberste Schicht sollte aus Hirse bestehen. Aus der restlichen Butter Flöckchen schneiden und auf den Auflauf setzen. Im vorgeheizten Backofen etwa 20 Minuten backen.

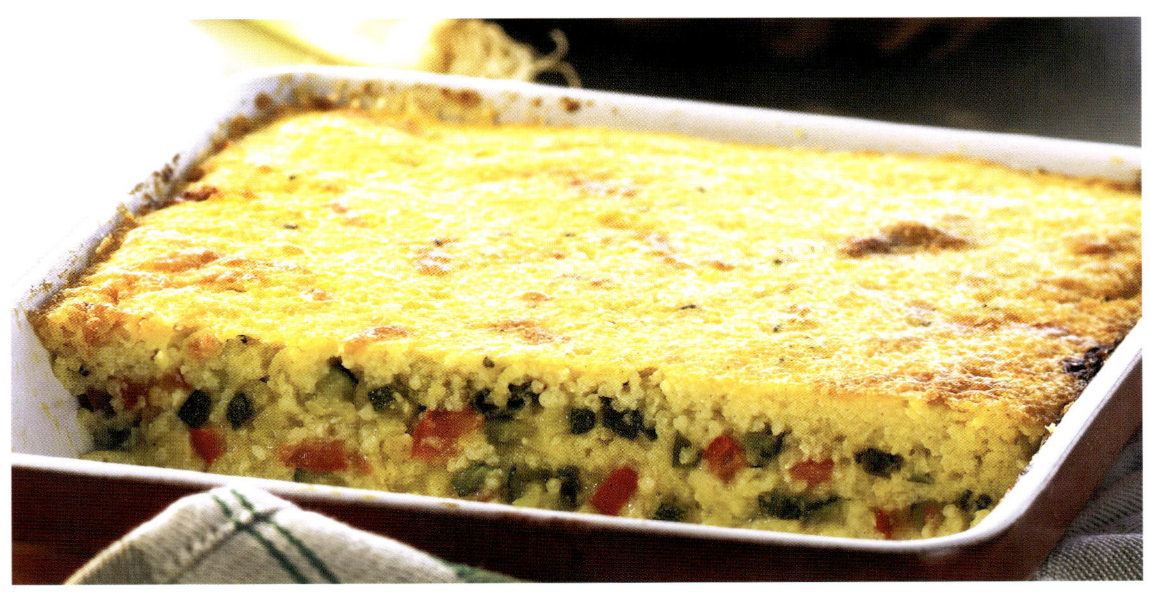

Lachs mit Radicchio-Mango-Gemüse

Zutaten

(für 4 Personen)
4 Lachsfilets mit Haut (geschuppt) à ca. 180 g
Saft von 1 Zitrone
300 g Radicchio
1 reife Mango, ca. 250 g
90 g schwarze Oliven ohne Stein
1 Bund Zitronenthymian
1 Knoblauchzehe
4 EL neutrales Pflanzenöl
150 ml Fischfond (aus dem Glas)
Salz
Zitronenpfeffer
20 g kalte Butterflocken

Zubereitung

Die Lachsfilets unter fließendem Wasser abspülen, trocken tupfen und mit dem Zitronensaft beträufeln. Den Radicchio putzen, waschen, trocken schleudern und in Streifen schneiden. Die Mango schälen, entsteinen und in schmale Spalten oder Würfel schneiden. Die Oliven halbieren. Den Zitronenthymian waschen, trocken schütteln, die Blätter abzupfen und grob hacken. Den Knoblauch schälen und durch die Presse drücken. Die Hälfte des Öls in einer Pfanne erhitzen und den Knoblauch darin goldgelb anschwitzen. Den Radicchio dazugeben und kurz andünsten. Mangostücke und Oliven hinzufügen und etwa 1 Minute mitbraten. Das Ganze mit dem Fischfond ablöschen und 4–5 Minuten köcheln lassen.
In der Zwischenzeit in einer anderen Pfanne das restliche Öl erhitzen und die Lachsfilets darin auf der Hautseite 5–6 Minuten braten. Die Filets wenden und 2–3 Minuten fertig garen. Mit etwas Salz und Zitronenpfeffer würzen. Drei Viertel des Zitronenthymians unter das gegarte Gemüse mischen, alles mit etwas Salz und Zitronenpfeffer würzen und die Butter unterrühren. Abschmecken. Das Gemüse auf Teller geben und die Lachsfilets dekorativ mit der Hautseite nach oben auf dem Gemüsebett anrichten. Mit dem restlichen Zitronentyhmian bestreut servieren.

Gesundheits-Tipp

Der edle Lachs enthält reichlich wertvolle Omega-3-Fettsäuren, die das Tumorwachstum hemmen können. Besonders empfehlenswert ist Wildlachs. Er ist frei von Antibiotika und Wachstumshormonen. „Lachsersatz" ist mit Farbstoffen behandeltes Seelachs- oder Kabeljaufleisch, mit wenig Omega-3-Fettsäuren.

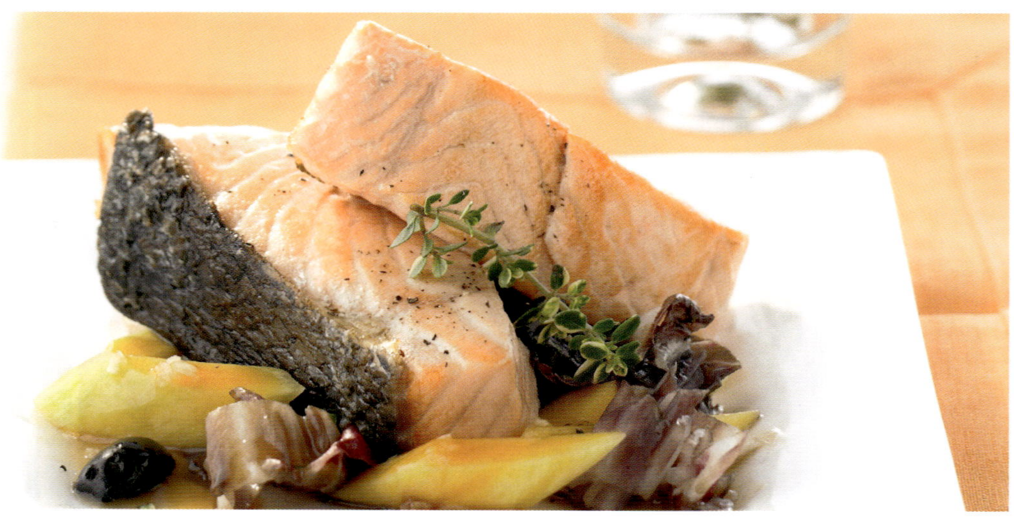

Vollkornbratling

Zutaten

(für 4 Personen)
300 g Quinoa
3 Möhren
1 Petersilienwurzel
150 g gemahlener Buchweizen
3 Eigelb
50 g Grieß
Salz
Pfeffer
evtl. etwas Vollkornmehl
4 EL Olivenöl

Zubereitung

Quinoa in Salzwasser 15 Minuten kochen und abgießen. Abtropfen lassen. Gewaschene Möhren und Petersilienwurzel schälen und reiben. Den Buchweizen in einer Schüssel mit dem Eigelb und 50 ml Wasser vermischen. Den Grieß dazugeben und 15 Minuten quellen lassen. Quinoa, Gemüse und Buchweizen-Grieß-Mischung verrühren und mit Salz und Pfeffer abschmecken. Die Konsistenz eventuell mit Wasser oder Mehl ausgleichen; die Masse sollte formbar sein. Dann 8 Bratlinge herstellen. In einer Pfanne mit Olivenöl bei mittlerer Temperatur von beiden Seiten bräunen lassen.

Gesundheits-Tipp

Mit frischen Knoblauchsprossen und gemischtem grünem Salat servieren. Diese Bratlinge sind schnell und gut vorzubereiten. Buchweizen enthält nervenstärkende B-Vitamine und ist reich an essentiellen Aminosäuren. Waschen Sie den Buchweizen vor dem Kochen in einem Sieb mit heißem Wasser. Oder schöpfen Sie den „Schleim" ab, der sich anfangs beim Kochen bildet. Zum Backen ist Buchweizen weniger gut geeignet bzw. nur dann, wenn er mit einer anderen Mehlsorte gemischt wird.

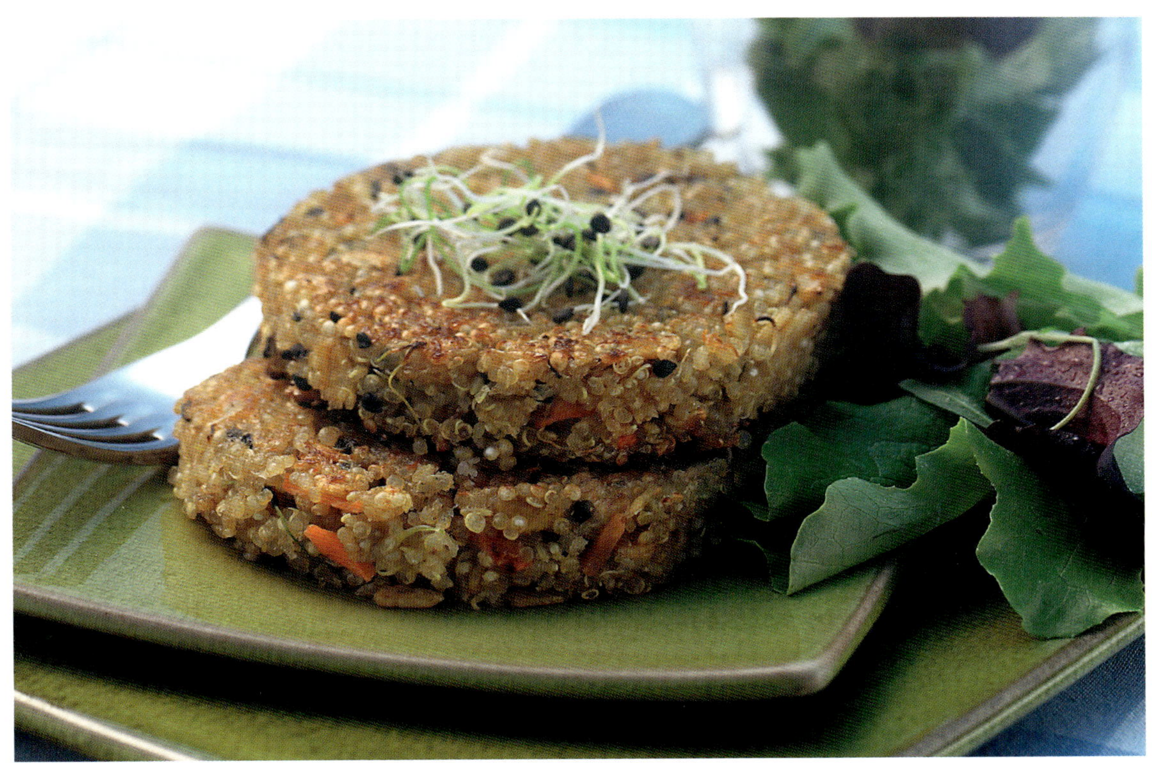

Schalenkartoffeln mit Kräuterquark

Zutaten

(für 4 Personen)
Für die Kartoffeln
1 kg Kartoffeln
Salz
Für den Quark
250 g Magerquark
etwas entrahmte Milch (0,2 % Fett)
1 Knoblauchzehe
1 Zwiebel
2–3 Essiggurken
1/2 Bund frische Kräuter nach Wahl
Kräutersalz
ggf. einige Spritzer Zitronensaft
1 frische gewürfelte rote Paprika

Zubereitung

Die Kartoffeln gründlich unter fließend kaltem Wasser abbürsten und mit einem scharfen Messer die Augen entfernen. In wenig Salzwasser weichkochen oder dämpfen. In der Zwischenzeit den Quark in eine Schüssel geben. Etwas Milch hinzufügen und mit dem Schneebesen glatt rühren. Den Knoblauch schälen und dazupressen. Die Zwiebel schälen und fein würfeln. Die Essiggurken abtropfen lassen, von den Stielansätzen befreien und würfeln. Die Kräuter waschen, trocken schütteln und fein hacken. Alles unter den Quark rühren, mit Kräutersalz und evtl. Zitronensaft abschmecken. Die Kartoffeln in der Pelle auf Teller geben und den Kräuterquark daneben anrichten. Den Quark mit gewürfelter frischer Paprika garnieren.

Gesundheits-Tipp

Die Kartoffel gilt als wichtiger Kohlenhydratlieferant. Der hohe Stärkeanteil sättigt und der beachtliche Vitamin C-Gehalt kurbelt die Abwehrkräfte an. Dadurch kann der Entstehung mancher Krebsarten vorgebeugt werden. Das Eiweiß im Quark liefert knochenstärkendes Kalzium. Ungeschälte Kartoffeln möglichst bald nach dem Kochen essen – langes Warmhalten verringert den Nährstoffgehalt.

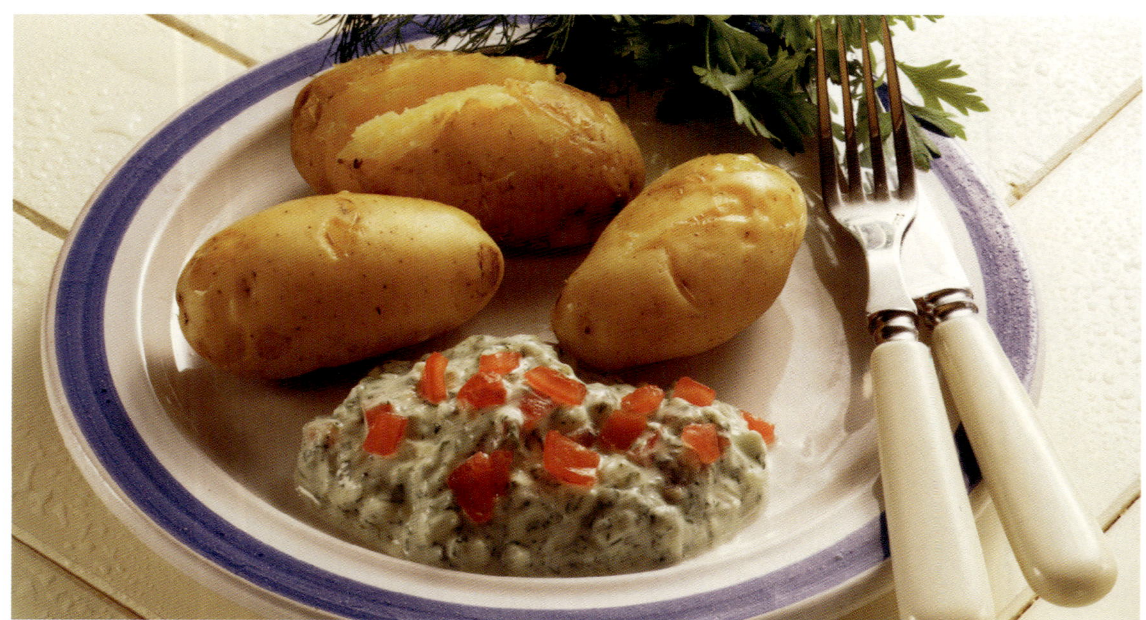

Hähnchenfleischnudeln mit Gemüse

Zutaten

(für 4 Personen)
400 g Soba (japanische Buchweizennudeln)
Salz
400 g Hähnchenbrustfilet
250 g Chinakohl
1 Zwiebel
2 rote Paprikaschoten
1/2 Bund frischer Koriander
3 EL Erdnussöl
1 TL Sambal Oelek
2 EL Sojasauce

Zubereitung

Die Nudeln etwa 2 Minuten in reichlich Salzwasser kochen, dann abgießen und abspülen. Gut abtropfen lassen. Die Hähnchenbrust und den Chinakohl waschen, trocknen und in feine Streifen schneiden. Die Zwiebel schälen und zusammen mit der gewaschenen und entkernten Paprika in Streifen schneiden. Den Koriander waschen, trocknen und hacken, 4 Blätter als Dekoration zurückbehalten. Das Fleisch in sehr heißem Öl anbraten, dann sofort aus der Pfanne nehmen und Chinakohl, Paprika und Zwiebel darin anbraten. Braten, bis das Gemüse Farbe annimmt, dann die Nudeln dazugeben. Sambal Oelek und Sojasauce untermischen und zum Schluss das Fleisch wieder in die Pfanne geben. Koriander darüberstreuen, umrühren und mit den Korianderblättchen garniert sofort servieren.

Gesundheits-Tipp

Soba sind japanische Buchweizennudeln. Sie haben einen hohen Gehalt an Aminosäuren und sind Vitamin-B-Lieferant. Die in den Randschichten des Buchweizens vorkommende Phenolsäure schützt vor Krankheitserregern und kann Krebs vorbeugen. Geflügelfleisch ist reich an Eisen und zeichnet sich durch niedrigen Fettgehalt aus. Koriander ist vielseitig verwendbar. Sein heilkräftiges Aroma entwickelt sich besonders gut, wenn die frischen Blätter kleingehackt sind.

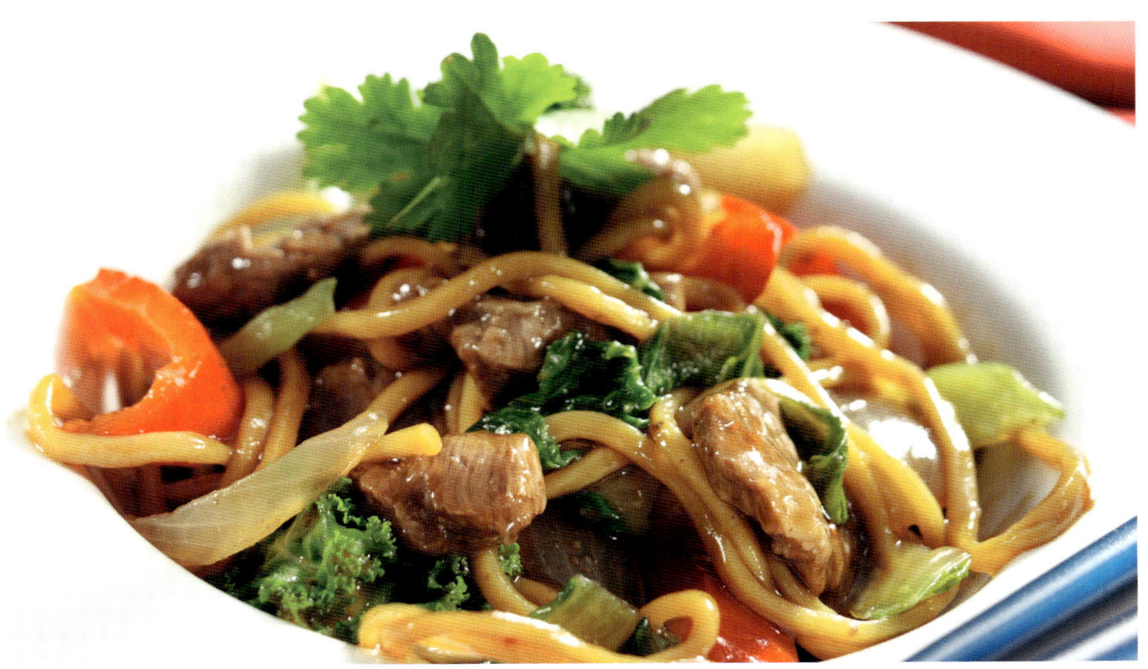

Dinkelpizza

Zutaten

(für 4 Personen)
Für den Teig
250 g Dinkelmehl
21 g frische Hefe
4 EL Olivenöl
1/2 TL Salz

Für den Belag
150 g Schmand
3 EL Olivenöl
Salz
frisch gemahlener Pfeffer
2 Zwiebeln
80 g schwarze Oliven
2 grüne Paprikaschoten
200 g Feta

Außerdem
Pizzablech
Öl für das Blech

Zubereitung

Den Backofen auf 200 Grad vorheizen. Das Mehl in eine Schüssel geben, in die Mitte eine Mulde drücken. Die Hefe in etwas lauwarmem Wasser zerbröseln. In die Mulde gießen, mit Mehl bestäuben und zugedeckt 15 Minuten gehen lassen. 100 ml Wasser, Öl und Salz hinzufügen und alles zu einem geschmeidigen Teig verarbeiten. Zugedeckt an einem warmen Ort weitere 60 Minuten gehen lassen.
Für den Belag den Schmand mit 2 EL Olivenöl glatt rühren, mit Salz und Pfeffer abschmecken. Die Zwiebeln schälen und in feine Ringe schneiden. Die Oliven abtropfen lassen. Die Paprika putzen, waschen und in kleine Stücke schneiden. Den Feta abtropfen lassen und in Würfel schneiden. Das Pizzablech einfetten. Den Teig nochmals durchkneten, ausrollen und auf das Blech legen. Den Schmand darauf verteilen und mit Oliven, Paprika, Zwiebelringen und Feta belegen. Mit etwas Olivenöl beträufeln und im vorgeheizten Backofen ca. 20 Minuten backen.

Gesundheits-Tipp

Schmand ist ein Sauermilcherzeugnis und sehr bekömmlich. Er enthält wie andere Produkte aus Sauermilch Milchsäure, mit deren Hilfe Milcheiweiß besser verdaut wird.

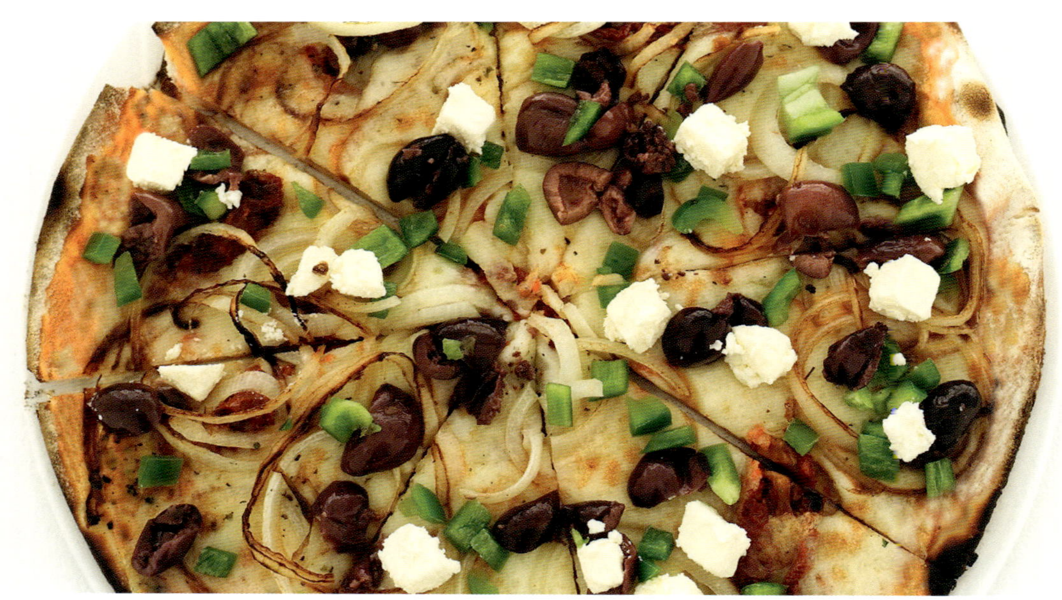

Thunfisch in Sesampanade

Zutaten

(für 4 Personen)
4 Thunfischsteaks à 200 g
5 Frühlingszwiebeln
7 EL Balsamico
3 EL frisch gehackter Ingwer
Salz
Pfeffer
8 EL Sesamsamen

Außerdem
Frischhaltefolie
4 EL neutrales Pflanzenöl

Zubereitung

Die Thunfischsteaks waschen, trocken tupfen und in eine flache Schale geben. Die Frühlingszwiebeln putzen, mit dem hellgrünen Lauch fein hacken und mit Balsamicoessig, 5 EL Wasser und Ingwer verrühren. Die Marinade über den Thunfisch geben, die Schale mit Folie abdecken und das Ganze 1 Stunde und 30 Minuten im Kühlschrank ziehen lassen, zwischendurch wenden. Anschließend den Fisch aus der Marinade nehmen und mit Salz und Pfeffer würzen. Das Pflanzenöl in einer Pfanne erhitzen und den Thunfisch darin auf beiden Seiten braten, bis die Steaks kurz vor dem gewünschten Garpunkt – rosa oder durch – sind. Anschließend aus der Pfanne nehmen, auf beiden Seiten mit etwas Marinade bestreichen und in die Sesamsamen drücken, sodass sie haften bleiben. Nochmals kurz in die Pfanne geben, auf beiden Seiten goldbraun braten und mit der Marinade servieren.

Gesundheits-Tipp

Thunfisch ist besonders reich an mehrfach ungesättigten Omega-3-Fettsäuren. Ihnen wird nachgesagt, das Krebsrisiko wirksam zu verringern. Im Tierversuch zeigte sich, dass Omega-3 Fettsäuren das Tumorwachstum verlangsamen können.

Das in der Ingwerwurzel enthaltene ätherische Öl ist gut bei Übelkeit (z.B. nach einer Chemotherapie). Die klein geschnittene Ingwerwurzel kann direkt gekaut werden.

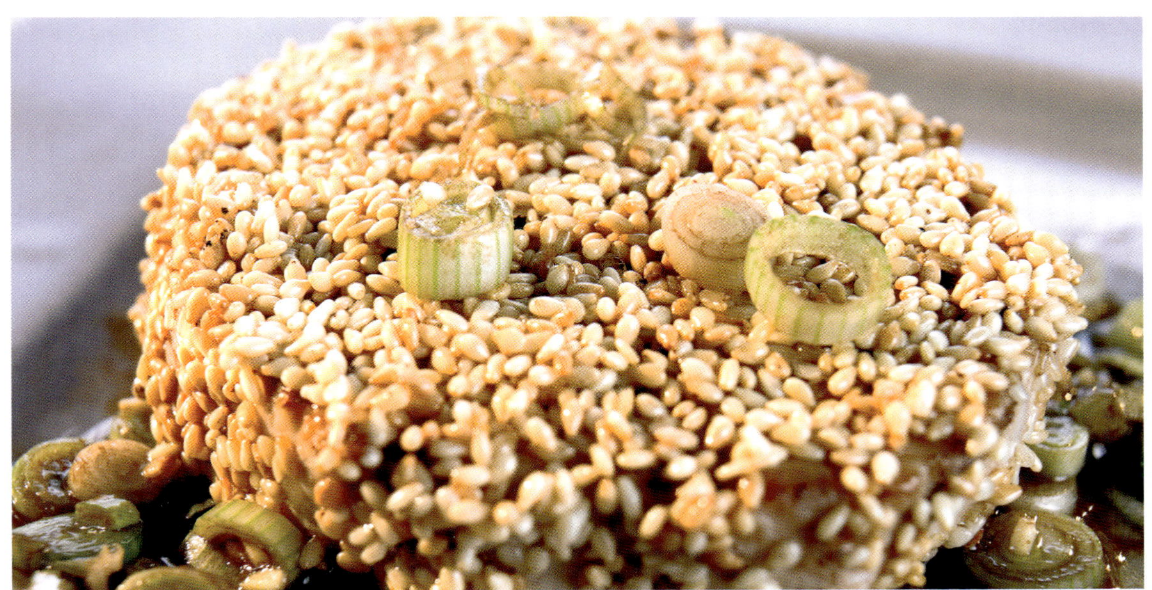

Abendessen

Salat von Frühlingsgemüse

Zutaten

(für 4 Personen)
150 g frische Erbsen
Salz
2 Bund grüner Spargel
1 Bund Radieschen
1 große Handvoll Rucola
250 g Kirschtomaten
1 Bund frischer Kerbel
2 EL Walnussöl
1 EL Erdnussöl
1 EL Balsamicoessig
Pfeffer

Zubereitung

Die Erbsen 5 Minuten in Salzwasser kochen, dann abschrecken. Den Spargel waschen und unten 1 cm abschneiden. In Salzwasser für 8 Minuten kochen lassen, dann ebenso abschrecken. Das Gemüse abtropfen lassen. Die Radieschen waschen und in Scheiben schneiden. Den Rucola waschen und trocken schleudern. Die Tomaten waschen und halbieren. Rucola, Erbsen und Radieschen in einer Schüssel mischen, dann den Kerbel waschen, trocknen und von den Stielen zupfen. Die Öle und den Essig verrühren, mit Salz und Pfeffer würzen. Spargel mit dem restlichen Salat mischen, das Dressing darübergeben, mit dem Kerbel bestreuen und sofort servieren.

Gesundheits-Tipp

Wussten Sie, dass Vitamin D nur durch Einwirkung von Sonnenlicht auf die Haut im Körper gebildet werden kann? Alle anderen Vitamine müssen wir mit der Nahrung aufnehmen. Lebenswichtige Vitamine am besten täglich.

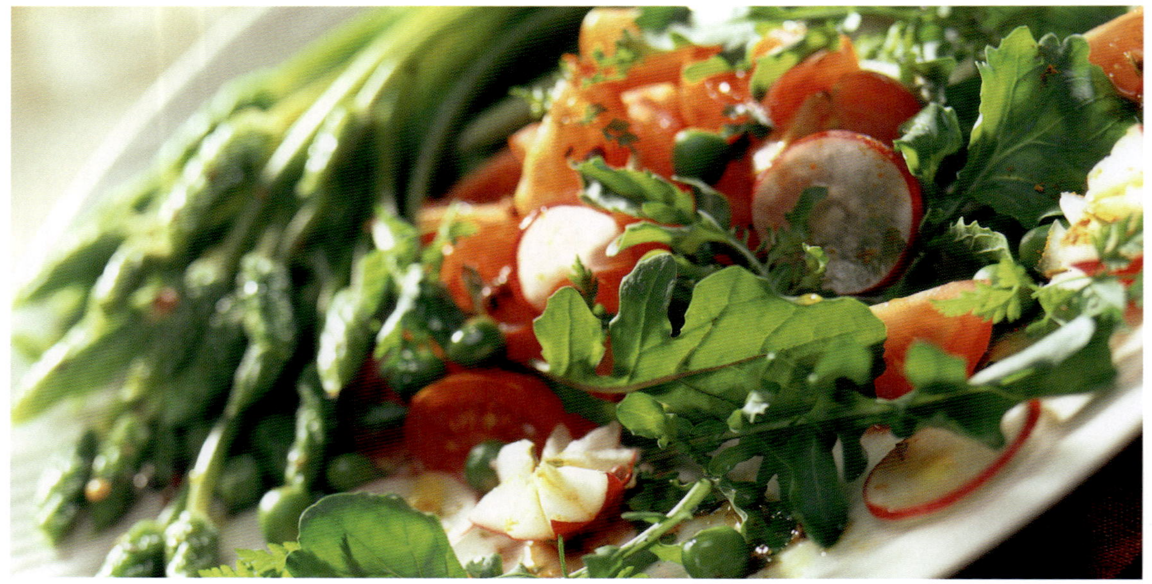

Zucchinisalat

Zutaten

(für 4 Personen)
2 EL Balsamicoessig
3 EL Rosinen
500 g kleine Zucchini
50 g Sellerie
1 rote Paprikaschote
1 kleine rote Chilischote
1/2 Bund Minze
20 g frischer Ingwer
2 Knoblauchzehen
4 EL Olivenöl
Kräuter oder Hefepaste zum Würzen
Pfeffer aus der Mühle
2 EL brauner Zucker
2 EL Kapern
3 EL grob gehackte Walnüsse

Gesundheits-Tipp

Die kalorienarme Zucchini ist ein Kürbisgewächs. In ihr stecken zahlreiche Vitamine, von denen das Immunsystem profitiert. Sowohl das Antioxidans Beta-Carotin als auch Vitamin C tragen zur Senkung des Krebsrisikos bei. Beide Nährstoffe gelten als effektive „Fänger" von freien Radikalen.

Zubereitung

Den Balsamicoessig mit 2 EL warmem Wasser verrühren und die Rosinen etwa 15 Minuten darin einweichen. Die Zucchini putzen, waschen, trocknen, längs halbieren und in etwa 3 cm lange Stücke schneiden. Den Sellerie putzen und in feine Streifen schneiden. Die Paprika putzen, entkernen, waschen, trocknen und ebenfalls in feine Streifen schneiden. Die Chilischote putzen, entkernen, waschen, trocknen und fein hacken. Die Minze waschen und trocken schütteln, dann die Blätter abzupfen und fein hacken. Den Ingwer schälen und fein reiben. Den Knoblauch schälen und durch die Presse drücken. Das Olivenöl in einer großen Pfanne erhitzen. Zucchinistücke, Sellerie- und Paprikastreifen darin anschwitzen. Chili, Ingwer und Knoblauch hinzufügen und etwa 3 Minuten mitdünsten. Mit etwas Salz und Pfeffer aus der Mühle würzen. Die Rosinen mit der Marinade, die Hälfte der Minze, den braunen Zucker und die abgetropften Kapern unterheben und die Mischung vom Herd nehmen. In einer Pfanne die Haselnüsse ohne Fett kurz anrösten. Den Zucchinisalat auf Tellern anrichten, mit den Haselnüssen bestreuen, mit der restlichen Minze garnieren und sofort servieren.

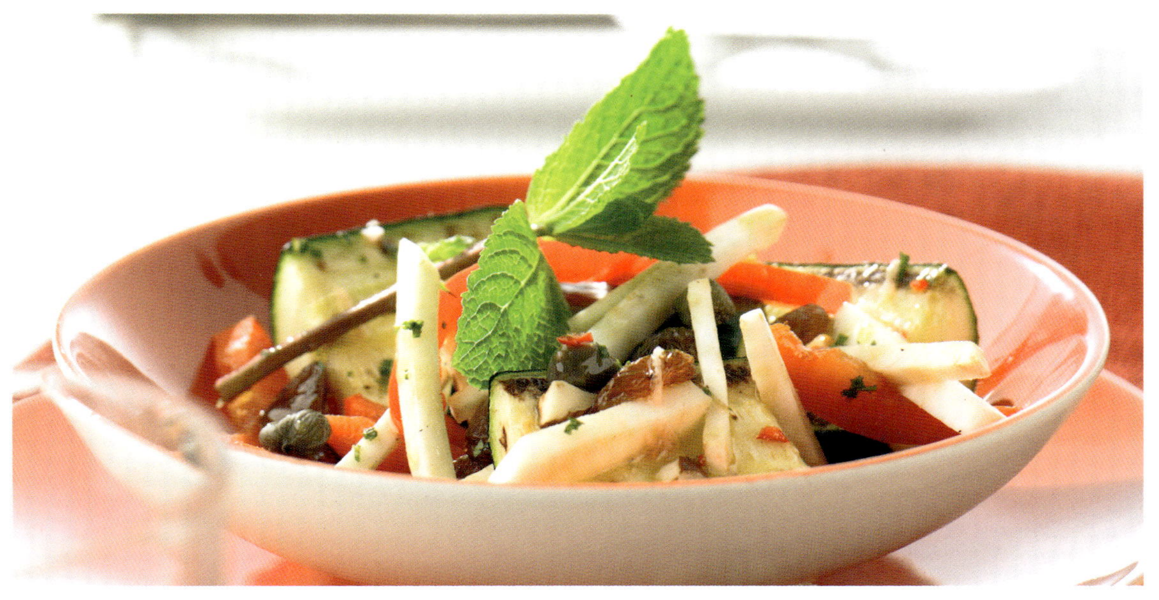

Rotkohlsalat

Zutaten

(für 4 Personen)
1/2 Kopf Rotkohl
2 EL frische glatte Petersilie
1 EL frischer Kerbel
1 EL frischer Koriander
1 EL frischer Estragon
Saft von 1 Orange
1 Prise gemahlener Kreuzkümmel
6 EL Sonnenblumenöl
2 EL Apfelessig
Salz
Pfeffer

Zubereitung

Den Rotkohl in sehr feine Streifen schneiden und waschen. Die Kräuter waschen, trocken schütteln und fein hacken. Die Kräuter untermischen und den Orangensaft dazugeben. Mit dem Kreuzkümmel würzen und das Öl sowie den Essig darüberträufeln. Mit wenig Salz und Pfeffer abschmecken, dann den Salat mit den Händen gut durchkneten. Abgedeckt 8 Stunden im Kühlschrank ziehen lassen, dann nochmals mit wenig Salz und Essig abschmecken.

Gesundheits-Tipp

Kreuzkümmel oder Cumin findet häufig in der orientalischen und asiatischen Küche Verwendung. Die blähungstreibende und krampflösende Wirkung des ätherischen Öls gleicht Kümmelwirkungen.
In Brokkoli, Rosen-, Blumenkohl und weiteren Blattkohlarten stecken zahlreiche Extrakte krebshemmender Wirkstoffe. Kauen Sie den möglichst frischen Kohl immer gut, damit sich die Schutzwirkung voll entfaltet. Beim Dämpfen oder kurzen Anbraten im Wok können sich die krebshemmenden Substanzen besonders gut entfalten. Anstelle von Rotkohl können Sie auch Weißkohl verwenden.

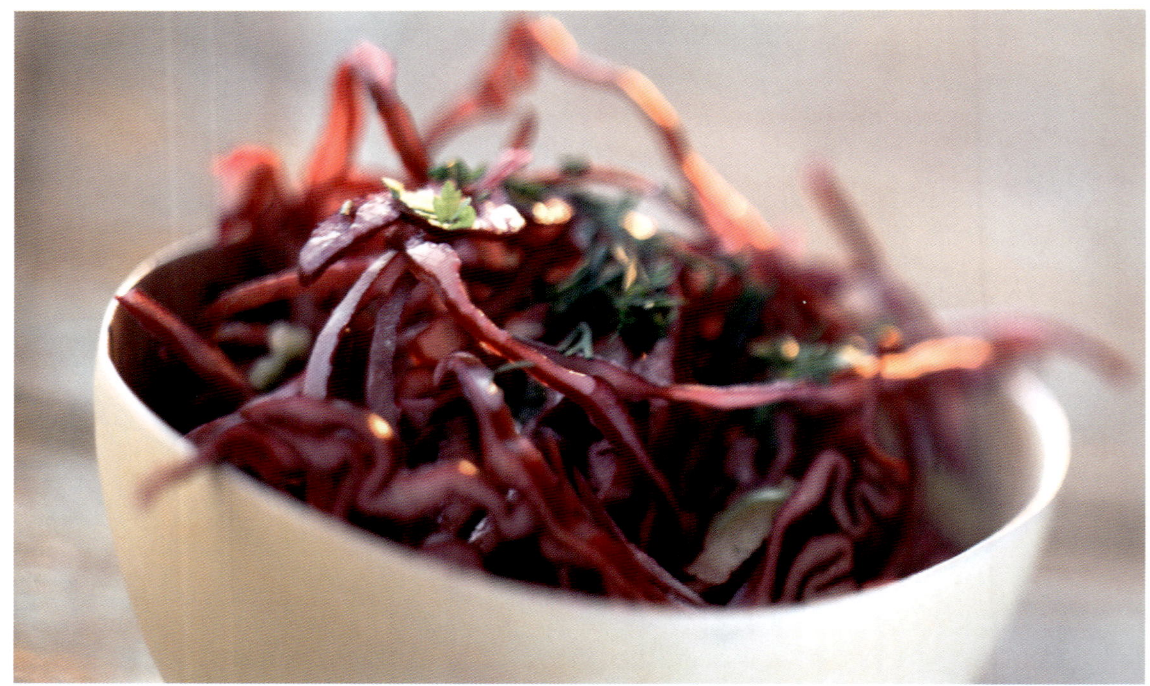

Salat mit Ziegenkäse und Granatapfelvinaigrette

Zutaten

(für 4 Personen)
60 g Feldsalat
2 Chicorée
1 Granatapfel
4 EL Rosinen
4 EL Kapern
100 ml warme Gemüsebrühe
4 EL Balsamicoessig
4 EL Olivenöl
Salz
Pfeffer
Zucker
4 EL Pinienkerne
8 kleine Ziegenfrischkäsetaler à 100 g

Zubereitung

Den Feldsalat verlesen, putzen, waschen, trocken schleudern und auf einer Platte anrichten. Den Chicorée putzen, das untere (leicht bittere) Ende ca. 4 cm weit abschneiden, die Blätter abzupfen, waschen, trocken schleudern und dekorativ zwischen dem Feldsalat verteilen. Den Granatapfel in der Mitte durchschneiden, über einer Schüssel die Schale von außen mit einem Löffel abklopfen, sodass sich die Kerne lösen. Noch anhaftende weiße Zwischenhäutchen entfernen. Rosinen und Kapern hinzufügen. Die Brühe mit Balsamicoessig und Olivenöl verrühren, mit Salz, Pfeffer und Zucker würzen und über die Granatapfel-Rosinen-Mischung geben, gut durchrühren. Die Pinienkerne in einer Pfanne ohne Fett goldbraun rösten. Auf dem Salat die Ziegenfrischkäsetaler anrichten und dekorativ mit etwas Vinaigrette übergießen. Den Salat mit der restlichen Vinaigrette beträufeln und mit Pinienkernen bestreut servieren.

Gesundheits-Tipp

Der Granatapfel ist eines der ältesten bekannten Heilmittel. Wie in Himbeeren und Blaubeeren entdeckte man auch im Granatapfel die Ellagsäure. Sie soll wissenschaftlichen Untersuchungen zufolge die Mutation von Krebszellen stoppen können.

Granatapfel ist im Kühlschrank lange haltbar. Die harte Schale schneidet man ringsum mehrmals von der Blüte zum Stielansatz ein – ähnlich wie beim Apfelsinenschälen – und bricht ihn dann auseinander. Die empfindlichen blassrosa bis dunkelroten, geleeartigen Samenfrüchte lassen sich nun leicht aus den kleinen Kammern lösen.

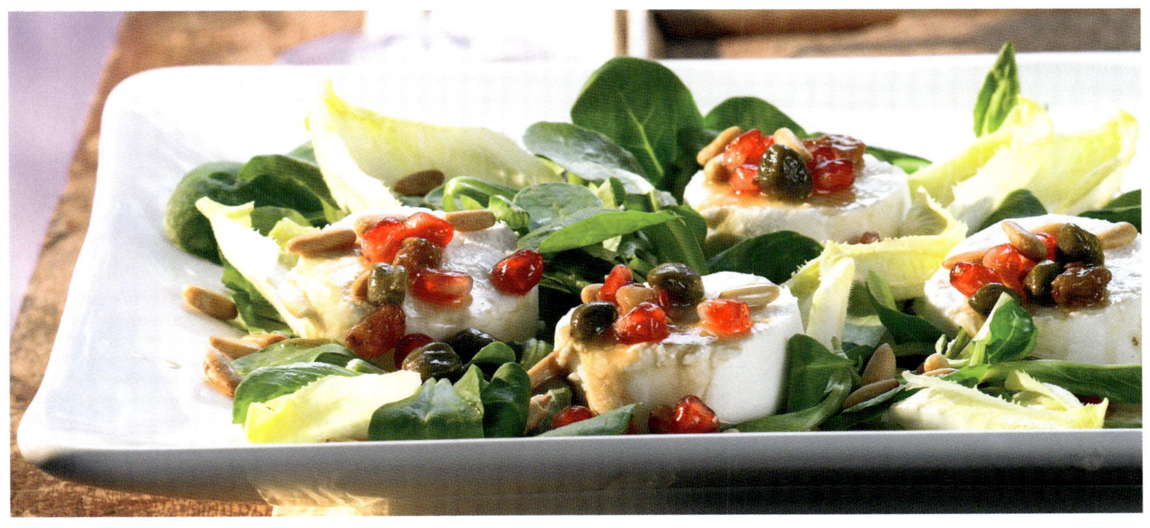

Möhrensuppe

Zutaten

(für 4 Personen)
400 g zarte, junge Karotten
150 g mehlig kochende Kartoffeln
1 Zwiebel, ca. 50 g
4 EL Butter
4 EL neutrales Pflanzenöl
1 Anisstern
300 ml Möhrensaft
750 ml Gemüsefond
Salz
Pfeffer aus der Mühle
100 g Ziegenkäserolle
250 g grüner Spargel
4 EL Olivenöl

Zubereitung

Die Karotten schälen. Die Kartoffeln schälen und in kleine Würfel schneiden. Die Zwiebel schälen und fein würfeln. Die Butter und das Pflanzenöl in einem großen Topf erhitzen und die Zwiebelwürfel darin glasig schwitzen. Kartoffelwürfel, Karotten und Anisstern dazugeben und kurz mitdünsten. Mit etwas Gemüsefond ablöschen und mit Karottensaft und dem restlichen Gemüsefond auffüllen. Mit etwas Salz und Pfeffer würzen und die Suppe bei mittlerer Hitze etwa 30 Minuten köcheln lassen. In der Zwischenzeit den Ziegenkäse mit einem Messer in kleine Stücke hacken. Den Spargel waschen und die holzigen Enden entfernen. Die Spargelspitzen abschneiden und die Stangen mit einem scharfen Messer der Länge nach in schmale Scheiben schneiden. Die Scheiben quer halbieren und in dünne Streifen schneiden. Das Olivenöl in einer Pfanne erhitzen und die Spargelköpfe und -streifen darin 4–5 Minuten dünsten. Nach der Garzeit den Anisstern aus der Suppe entfernen und diese mit dem Mixstab fein pürieren. Falls die Suppe zu dickflüssig ist, mit etwas Wasser oder zusätzlichem Gemüsefond auffüllen. Aufkochen lassen, mit etwas Salz und Pfeffer aus der Mühle abschmecken und in tiefen Tellern anrichten. Mit dem gedünsteten Spargel garnieren und mit dem Ziegenkäse bestreut servieren.

Gesundheits-Tipp

Zahlreiche Schutzstoffe in der Möhre sind antioxidativ und zellschützend wirksam. Beta-Carotin kann als Antioxidans vor Krebs schützen.

Frisches Möhrengrün kann mit dem Gemüse gekocht oder als Suppengarnitur verwendet werden. Die Suppe mit Brotcroutons oder ein paar Tropfen kaltgepresstem Kürbiskernöl servieren.

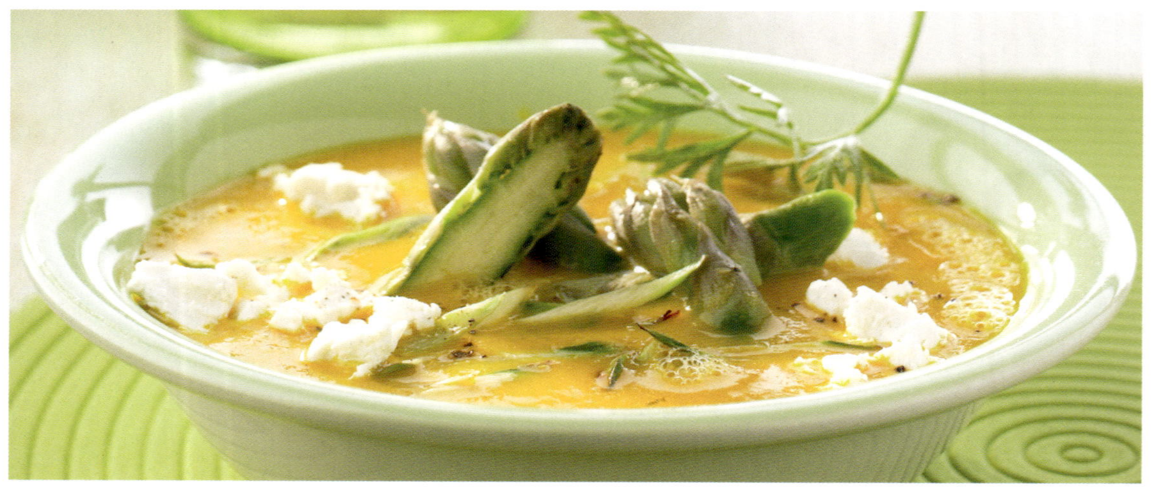

Bunte Gemüsesuppe

Zutaten

(für 4 Personen)
3 Möhren
200 g Rotkohl
150 g Grünkohl
1 Stange Lauch
1 Zwiebel
50 g Speck
50 g Butter
150 g Erbsen
Salz
Pfeffer
150 g grüne Bohnen

Zubereitung

Die Möhren schälen und in Scheiben schneiden. Beide Kohlsorten waschen und in dünne Streifen schneiden. Den Lauch längs halbieren, waschen und in schmale Abschnitte teilen. Die Zwiebel schälen und würfeln, den Speck in kurze Streifen schneiden. Die Butter im Topf zerlassen und die Zwiebeln mit dem Speck darin anbraten. Kohl, Lauch und Möhren dazugeben, kurz anbraten, dann mit Wasser knapp bedecken. Die gewaschenen Erbsen hinzufügen, mit wenig Salz und Pfeffer würzen und 40 Minuten kochen lassen. 10 Minuten vor Ende der Garzeit die gewaschenen Bohnen dazugeben.

Gesundheits-Tipp

Als gesundes Gemüse erlebt der Grünkohl eine Renaissance. Wie viele andere Kohlsorten ist er ein echter Mineralstoffprotz. Seine Radikalfänger Vitamin A, C und E bilden ein Schutzschild gegen vorzeitiges Altern sowie Gefäß- und Infektionskrankheiten. Grünkohl kann Krebszellen im wahrsten Sinne des Wortes in die „Flucht schlagen".

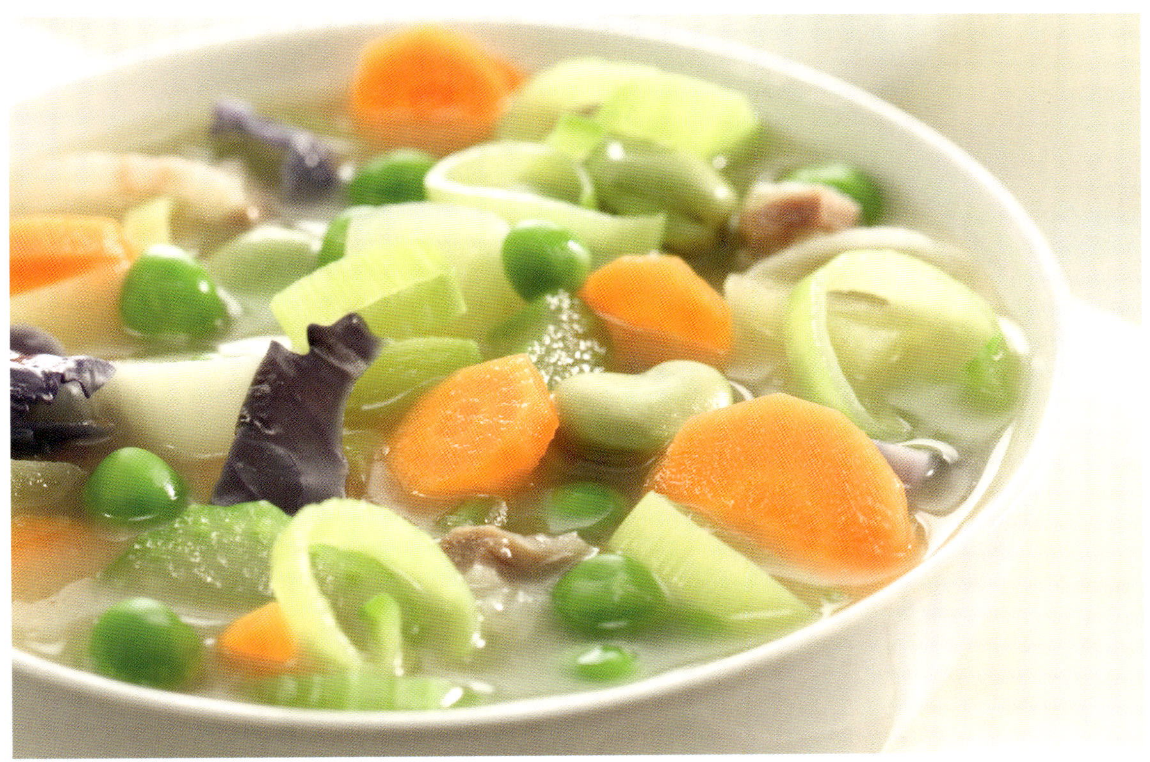

Kürbiscremesuppe

Zutaten

(für 4 Personen)
500 g Kürbisfleisch
1 Zwiebel
10 g Butter
2 EL neutrales Pflanzenöl
50 g Mandelblättchen
400 ml Gemüsebrühe
250 g Sahne
Salz
Pfeffer aus der Mühle
2 EL Kürbiskernöl

Gesundheits-Tipp

Kürbis enthält erstaunlich viel Beta-Carotin, das als Antioxidans vor Lungen- und Prostatakrebs schützen kann. In dem kalorienarmen Fruchtfleisch sind Kohlenhydrate und Ballaststoffe enthalten, wovon das Immunsystem, das Herz-Kreislauf-System und der Cholesterinspiegel profitieren. Kürbisse sollten kühl und dunkel gelagert werden. So behalten sie ihre wertvollen Nährstoffe.

Zubereitung

Das Kürbisfleisch in kleine Würfel schneiden. Die Zwiebel schälen und fein würfeln. Die Butter und das Pflanzenöl in einem Topf erhitzen und die Zwiebeln darin glasig schwitzen. Das Kürbisfleisch dazugeben und andünsten. 4 EL von den Mandelblättchen untermischen und das Ganze etwa 6 Minuten garen. Mit der Gemüsebrühe zunächst ablöschen, dann auffüllen. Die Suppe etwa 1 Stunde bei geringer Hitze köcheln lassen. Die restlichen Mandelblättchen in einer Pfanne ohne Fett leicht anrösten, dann beiseite stellen. Nach der Garzeit die Suppe pürieren und 150 g von der Sahne unterrühren. Mit etwas Salz und Pfeffer aus der Mühle würzen und weitere 5 Minuten köcheln lassen. Die restliche Sahne steif schlagen und unter die Suppe ziehen. Die Suppe in tiefen Tellern anrichten, mit Kürbiskernöl beträufeln und mit den gerösteten Mandelblättchen bestreut servieren.

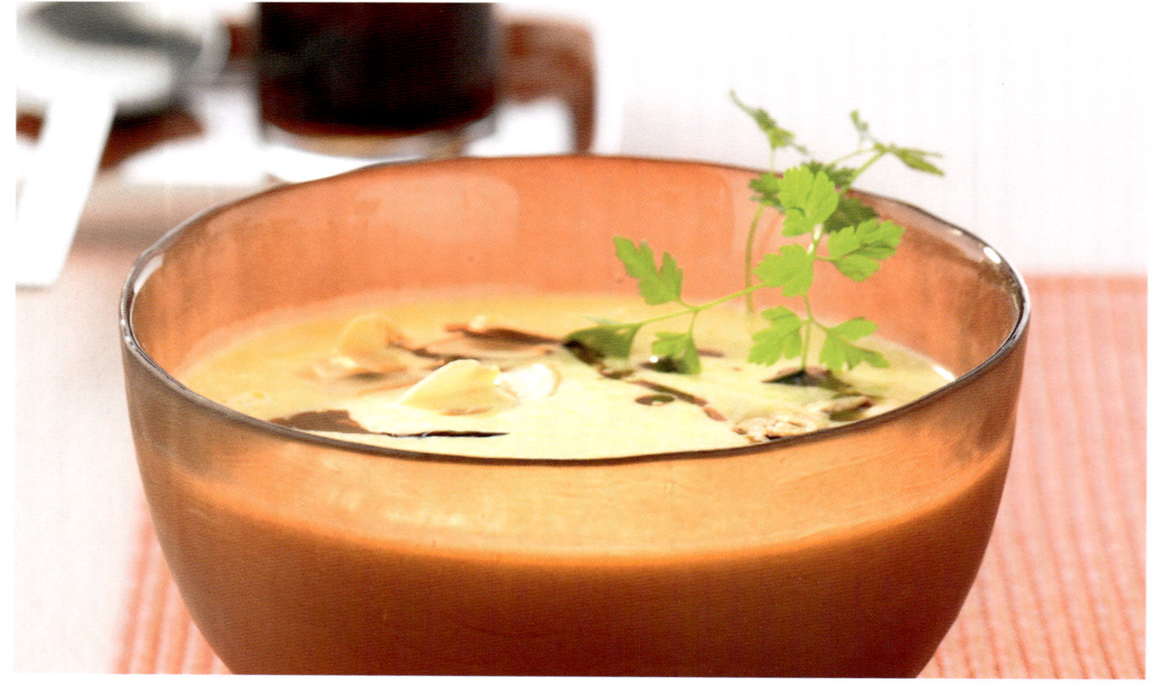

Pute mit Radicchio und Pinienkernen

Zutaten

(für 4 Personen)
4 Putenschnitzel à ca. 200 g
150 g Radicchio
3 Schalotten
4 EL Pinienkerne
2 EL neutrales Pflanzenöl
1 EL Butter
Salz
Pfeffer aus der Mühle
500 ml Gemüsebrühe
Honig
2 EL Crème légère

Zubereitung

Die Putenschnitzel unter fließendem Wasser kalt abspülen, trocken tupfen und in Streifen schneiden. Den Radicchio putzen, waschen, trockenschütteln und in Streifen schneiden. Die Schalotten schälen und in feine Scheiben schneiden. Die Pinienkerne in einer Pfanne ohne Fett kurz anrösten. Das Pflanzenöl und die Butter in einem Bräter erhitzen und die Putenstreifen darin von beiden Seiten scharf anbraten. Mit wenig Salz und etwas Pfeffer aus der Mühle würzen. Die Schalotten dazugeben und anschwitzen. Mit 300 ml Gemüsebrühe ablöschen und dann mit der restlichen Brühe auffüllen. Alles etwa 3 Minuten köcheln lassen. Den Radicchio unterheben und etwa 1 Minuten mitgaren. Mit etwas Honig, Salz und Pfeffer abschmecken. Das Fleisch mit dem Radicchio anrichten und mit Pinienkernen bestreut servieren.

Gesundheits-Tipp

Pute ist eine hervorragende fettarme Eiweißquelle, die leicht vom Körper aufgenommen und in Energie umgesetzt werden kann. Wie Hähnchenfleisch ist in Putenfleisch Eisen und das für die Blutbildung notwendige Vitamin B12 enthalten. Zudem ist Zink, das nachweislich die Zellen vor Oxidationsschäden schützen kann, ein wichtiger Bestandteil. Außerdem kann dieses Spurenelement unterstützend für das stressgeplagte Immunsystem wirken.
Um eine Salmonelleninfektion zu verhindern, sollten Sie Putenfleisch möglichst frisch kaufen bzw. tiefgekühltes Fleisch in einem Sieb auftauen, das Auftauwasser wegschütten, und getrennt von anderen Lebensmitteln vorbereiten sowie ganz durchbraten.

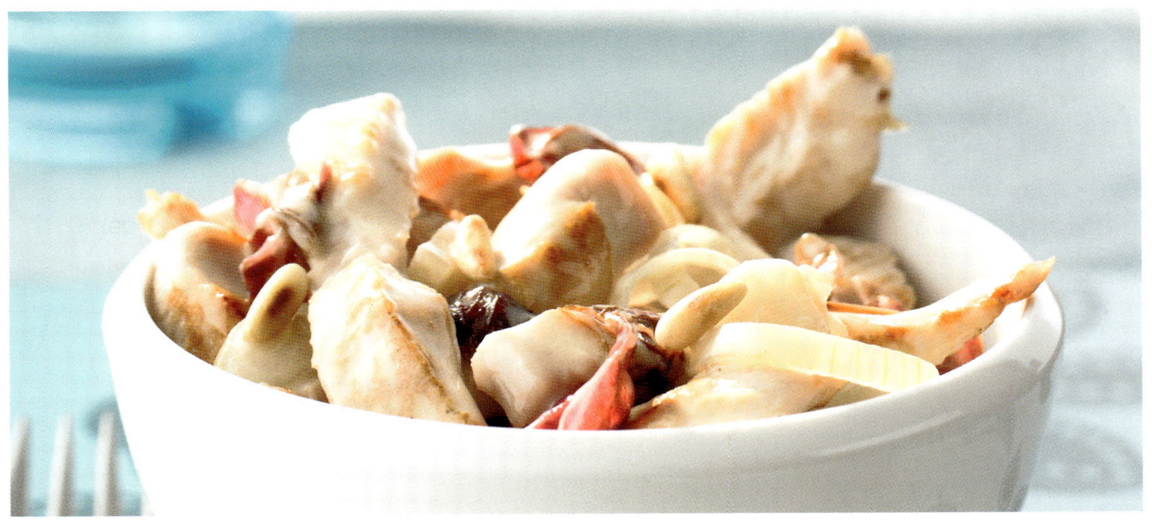

Möhrenküchlein

Zutaten

(für 4 Personen)
4 Möhren
6 EL Müsli
3 Eier
Salz
Pfeffer
neutrales Öl zum Braten

Zubereitung

Den Backofen auf 120 Grad vorheizen. Die Möhren schälen, mit einer Küchenreibe zerkleinern und 1 Minute in kochendem Wasser blanchieren. Abtropfen und abkühlen lassen. In einer Schüssel mit dem Müsli vermischen, dann die Eier verquirlen und ebenfalls zu den Möhren geben. Mit Salz und Pfeffer würzen. In einer Pfanne mit etwas Öl 4 Küchlein formen und bei mittlerer Temperatur von jeder Seite etwa 5 Minuten braten. Die Möhrenküchlein auf ein Stück Backpapier im vorgeheizten Backofen warm halten und in der Zwischenzeit die nächsten 4 Küchlein braten. Warm servieren.

Gesundheits-Tipp

Als wir Kinder waren stand die Möhre mit ihren hochwertigen Nährstoffen auf unserem Speiseplan ganz oben. Sekundäre Pflanzenstoffe der Möhre stimulieren das Immunsystem, wirken antioxidativ gegen UV-Licht auf der Haut, stärken die Sehfunktion und können sogar Krebs vorbeugen. Frisches Möhrengrün kann wie Gemüse gedünstet werden, nachdem es gehackt wurde.
Machen Sie den „Möhren-Frische-Test“: Eine sehr frische Möhre lässt sich gut brechen.

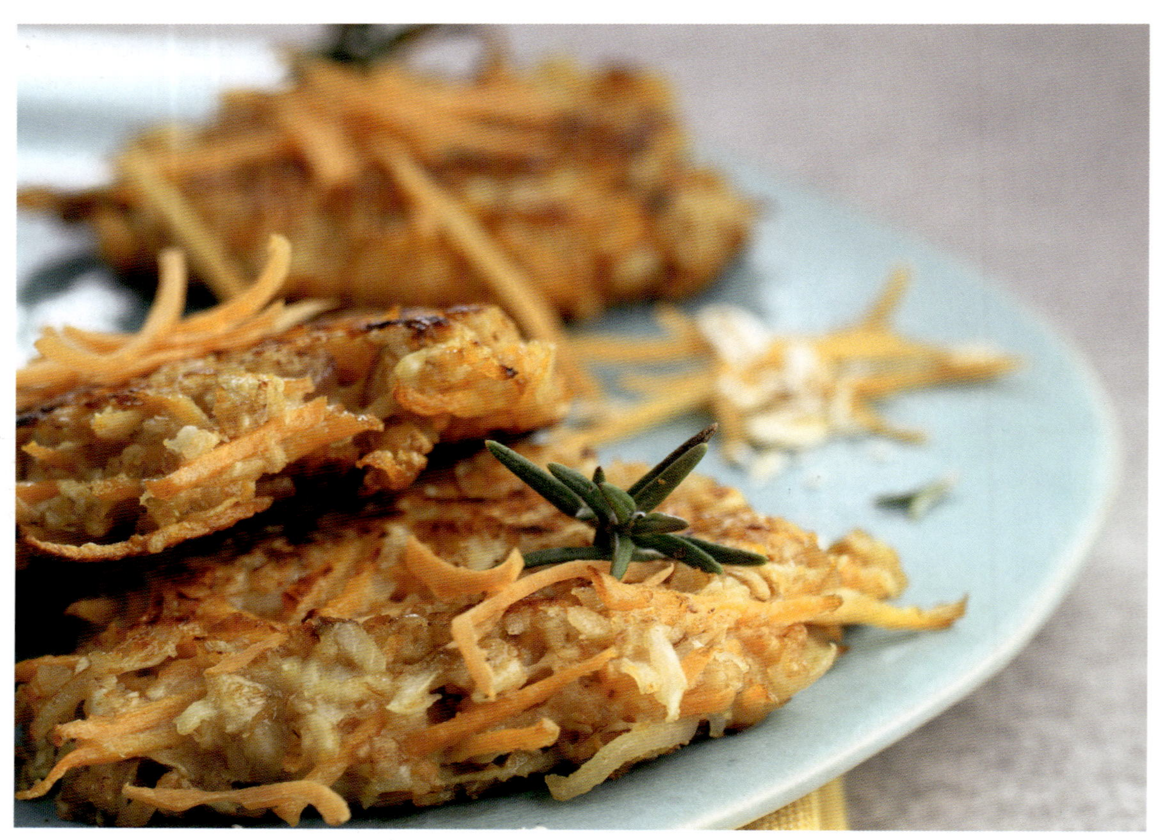

Penne mit Garnelen und grünem Spargel

Zutaten

(für 4 Personen)
500 g grüner Spargel
400 g Penne
Salz
300 g geschälte Garnelen
1 EL Olivenöl
4 EL frisch gehackte Petersilie
abgeriebene Schale von einer unbehandelten Zitrone
3 EL Zitronensaft
400 ml Gemüsebrühe
1 kleine Kartoffel

Zubereitung

Den Spargel waschen, von den holzigen Enden befreien, längs halbieren und in etwa 3 cm lange Stücke schneiden. Die Penne in kochendem Salzwasser bissfest garen. Etwa 3 Minuten vor Ende der Garzeit den Spargel dazugeben und mitgaren. Anschließend alles abgießen und abtropfen lassen. Die Garnelen waschen und trocken tupfen. Das Ölivenöl in einer Pfanne erhitzen und die Garnelen darin von beiden Seiten etwa 2 Minuten anbraten. Die Petersilie, die Zitronenschale und den -saft dazugeben. Mit der Gemüsebrühe ablöschen. Die Kartoffel schälen, waschen, in die Sauce reiben und das Ganze einmal kurz aufkochen lassen. Die Penne-Spargel-Mischung in die Pfanne geben und alles gut durchmischen. Die Pasta auf vier Teller verteilen oder in eine Pastaschüssel geben und sofort servieren.

Gesundheits-Tipp

Präventiv wirksame Omgea-3-Fettsäuren und das in Garnelen reichlich enthaltene Vitamin B12 unterstützen die Bildung von roten Blutkörperchen. Darüber hinaus machen antioxidative Inhaltsstoffe wie Vitamin E, Niacin, Selen und Zink Garnelen zu einem idealen Lebensmittel für Menschen, die wenig oder kein Fleisch essen. Achtung: Frische Garnelen im Kühlschrank aufbewahren und innerhalb von zwei Tagen verzehren!

Mit einem Cocktail aus Beta-Carotin und den krebshemmenden Vitaminen C und E sowie Eisen und Magnesium ist Spargel ein vielseitiger und gesundheitsfördernder Nährstofflieferant, der die Immunabwehr auf Touren bringt und das Krebsrisiko senken kann.

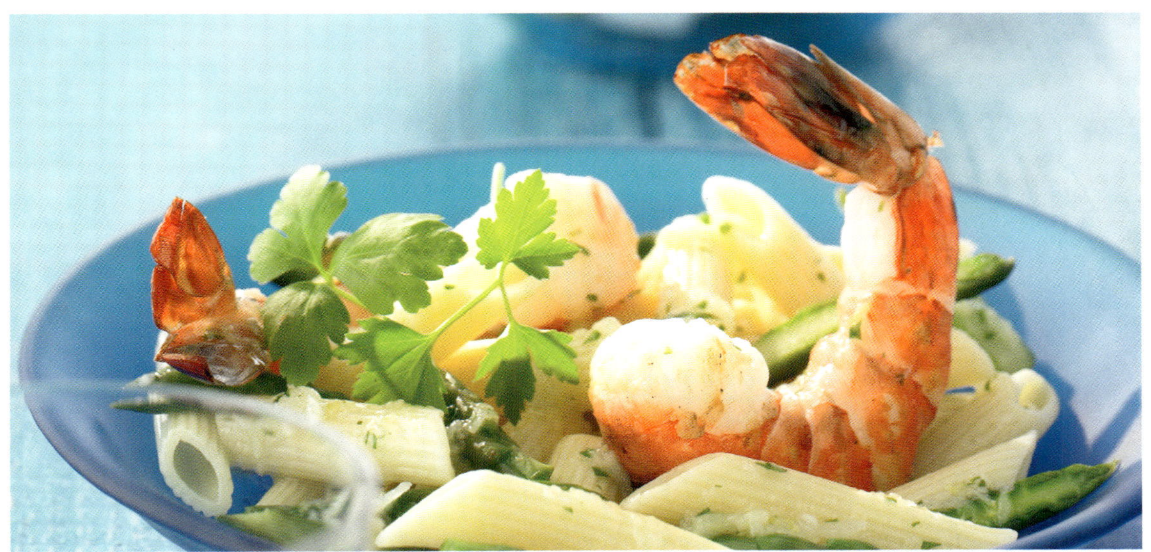

Rezeptverzeichnis

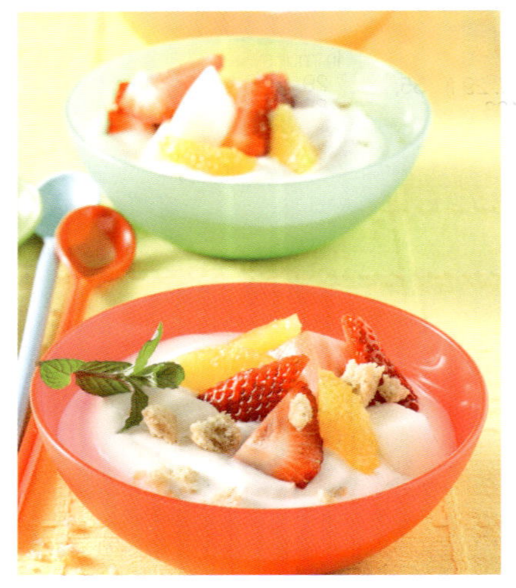

Frühstück und Snacks für Zwischendurch

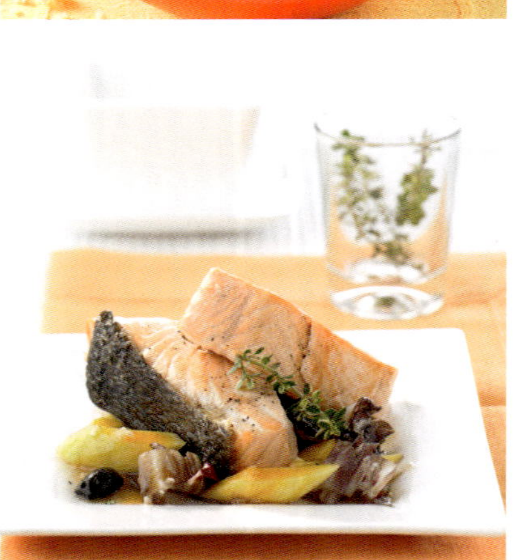

Mittagessen

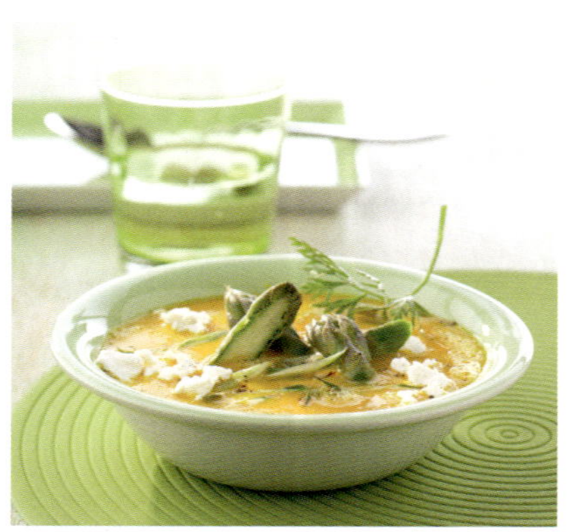

Abendessen

Register

Adressen

Deutsche Gesellschaft für Ernährung (DGE)
Godesberger Allee 18, D-53175 Bonn
Tel/Fax +49-(0)228-3776-600/-800
webmaster@dge.de, www.dge.de

Österreichische Gesellschaft für Ernährung (ÖGE)
Zimmermanngasse 3, A-1090 Wien
Tel/Fax +43-1-7147193/-7186146
info@oege.at, www.oege.at

Schweizerische Gesellschaft für Ernährung (SGE)
Postfach 8333, CH-3001 Bern
Tel/Fax +41-(0)31-38500-00/-05
info@sge-ssn.ch, www.sge-ssn.ch

aid infodienst Ernährung, Landwirtschaft, Verbraucherschutz e. V.
Heilsbachstr. 16, D-53123 Bonn
Tel +49-(0)228-8499-0
aid@aid.de, www.aid.de

Deutsche Gesellschaft für Ernährungsmedizin e. V. (DGEM)
Olivaer Platz 7, D-10707 Berlin
Tel/Fax +49-(0)30-319831-5007/-5008
infostelle@dgem.de, www.dgem.de

Verband für Unabhängige Gesundheitsberatung e. V. (UGB)
Sandusweg 3, D-35435 Wettenberg
Tel/Fax +49-(0)641-808-96-0/-50
orga@ugb.de, www.ugb.de

Deutsche Krebshilfe e. V.
Buschstr. 32, D-53113 Bonn
Tel/Fax +49-(0)228-729-90-0/-11
deutsche@krebshilfe.de, www.krebshilfe.de

Deutsche Krebsgesellschaft e. V.
TiergartenTower, Straße des 17. Juni 106–108, D-10623 Berlin, Tel/Fax +49-(0)30-322-9329-0/-66, www.krebsgesellschaft.de

Gesellschaft für Biologische Krebsabwehr e. V.
Voßstr. 3, D-69115 Heidelberg
Tel/Fax +49-(0)6221-138020
www.biokrebs-heidelberg.de
administrator@biokrebs.de

World Cancer Research Fund International (WCRF)
22 Bedford Square, UK-London, WC1B 3HH
info@wcrf.org, www.wcrf.org

Bücher

David Servan-Schreiber: Das Antikrebs-Buch. München 2010

Kerstin Hultén: Essen, das gegen Krebs schützt. München 2010

Michael Hamm, Ulrike Tanzer: Gib Krebs keine Chance – Lebensmittel, die das Krebsrisiko senken. München 2009

Gisa Bührer-Lucke: Gesund ernähren – Krebs vorbeugen. Hannover 2008

Kurt Widhalm (Hrsg.): Ernährungsmedizin. Köln 2005

Gunther Hirschfelder: Europäische Esskultur. Frankfurt/Main 2005

Internet

www.machmit-5amtag.de
www.dife.de
www.dkfz.de

Autor/Impressum

Dr. med. Eberhard J. Wormer studierte Germanistik, Geschichte, Sozialwissenschaften und Medizin. Nach der Approbation und Promotion arbeitete er als Arzt und in medizinischen Verlagen. Bevorzugtes Arbeitsgebiet ist die Veröffentlichung von Ratgebern und Handbüchern, Lexika sowie fachbezogenen Publikationen zu den Themen Medizin, Gesundheit, Naturwissenschaft, Medizingeschichte und Biographien. Dr. Wormer lebt und arbeitet in München.

Titelfotos: Archiv Lingen Verlag; thinkstock
Fotos: Cordain/Eberhard J. Wormer (S.14); Eberhard J. Wormer (S. 85); Roche (S. 10); systemed (S. 82); wikimedia.org/Eberhard J. Wormer (S. 9); 5 am Tag/www.machmit-5amtag.de (S. 11, 13, 87); thinkstock; fotolia; Archiv Lingen Verlag

ISBN: 978-3-941118-51-5
Printed in Germany.

www.lingen-koeln.de